AF476319

MALADIES DU CUIR CHEVELU

IV. — LES MALADIES SUPPURATIVES ET EXSUDATIVES

Pyodermites et Eczémas

PAR

Le Dr R. SABOURAUD

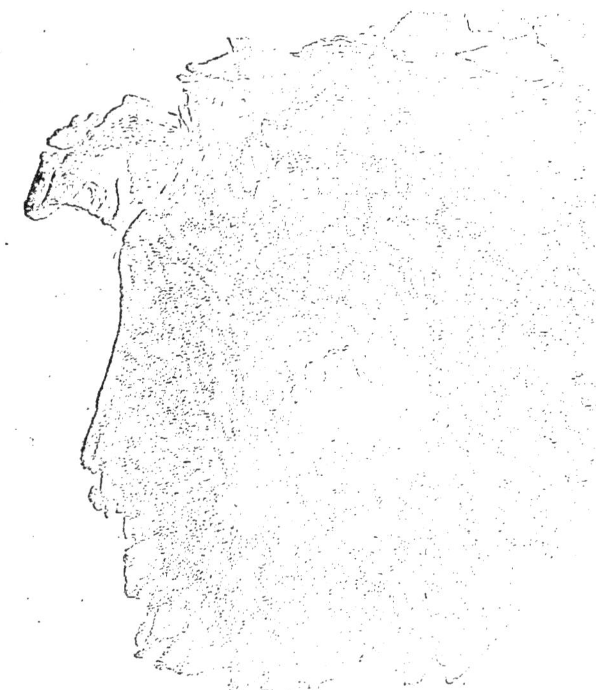

PARIS
MASSON ET Cie, ÉDITEURS
Libraires de l'Académie de Médecine
120, BOULEVARD SAINT-GERMAIN

8° Td.135

25 JA
PRIX D
6
MAS

PYODERMITES ET ECZÉMAS

1118

8° T 135
69

DU MÊME AUTEUR

I. — LES MALADIES SÉBORRHÉIQUES : *Séborrhée, Acnés, Calvitie.* Paris, 1902, 1 vol. gr. in-8, avec 91 figures en noir et en couleurs. . 35 fr.

II. — LES MALADIES DESQUAMATIVES : *Pityriasis et Alopécies pelliculaires.* Paris, 1904, 1 vol. gr. in-8, avec 122 figures dans le texte en noir et en couleurs. . . . . *épuisé*

III. — LES MALADIES CRYPTOGAMIQUES : *Les Teignes.* Paris, 1910. 1 vol. gr. in-8, avec 433 figures dans le texte et 28 planches hors texte *épuisé.*

MALADIES DU CUIR CHEVELU

IV. — LES MALADIES SUPPURATIVES ET EXSUDATIVES

PYODERMITES ET ECZÉMAS

BIBLIOTHÈQUE ... RF

PAR

LE DOCTEUR R. SABOURAUD

Directeur du Laboratoire municipal de la ville de Paris à l'Hôpital Saint-Louis.

AVEC 149 FIGURES ORIGINALES

PARIS
MASSON ET Cie, ÉDITEURS
LIBRAIRES DE L'ACADÉMIE DE MÉDECINE
120, BOULEVARD SAINT-GERMAIN

1928

Tous droits de traduction, de reproduction et d'adaptation réservés pour tous pays.

Copyright 1928, by Masson et Cie.

PRÉFACE

I. La vie humaine est si courte que presque tous les projets qu'on fait sont trop grands pour elle. Ainsi, en trente ans, n'ai-je achevé que trois des six volumes dont je voyais la matière, et qui auraient constitué un Traité des affections du cuir chevelu. Je suis donc amené à faire paraître le quatrième tel qu'il est, et, à mes yeux même, très lacunaire; il expose les résultats de mes recherches et ma pratique thérapeutique touchant les *Maladies suppuratives et exsudatives* : Pyodermites et Eczémas : la question même de l'eczéma y est seulement effleurée. « Je voudrais, dit Montaigne, que chacun écrivît ce qu'il sait et autant qu'il en sait. » C'est ce que j'ai fait; d'autres feront mieux, et j'aurai pu leur servir.

Si incomplet que soit ce volume, devant mon propre jugement, il me semble pourtant qu'il clarifie les principaux aspects cliniques et anatomiques de la question, ceux qu'il ne faut jamais perdre de vue si l'on veut faire œuvre durable.

De la liaison des tableaux cliniques et anatomiques associés, il ressort une thérapeutique simple et précise nous permettant d'attendre celles, peut-être plus logiques et plus radicales, que les recherches biologiques, en cours dans le monde entier, peuvent nous permettre d'espérer dans un prochain avenir.

II. Le plus véritable objet d'une préface est, il me semble, d'exposer en toute simplicité les lacunes qui demeurent dans l'exposé du sujet que l'on a choisi, le sujet lui-même étant suffisamment défini par le titre de l'ouvrage. Or, dans les pyodermites, une foule de problèmes demeurent sans solution. Nous étudions quelques microbes, deux surtout, qui donnent lieu à cent tableaux cliniques différents. Et d'abord pourquoi l'un et non pas l'autre? En outre, certains patients semblent vraiment prédisposés à ces infections sans que nous en sachions le pourquoi. Visiblement, il existe une réceptivité individuelle aux microbes d'infection épidermique. En outre, tout ce qui fait la chronicité d'une infection cutanée nous échappe. En général, les mécanismes propres de la défense de la peau contre les microbes assurent l'intégrité du tégument contre les infections superficielles, qui demeurent limitées en surface et en durée. Mais, en d'autres cas, ce mécanisme de défense, bien qu'il entre en jeu toujours, est vaincu perpétuellement ; la maladie s'organise sur place et devient chronique. Elle peut devenir chronique tout en demeurant superficielle, comme si le seul épiderme ne savait plus se défendre, même en faisant usage des moyens qui le font ordinairement victorieux.

Dans certains de ces cas, l'insuffisance de la défense tégumentaire nous paraît dépendre de troubles généraux perceptibles. Ainsi l'infection chronique de l'épiderme par le streptocoque s'observe plutôt chez la jeune fille en état d'anémie et de déchéance, tandis que certaines infections staphylococciques récidivantes s'observent au contraire chez des individus trop nourris. L'insuffisance de la défense locale épidermique est donc en relation cachée avec des états généraux, dont quelques-uns seulement sont appréciables au médecin.

Dans l'énorme littérature ayant trait aux sensibilisations anormales de la peau, presque tous les auteurs se sont occupés des allergies aux albuminoïdes hétérogènes ; presque aucun ne vise la sensibilité épidermique aux toxalbumines microbiennes.

En exposant ce que nous savons des pyodermites chroniques, si nous nous sommes limité à l'étude anatomo-pathologique du problème, c'est parce que rien dans son étude biologique ne nous a conduit à des conclusions péremptoires.

En somme, il y aurait deux chapitres dans notre sujet, et ce livre n'envisage vraiment que l'un d'entre eux. Faute de mieux, nous restreignons donc notre étude aux faits expérimentaux concrets que nous avons pu voir et reproduire ; et nous ne nous dissimulons aucunement que le problème *physiologique* posé par les infections tégumentaires reste tout entier sans solution. Certains faits que nous étudierons nous font toucher du doigt l'insuffisance de nos connaissances à leur sujet. A côté de ce que nous croyons démontré, ce livre exposera donc ce que nous devrions connaître et que nous ne comprenons pas ; la première science étant toujours de savoir que ce qu'on ne sait pas, on l'ignore.

Paris, janvier 1928.

R. SABOURAUD.

La plupart des dessins histologiques de ce volume sont dus à M. A. Bessin. Ils ont été exécutés d'après les coupes de mes collections. Plusieurs préparations m'ont été très obligeamment fournies par le Dr Milian et le Dr Civatte, et je tiens à les en remercier. Les photographies de nos malades ont été exécutées par mon collaborateur et ami le Dr Noiré. J'ai puisé les autres, soit au musée des moulages, soit au musée photographique de l'hôpital Saint-Louis, fondé par mon éminent maître et ami L. Brocq, avec la collaboration technique du Dr Sottas et de M. Schaller. J'ai toujours indiqué avec soin la provenance de chacune d'elles.

LES PYODERMITES

1. — L'ensemble des pyodermites constitue pour le dermatologiste le premier sujet d'études. Sujet complexe, d'abord parce qu'elles sont deux : l'une causée par le Staphylocoque doré, l'autre par le Streptocoque. Ensuite parce que plusieurs états morbides cutanés nous montrent ces deux infections conjointes, d'où l'habitude machinale de les étudier confusément ; c'est là une erreur grave, puisque, même à l'œil nu, elles peuvent être différenciées.

2. — Chacune des pyodermites, prise à part, montre des faits complexes et des cas plus simples, et c'est évidemment par ceux-ci qu'il faut commencer. Ils nous ramèneront d'emblée à la notion willanique de la *lésion élémentaire :* toute éruption étant constituée par une multitude d'éléments semblables qui gardent chacun les mêmes caractères. Spécialement en ce qui concerne les pyodermites, il faut mettre à la base même de toute étude analytique celle de leur lésion première et de ses caractères propres.

Ainsi envisagerons-nous d'abord la lésion initiale créée par le Staphylocoque doré, et nous le ferons avec assez de précision pour que chacun puisse la reconnaître, en toutes ses modalités, à tous les degrés de son évolution et en toutes localisations qu'elle peut affecter. C'est seulement quand on connaît la lésion *princeps* du staphylocoque doré sur la peau humaine qu'on est capable de la retrouver sous les divers aspects cliniques qu'elle peut revêtir et qui diffèrent en apparence sans que leur nature première ait changé.

3. — Ce que nous aurons fait ainsi pour la première des pyodermites, nous le ferons pour la seconde, qui est due au Streptocoque ; alors, nous pourrons comprendre les complexes symptomatiques constitués par le mélange des deux infections, et les tableaux dermatologiques que ce mélange peut fournir.

4. — Si une telle étude était suffisamment précise, comme elle comprend, à elle seule, une grosse partie de la dermatologie élémentaire, toute l'étude des maladies cutanées s'en trouverait éclaircie. Je puis dire qu'un très grand nombre des idées troubles qui nous restent dans la dermatologie vient de l'incompréhension fondamentale, par le plus grand nombre des médecins, des faits que cette double monographie devra éclaircir.

PREMIÈRE PARTIE

DE LA STAPHYLOCOCCIE CUTANÉE

CHAPITRE PREMIER

SES LÉSIONS AIGUËS ET PASSAGÈRES

5. *Différence entre la peau salie et la peau infectée.* — 6. *L'orifice pilaire est le défaut de la cuirasse épidermique.* — 7. *Structure générale du follicule pilaire.* — 8. *Pourquoi l'ostium est le point faible du follicule.* — 9. *Il contient très souvent des graines microbiennes.* — 10. *L'humidité et le confinement suffisent à les faire germer.* — 11. *Naissance et formation de la pustule porofolliculaire.* — 12. *Sa structure histologique.* — 13. *La plupart des coupes n'indiquent pas qu'elle soit ostiofolliculaire.* — 14. *Guérison de la pustule. Expulsion de sa croûte.* — 15. *Explication physiopathologique de la pustule.* — 16. *La pustule ostio ou porofolliculaire est la lésion mère de toutes les lésions cutanées d'origine staphylococcique.* — 17. *Étude clinique de la dermite aiguë porofolliculaire. « Impétigo de Bockhardt ».* — 18. *Certaines pustules plus profondes entraînent une cicatrice porofolliculaire.* — 19. *La staphylococcie cutanée peut faire du sphacèle comme de la suppuration.* — 20. *L'abcès folliculaire en sablier peut suivre la folliculite orificielle.* — 21. *Le furoncle, de même, est toujours consécutif à une pustule orificielle, folliculaire.* — 22. *Conclusions théoriques et pratiques déduites de la structure du furoncle.* — 23. *Développement du furoncle. Abcès furonculeux. Anthrax.* — 24. *Le staphylocoque doré est plus virulent quand il produit le sphacèle que quand il cause de la suppuration.* — 25. *Alopécies consécutives aux infections staphylococciques aiguës.* — 26. *Les aires glabres sont plus larges autour du furoncle ou de l'abcès.* — 27. *Peladoïde atrophodermique.* — 28. *Essaimage du staphylocoque en surface. Furonculoses régionales, extensives, généralisées.*

5. Différence entre la peau salie et la peau infectée. — Avant tout, ce qu'il faut bien comprendre, c'est la différence fondamentale à faire entre une peau *salie* et une peau *infectée.*

La surface cutanée d'un homme qui manie des fumiers est extrêmement microbienne ; elle n'est pas plus infectée, et peut l'être moins, que celle d'un homme du monde qui se baigne tous les jours. Jeté à la surface de notre peau, un microbe est comme s'il n'était pas, il n'est pas plus qu'une poussière. Mais, dès qu'il a trouvé le moyen de se reproduire, même à sa surface, c'est à nos dépens, et l'expérience montre qu'alors il crée d'emblée une lésion visible à l'œil nu, une lésion qui a des symptômes objectifs, et détermine des symptômes fonctionnels. Le médecin ne sait pas assez qu'un microbe ne peut pulluler, même dans notre épiderme corné, sans y créer de suite une lésion évidente, dont les caractères immédiats font le plus souvent reconnaître le microbe qui l'a causée.

6. L'orifice pilaire est le défaut de la cuirasse cutanée. — En second lieu, il faut comprendre que notre peau est une surface plane semée de dépressions punctiformes au niveau de chaque orifice pilaire. On peut nettoyer la surface plane, on ne peut nettoyer ces orifices, pas plus que les fentes d'un plancher ou les interstices d'un carrelage. Pour cette raison, les orifices pilaires représentent le défaut de la cuirasse humaine. La pustule staphylococcique est la lésion de la peau la plus banale; or, il n'y à pour ainsi dire pas de pustulation épidermique qui ne soit folliculaire à l'origine.

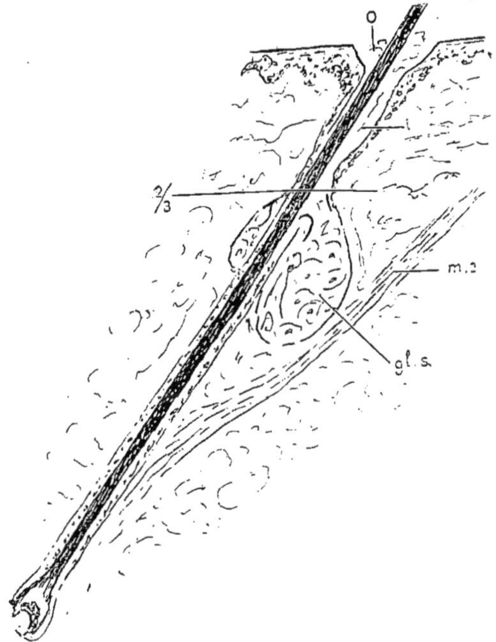

Fig. 1. — Configuration du follicule pilaire.
o, ostium du follicule ; *i*, infundibulum occupant le tiers supérieur du follicule ; 2/3, abouchement de la glande sébacée *gl. s.* à l'union des deux tiers inférieurs et du tiers supérieur du follicule ; *me*, muscle érecteur du poil.

7. Structure générale du follicule pilaire. — Le follicule pilo-sébacé est constitué par une invagination épidermique en doigt de gant, obliquement dirigée de la surface vers la profondeur, à travers tout le derme qui forme son squelette extérieur. Ce puits épidermique présente une profondeur proportionnelle au diamètre du cheveu ou poil qu'il contiendra ; plus un poil est gros et fort, plus son follicule s'enfonce dans la peau. Beaucoup de follicules descendent ainsi au-dessous du derme jusque dans le pannicule adipeux sous-cutané. Au tiers de sa profondeur, le follicule émet obliquement un bourgeon digité d'origine épithéliale, qui est la glande sébacée. Celle-ci est constituée par des cellules épidermiques différenciées, qui une à une tombent en déliquium huileux à l'orifice de la glande dans le follicule ; c'est le *sébum*, fluide comme un vernis gras.

Le fond du follicule est constitué par une papille dermique, saillante dans sa cavité, et dont la couche épithéliale crée le poil. Le poil ou le cheveu, né de cette papille, occupe intégralement le puits folliculaire dont la paroi épidermique lui est strictement accolée. Cependant, la coaptation de la paroi folliculaire au cheveu devient moins étroite à partir du niveau d'abouchement de la glande sébacée. C'est l'*infundibulum*, occupé, outre le poil, par le sébum. A l'émergence du poil hors de la peau, le follicule s'évase légèrement. C'est l'*ostium* folliculaire, souvent séparé de l'infundibulum par un léger rétrécissement épidermique (fig. 1).

8. — L'expérience prouve que *l'ostium, même à l'état normal, est le lieu de moindre résistance de l'épiderme.* On comprend d'ailleurs que cette cupule évasée, ouverte, souvent occupée par des déchets épidermiques et communiquant directement avec la cavité virtuelle du follicule par une fente péripilaire plus profonde que le derme même, puisse d'abord s'infecter plus facilement que l'épiderme plat du voisinage et infecter le derme même dans sa profondeur par la cheminée folliculaire. Ainsi nous comprenons, par les seuls éléments anatomiques du problème, pourquoi ce point de l'épiderme qu'est l'ostium folliculaire, plus que tout autre, est par avance un point faible. On pourrait objecter que les orifices à la peau des canaux sudoripares peuvent déterminer pour la peau les mêmes risques que les orifices pilo-sébacés. Il n'en est rien, pour cette raison que le pore sudoripare est vingt fois moins large que l'ostium folliculaire. Il est en quelque sorte virtuel. Je n'ai jamais rencontré une colonie microbienne qui ait pris ce point de la peau pour lieu d'implantation.

9. — Quand on pratique des coupes microtomiques de peau saine, presque jamais on ne rencontre d'éléments microbiens à sa surface, mais, quand la coupe intéresse l'orifice d'un follicule, *fréquemment on trouve dans l'ostium*, au milieu de quelques débris épithéliaux, *un ou deux staphylocoques isolés* ou un groupe de trois ou quatre unités. C'est que les orifices pilaires, de par leur disposition et leur forme, sont placés pour recevoir et abriter tous les exsudats microbiens par aventure essuyés à la surface de la région. Une fois blottis dans l'ostium, ces éléments microbiens ne vivent pas d'une vie active, puisqu'ils ne se reproduisent pas, mais sans doute y demeurent ils longtemps sans mourir, attendant la première occasion qui leur sera donnée de pulluler.

10. — La plus importante est l'*humidité.* Sur une région qui présente un furoncle, si vous appliquez un large sparadrap imperméable, lorsqu'il sera enlevé, un ou deux jours plus tard, vous trouverez, disséminées au-dessous de lui, dix, douze, quinze pustulettes qui toutes ont pour siège un orifice pilaire. Qu'est-il arrivé? Des graines issues du furoncle ouvert, semées à la surface de la peau, étaient abritées dans les pores folliculaires. A la faveur de l'humidité chaude, elles ont germé, et le résultat est la pustule. Ce phénomène est schématique de beaucoup de faits cliniques que nous retrouverons chemin faisant. Ainsi verra-t-on les régions du corps les plus exposées à la chaleur humide résultant de l'accolement des plis naturels, ou à l'écoulement de liquides anormaux, être le siège le plus fréquent des éruptions régionales de folliculites orificielles ou profondes. Ainsi la lèvre supérieure, les régions inguinales, périvulvaires, etc.

II. La pustule porofolliculaire. — Examinons maintenant comment naît la pustule porofolliculaire. Dans l'ostium d'un follicule, demeuraient quelques staphylocoques inertes. Sous l'influence de causes traumatisantes, ou d'un accident inconnu ayant favorisé le réveil de leur vie latente et leur multiplication, ils pullulent et forment une grappe (σταφυλή), une sorte d'amas en forme de mûre (Unna). Dans des cas rares, et qu'il faut évidemment rechercher, on trouve cette grappe en pullulation au moment même de l'effraction cutanée, mi-partie en surface de la couche cornée, et mi-partie au-dessous d'elle (fig. 2 et 2 *bis*) Avec la multiplication des ces microbes, leurs échanges ont commencé, et aussi l'élimination de leurs déchets, les toxines. Et, dès que les toxines diffuseront dans l'épiderme, il les absorbe et réagit. Cette réaction est l'*exocytose*, c'est-à-dire l'afflux local des leucocytes migrateurs. Sur la coupe d'une pustule commençante, il est curieux de surprendre cette infiltration des leucocytes, à travers les couches profondes de l'épiderme; leur direction est inverse à celle de l'invasion microbienne; ils s'insinuent entre les cellules épidermiques, aplatis entre elles, contournant leurs angles et leurs surfaces, et tous se dirigent vers le foyer microbien (fig. 2).

L'afflux des leucocytes en un même point de l'épiderme va créer un décollement, une cavité, et ce sera la pustule. Elle aura pour plafond la couche cornée soulevée en coupole, et pour plancher le reste de l'épiderme déprimé en cupule. Le plus souvent, la pustule naît sur un point latéral de l'ostium, mais très vite elle en fait le tour. Elle aura donc la forme d'un anneau entourant le poil qui percera la coupole, en son centre ou excentriquement.

Vue d'en haut et par sa surface, la pustule aura donc la forme ronde du bouclier antique, avec un ombilic d'où le poil émerge. Elle est d'un jaune un peu vert. Sa coupole est résistante. Si on la déchire avec une aiguille, on en fait sortir une goutte de pus jaune, ayant la consistance

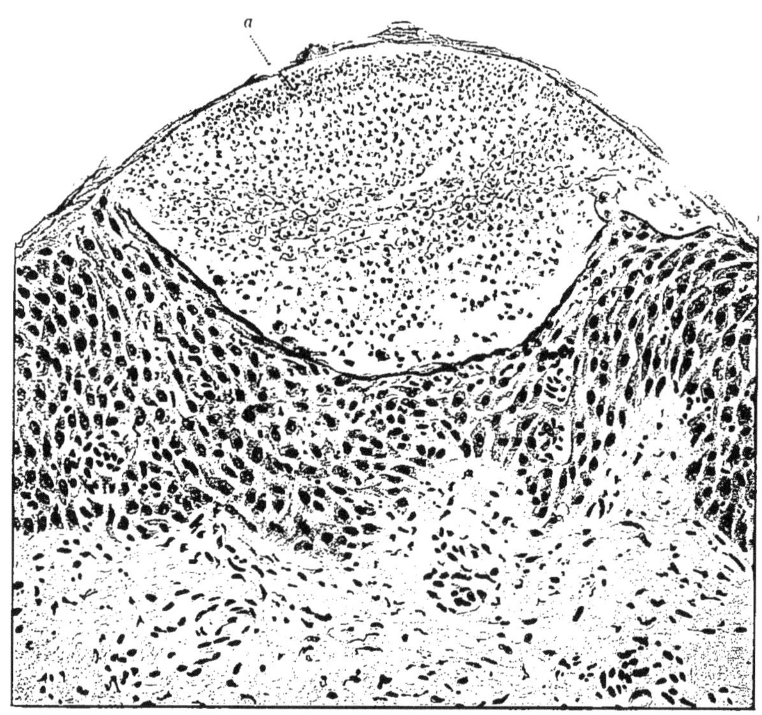

Fig. 2. — Staphylo-pustule à son début. Gross. : 60.
En *a*, l'agglomérat microbien qui l'a causée.

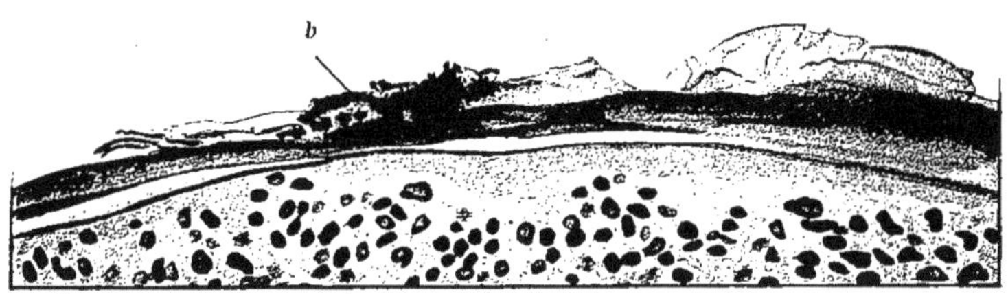

Fig. 2 *bis*. — Point *a* de la figure précédente. Gross. : 350.

d'une crème. Et si, avec une boulette d'ouate, on déterge le contenu de la pustule, le fond épidermique apparaît rose et sanguinolent. Cette pustule varie de dimensions entre 3 et 5 millimètres; elle atteint rarement davantage.

12. Structure histologique de la pustule porofolliculaire. — Si on enlève par biopsie une de ces pustules, on lui trouvera toujours la

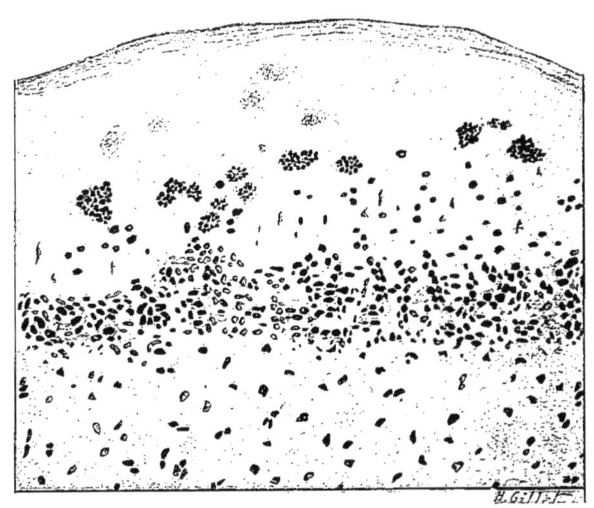

Fig. 3. — Au sommet de la coupole de la pustule, dans une atmosphère claire, les pelotons staphylococciques.
Au-dessous d'eux, une litière de débris de noyaux de leucocytes morts. Gross. : 280.

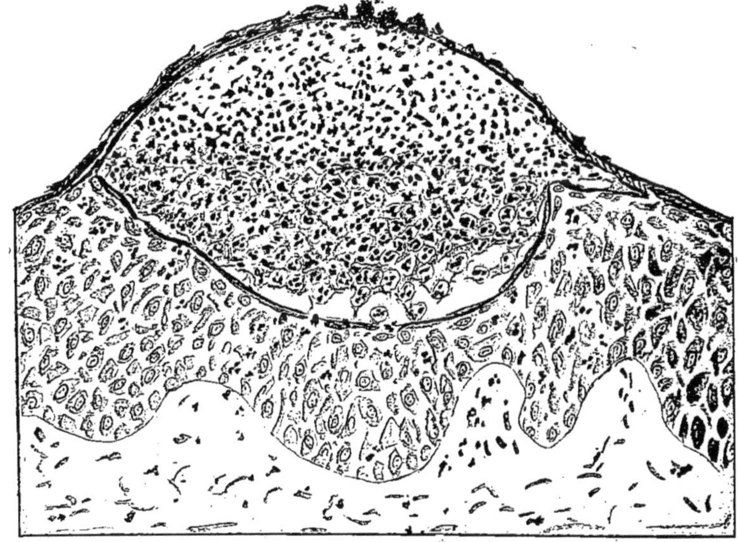

Fig. 4. — Vue d'ensemble de la pustule staphylococcique une fois constituée. Gross. : 60.

même structure. Sur une coupe, la lésion apparaît lenticulaire, biconvexe.

Sa coupole, faite par l'ancienne couche cornée décollée, montre, immédiatement au-dessous d'elle, les quelques amas mûriformes de staphylocoques qui ont déterminé la lésion. Ces pelotons semblent nager dans un milieu clair comme du sérum, limité inférieurement par une litière de noyaux cellulaires fragmentés (fig. 3). Ces noyaux sont les débris des leucocytes morts, dont le protoplasma a disparu par colliquation, et le produit de cette fonte cellulaire est le liquide où flottent les pelotons microbiens.

Au-dessous de cette strate de noyaux morts, toute la cavité de la pustule est occupée par les leucocytes plus ou moins tassés les uns contre

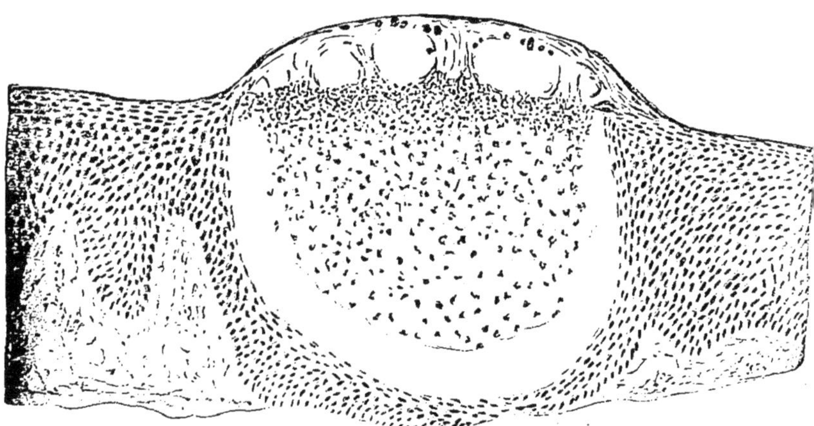

Fig. 5. — Staphylopustule intra-épidermique en voie de régression. Sous la coupole cornée, les amas mûriformes de staphylocoques.

Au-dessus des leucocytes normaux qui occupent la plus grande partie de la cavité, remarquer la stratification de leucocytes morts. Gross. : 80.

les autres, sans interposition de sérum. Ces leucocytes ont conservé leur protoplasma reconnaissable (fig. 4).

Le fond de la pustule est constitué par l'épiderme diminué de sa couche cornée, et, dès que la lésion entre en voie de régression, on suit la rénovation de l'épiderme corné qui va faire un plancher au-dessous d'elle et refermer l'épiderme sous-jacent (fig. 5).

13. — Il est tout à fait important de noter que, sur une lésion de telle sorte, coupée en série, trois ou quatre coupes seulement pourront fournir la preuve de son origine périfolliculaire, tandis que vingt ou trente coupes excentriques ne montreront rien du follicule. Aussi a-t-on souvent décrit cette pustule et l'a-t-on même figurée sans parler du lieu de son origine et de son développement circonférenciel au poil. Cependant, presque toute pièce biopsiée peut servir à en faire la preuve. Et si on suit bien, même à

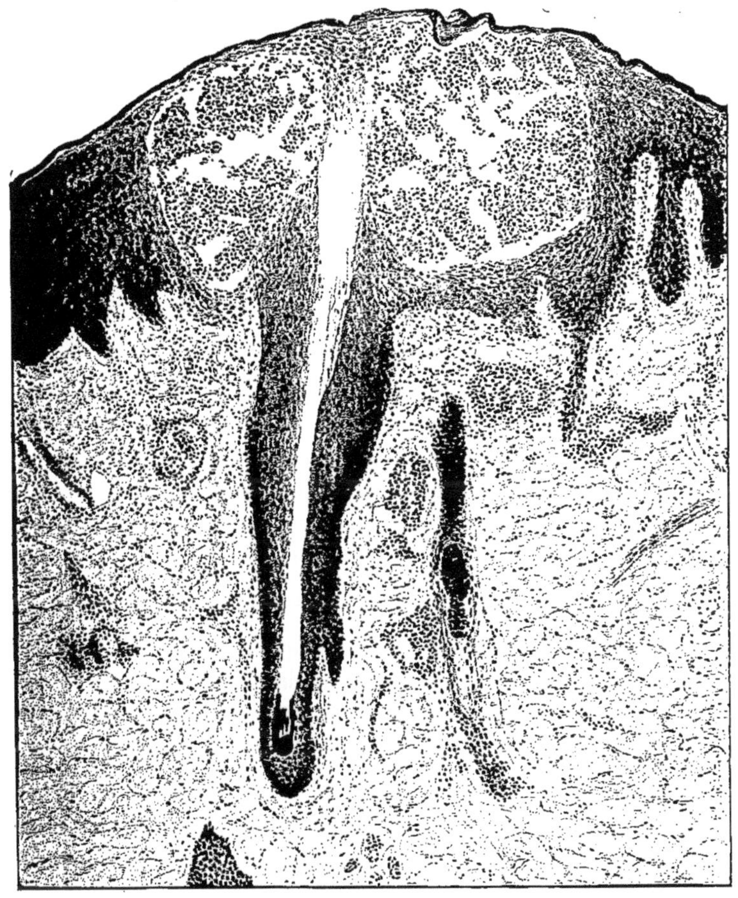

Fig. 6. — Staphylopustule circumfolliculaire orificielle. Coupe centrale. Gross. : 85.

l'œil nu, le développement de ces éléments depuis le début de leur formation, on n'en pourra pas douter (fig. 6).

Or, *leur naissance à l'orifice folliculaire est le fait primordial à ne jamais perdre de vue.*

14. — Supposons que cette pustule guérisse sans complication, ce qui est la règle : la lésion va sécher sur place, pendant que l'épiderme corné nouveau rétablira au-dessous du microbe la barrière qu'il avait franchie.

Lorsque la pustule a trois jours de date, le clinicien peut voir à l'œil nu commencer sa dessiccation. Elle s'annonce par l'apparition d'un point verdâtre autour du poil. Autour de ce point vert, le pus qu'on voyait jaune par transparence brunit. Encore quelques jours, et la pustule aura séché sans s'être ouverte. Elle aura gardé sa forme lenticulaire un peu aplatie. Ses bords se décollent, un plan de clivage s'est établi au-dessous d'elle; on peut enlever la croûte d'une seule pièce, et l'examen histologique y montre tous les éléments cellulaires que nous avons décrits ; ils sont momifiés chacun à sa place. Et la croûte ne s'est détachée que parce qu'un épiderme corné tout neuf a été refait à sa place.

15. — Ainsi le microbe, en pullulant, avait franchi la couche cornée. Mais ses toxines ont provoqué l'exocytose. Microbes et leucocytes se sont trouvés en présence, sans se mélanger d'ailleurs, car il n'y a point de cocci dans les leucocytes, on n'observe point de phagocytose ; microbes et leucocytes semblent agir par leurs seuls produits solubles. Les cadavres leucocytaires et leurs noyaux fragmentés disent le nombre de ceux qui sont morts. Mais les pelotons microbiens ont cessé de croître, baignés dans le liquide qu'a produit la fonte protoplasmique des globules blancs. Et, pendant ce temps, l'épiderme, resté actif sous la pustule, refermait sa brèche en arrière du champ de bataille, jetant dehors amis et ennemis.

16. — Tel est l'aspect clinique, histologique et microbien, de la porofolliculite et son évolution quand elle est simple. C'est elle que Besnier, dans son enseignement, nommait : ostiofolliculite, porofolliculite ou folliculite orificielle, noms qui doivent lui rester, tous autres prêtant à confusion. C'est une lésion dermatologique tout à fait banale et fréquente, la plus fréquente peut-être de toutes celles qu'on rencontre à la surface cutanée. Mais c'est l'une des plus importantes aussi, et la première à connaître pour le clinicien, car elle est l'origine et la *lésion-mère* de cent autres.

***17*. Poussées de porofolliculites aiguës** (soi-disant « *impétigo de Bockhardt* »). — Supposons maintenant sur une région pileuse, et c'est principalement au cuir chevelu de l'enfant qu'on l'observe, des centaines de pustules semblables, grosses ou petites, mais presque toutes nées à la fois au point d'émergence des cheveux, nous aurons la poussée de porofolliculites aiguës, l'éruption de staphylopustules intra-épidermiques porofolliculaires (fig. 7 et 8).

On peut la voir suivre des applications médicamenteuses intempestives ou prolongées, mais elle peut survenir sans cause apparente, subitement. Chez l'adulte, c'est une éruption plus rare, qu'on voit naître

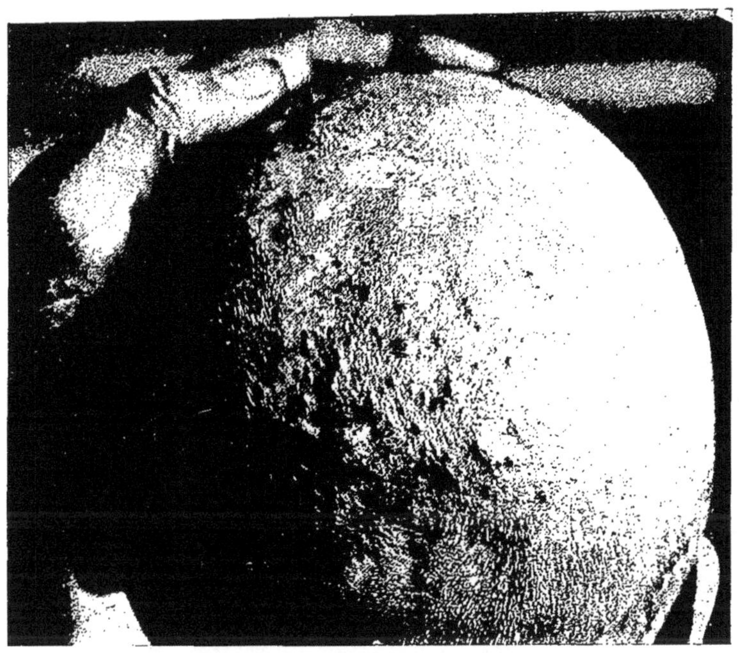

Fig. 7. — Une poussée de porofolliculites aiguës, forme discrète, sur le cuir chevelu de l'enfant. (Malade de Sabouraud. Cliché de Noiré.)

autour d'ulcérations septiques ou de brûlures lentes à guérir (fig. 9). Mais, chez l'enfant, c'est souvent une affection spontanée, récidivante, paroxystique, procédant par poussées successives distantes, séparées par des intervalles de disparition complète ou des accalmies.

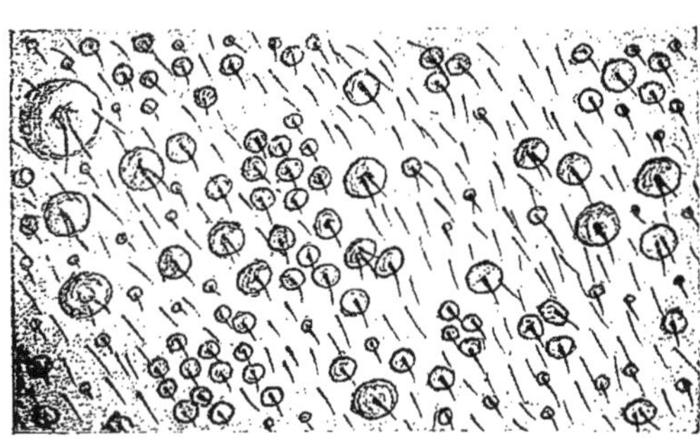

Fig. 8. — Schéma d'une poussée de porofolliculites aiguës sur le cuir chevelu de l'enfant.

A cet âge, la douleur et la réaction ganglionnaire précèdent d'un jour l'éruption, et déjà l'enfant s'en plaindra. A l'examen, les ganglions occipitaux roulent sous le doigt comme des billes, alors que l'examen de la peau entre les cheveux ne montre encore rien d'anormal, ou à peine une éruption miliaire de pustules grosses chacune comme un chas d'aiguille. Le lendemain, l'éruption est apparue complète. Elle comprend cent ou deux cents pustules de grosseur diverse,

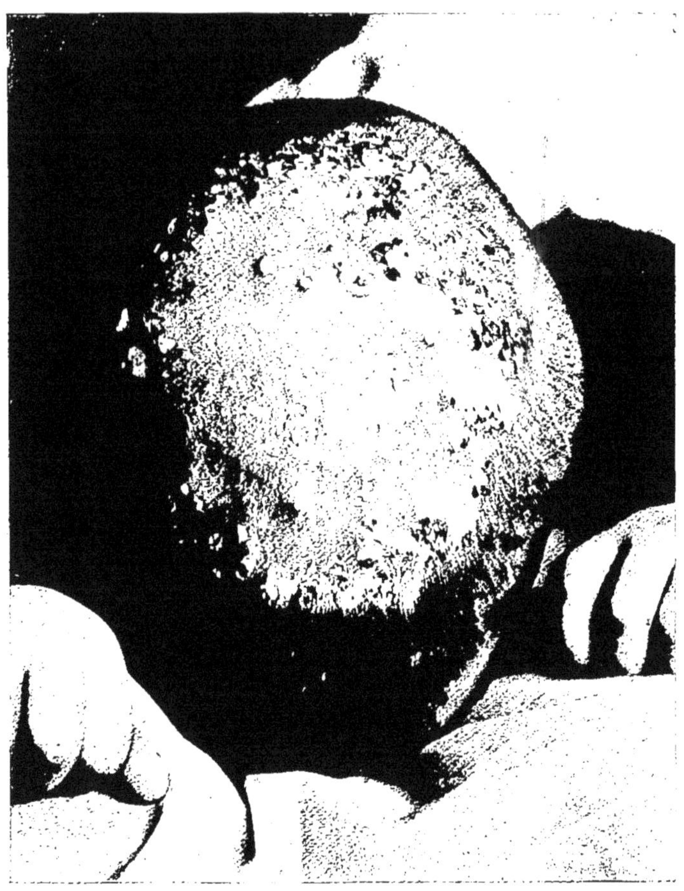

Fig. 9. — Très bel exemple d'une poussée de porofolliculites aiguës staphylococciques autour d'une surface traumatisée, le traumatisme résultant d'une application de rayons X faite pour obtenir la dépilation d'une trichophytie. (Malade de Sabouraud. Cliché de Noiré.)

depuis celle d'un grain de mil jusqu'à celle d'une lentille. Les petites sont jaune-paille, les grosses d'un jaune plus vert, toutes centrées par un ou deux poils. Chaque pustule, tant qu'elle grandit, est finement lisérée de rouge ; cette réaction inflammatoire disparaît au stade d'état.

Chaque pustule, une fois formée, sèche en quelques jours, le plus souvent sans s'ouvrir, et la croûte méniscoïde en laquelle elle se transforme sera éliminée comme une simple squame. Mais les pustules d'une même poussée éruptive n'évoluent pas toutes du même pas. On en voit surgir quelques nouvelles quand les premières sont desséchées. Il en coexiste donc sur une même tête à tous les stades d'évolution.

Chez l'enfant, les récidives sont de règle. Chacune est annoncée la veille par l'engorgement ganglionnaire que les parents ont appris à connaître et qui leur fait prédire l'éruption. Cette précession constante des ganglions fait comprendre la vieille théorie qui supposait dans les glandes le siège de la maladie, et voyait dans la peau son exutoire, opinion populaire que la médecine a gardée presque jusqu'à nos jours. En réalité, l'infection porofolliculaire, quoique invisible, est déjà faite lorsque la réaction ganglionnaire se produit. Mais cette infection est si brusque que la défense de la peau n'a pas eu le temps de s'organiser. Alors, les ganglions entrent en jeu de prime abord. Les jours suivants, la réaction leucocytaire intra-épidermique, la défense de la peau contre le microbe, s'est organisée ; elle fonctionne seule et la réaction ganglionnaire s'atténue.

La staphylodermite pustuleuse aiguë a été bien étudiée par Bockhardt dans le laboratoire de Unna, malheureusement sous le nom d'impétigo que la tradition universelle appliquait en propre à une affection différente. Nous comprendrons mieux par la suite comment son travail amena de l'obscurité là où il aurait dû porter la lumière.

18. — Au cours d'une poussée pustuleuse comme celle que nous venons de décrire, certains éléments, les plus gros, lorsqu'on abrase leur coupole aux ciseaux, montrent au fond un point verdâtre que la friction à l'ouate ne peut déterger. Ces éléments, étudiés par biopsie, montrent qu'ici l'épiderme a été disloqué et détruit par la suppuration dans toute sa hauteur (fig. 10), et qu'au-dessous de lui, le derme a été frappé d'un point de nécrose. C'est ce point sphacélé qui apparaît verdâtre au fond de la pustule ouverte et vidée. Dès lors, la lésion, lorsqu'elle sera guérie, laissera autour du poil, qui ne sera pas détruit, une minuscule cicatrice en collerette, circumpilaire, déprimée, visible seulement à un examen attentif.

19. — Ainsi, d'après l'étude conjuguée des faits cliniques et anatomiques, nous voyons le staphylocoque doré déterminer conjointement un afflux leucocytaire qui constitue la *suppuration* et une nécrose du tissu conjonctif qui est le *sphacèle*. Avec les paragraphes suivants, nous verrons les deux phénomènes se différencier. On peut voir l'infection folliculaire orificielle se faire plus profonde, former l'une au-dessous de l'autre deux poches séparées par un étranglement, c'est l'*abcès en sablier*, ou bien déterminer un sphacèle d'emblée, et ce sera le *furoncle*. Ces deux type évolutifs peuvent se conjuguer d'ailleurs, et ce sera le *furoncle avec abcès périfuronculeux*, dont l'extension périphérique sous forme nécrotique fait l'*anthrax* et, sous forme suppurative, crée le *phlegmon*.

Mais, en étudiant ces types nouveaux, un peu différents de ceux dont la description précède, il importe grandement de se rappeler deux choses :

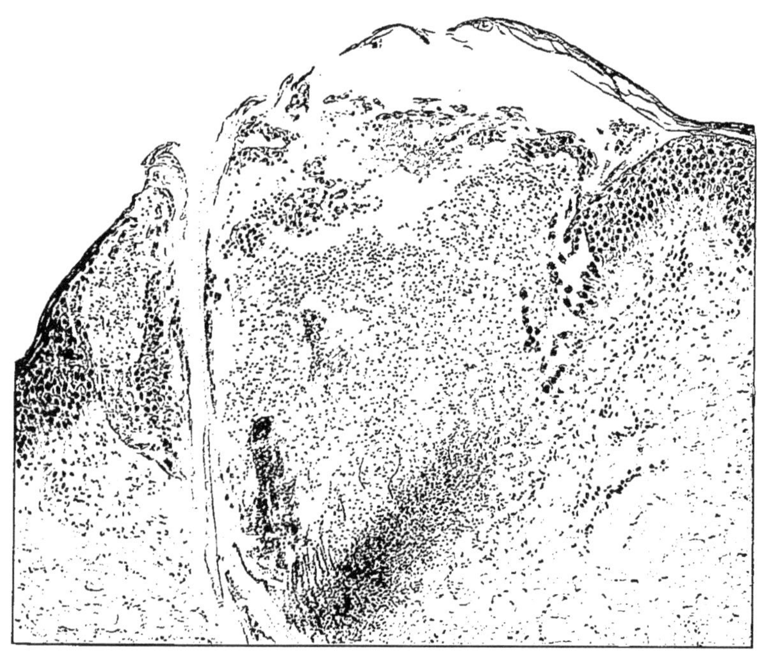

Fig. 10. — Staphylopustule profonde sur une région pileuse. Remarquer l'effraction totale de l'épiderme et la mortification superficielle du tissu conjonctivo-élastique du derme. La réparation ne pourra se faire sans une cicatrice circumfolliculaire. Gross. : 50.

la première, c'est que, pour différentes que soient ces lésions, elles ont comme origine la même lésion élémentaire. La seconde, c'est que ces types nouveaux, surajoutés à la lésion élémentaire, n'en sont que des complications ou, si l'on veut, des accidents. Cent pustules disséminées sur une grande surface, ou formant une éruption cohérente, régionale, évolueront sans laisser de traces, pour une ou deux qui subiront ces métamorphoses.

20. *Abcès folliculaire en sablier*. — Sur un point quelconque, une porofolliculite vient d'évoluer, mais ce point reste douloureux. Qu'on ouvre la pustule superficielle et qu'on la nettoie de la goutte de suppuration qu'elle contient, si on fait ensuite pression autour d'elle, on voit sourdre du puits folliculaire une goutte de pus.

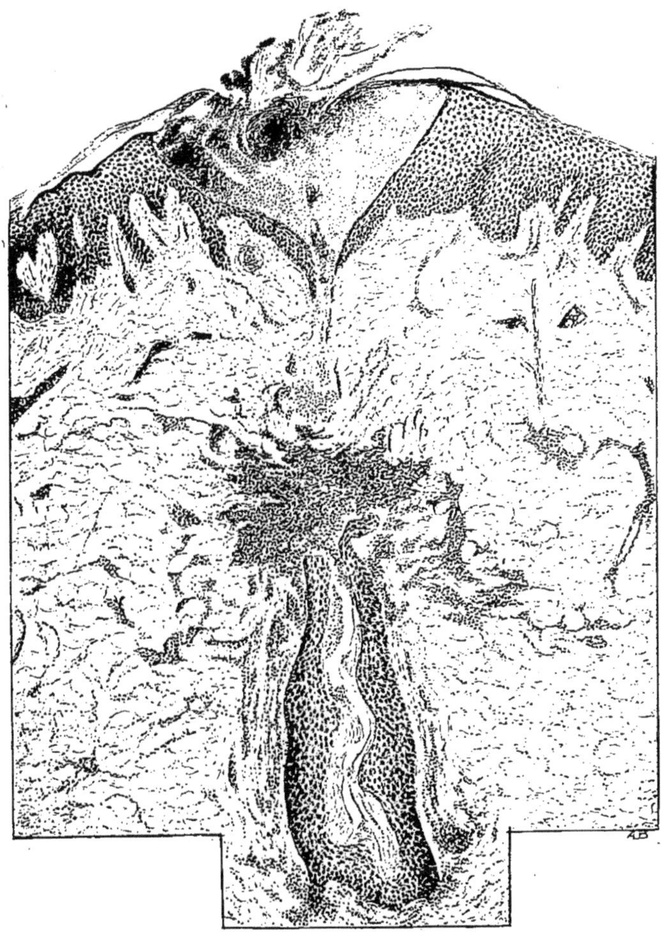

Fig. 11. — Abcès folliculaire en sablier. Gross. : 40.

L'abcès supérieur à sa place normale à l'orifice. Il communique avec l'abcès inférieur par la cheminée folliculaire. L'abcès inférieur, situé à mi-hauteur du follicule, est mal collecté, entouré de fentes lymphatiques bourrées de leucocytes. La partie inférieure du follicule est indemne.

La biopsie montre (fig. 11 et 12) qu'il s'est formé à mi-hauteur du follicule un deuxième abcès plus profond, communiquant avec le premier par la cheminée folliculaire. Cette deuxième cavité peut être arrondie. Plus souvent, elle est anfractueuse et montre autour d'elle les fentes lymphatiques bourrées de polynucléaires neutrophiles.

L'évolution de ce deuxième abcès est habituellement simple, et, le

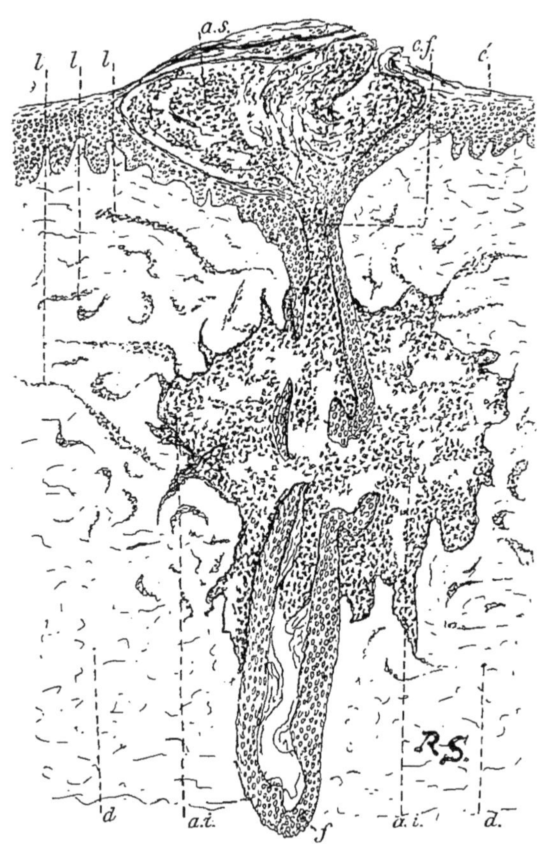

Fig. 12. — Demi-schéma d'une coupe voisine de la précédente.
a.s, abcès supérieur ; *a.i*, abcès inférieur ; *c.f*, cheminée folliculaire ; *l*, *l*, *l*, fentes lymphatiques remplies par des leucocytes migrateurs ; *d*, derme ; *f*, fond du follicule.

pus évacué, l'abcès guérit ; on comprend cependant qu'il en puisse être autrement ; l'abcès profond peut devenir volumineux ; j'en ai vu un, dans la région du sein chez l'homme, devenir un véritable phlegmon. Ici, nul doute que l'infection se soit propagée par la cheminée folliculaire, qui reste visible et même saine entre les deux étages de l'abcès.

21. Furoncle. — C'est par un mécanisme tout à fait semblable que se constitue l'infection folliculaire profonde qui crée le furoncle. Mais, ici, pas de suppuration ; ce qui se produit est un sphacèle d'emblée.

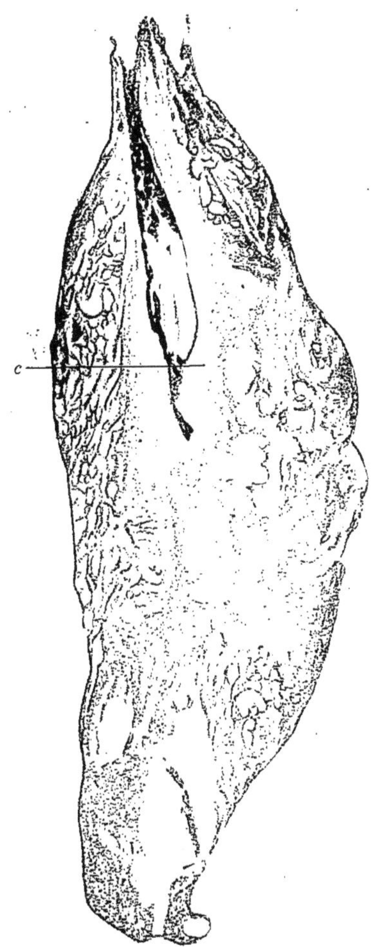

Fig. 13. — Bourbillon d'un petit furoncle (partie supérieure). c, charpente du follicule nécrosé. Gross. : 40.

L'infection s'est propagée au long du poil même, et les coupes montrent la colonie microbienne étirée en un long boyau, collé au cheveu comme du lierre à un arbre, et descendant au long de lui pour aller constituer plus bas un nouveau centre de pullulation (fig. 13 et 14).

En un point, cette pullulation se fera énorme (fig. 15 et 16). Alors,

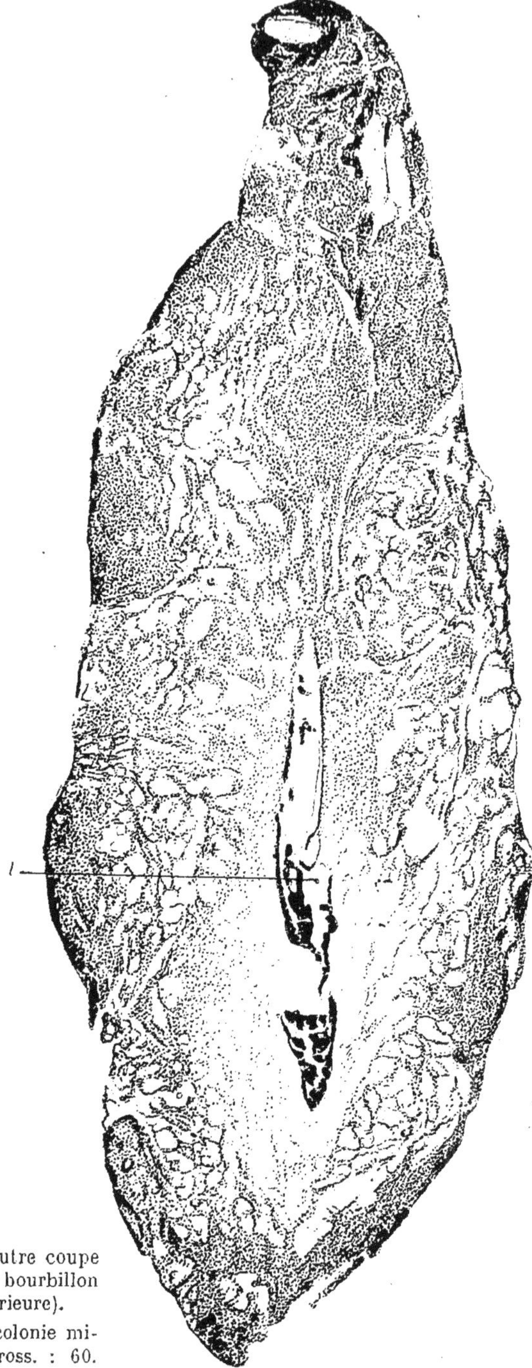

Fig. 14. — Autre coupe du même bourbillon (partie inférieure).

En *b*, la colonie microbienne. Gross. : 60.

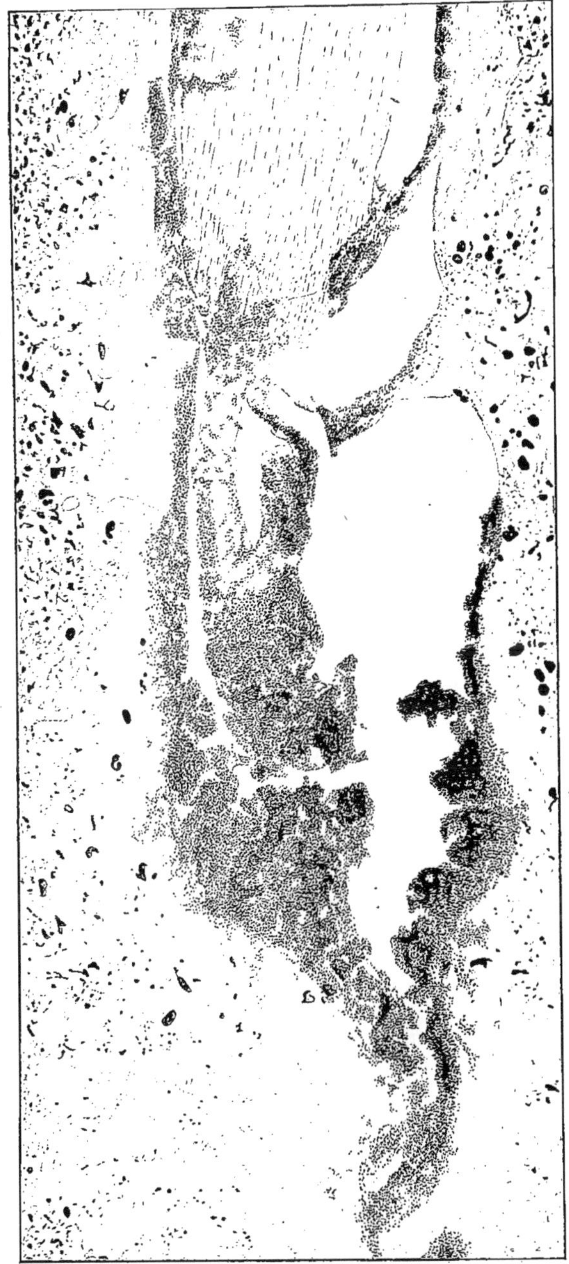

Fig. 15. — Point *b* de la figure 14. Gross. : 400.
La colonie microbienne au centre du petit furoncle.

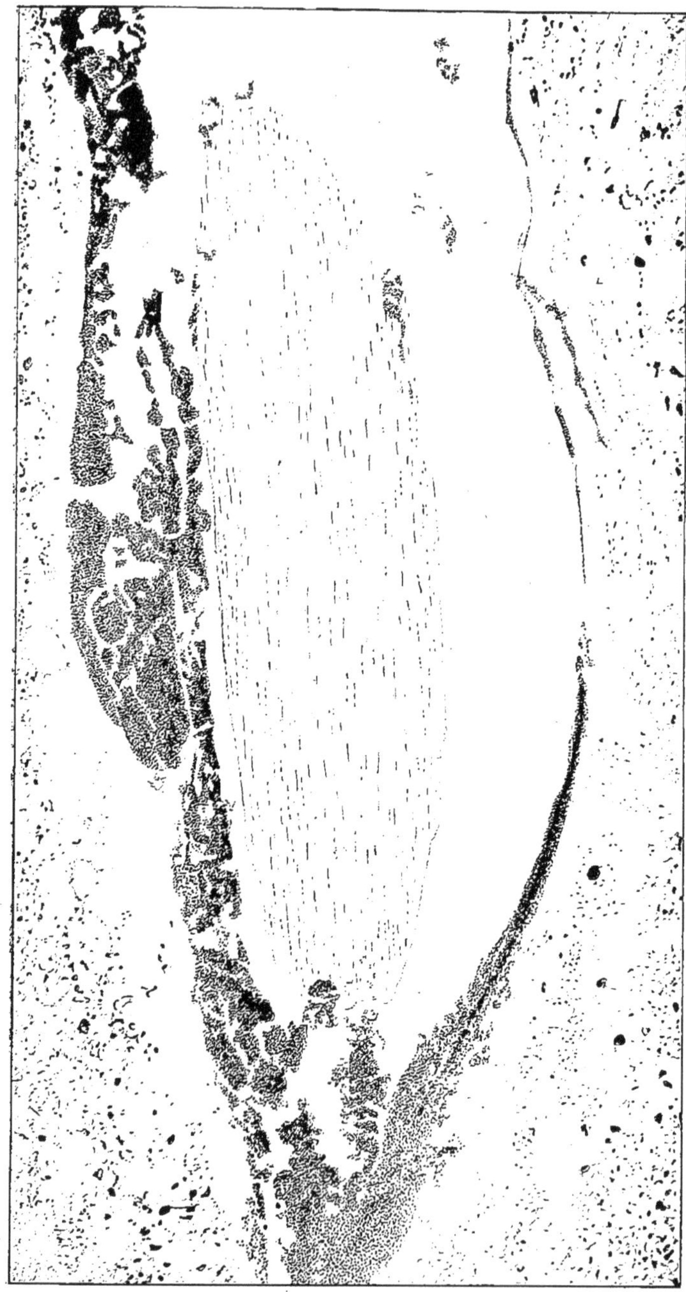

Fig. 16. — Point *c* de la figure 12. Gross. : 400.
La colonie microbienne dans la cheminée folliculaire.

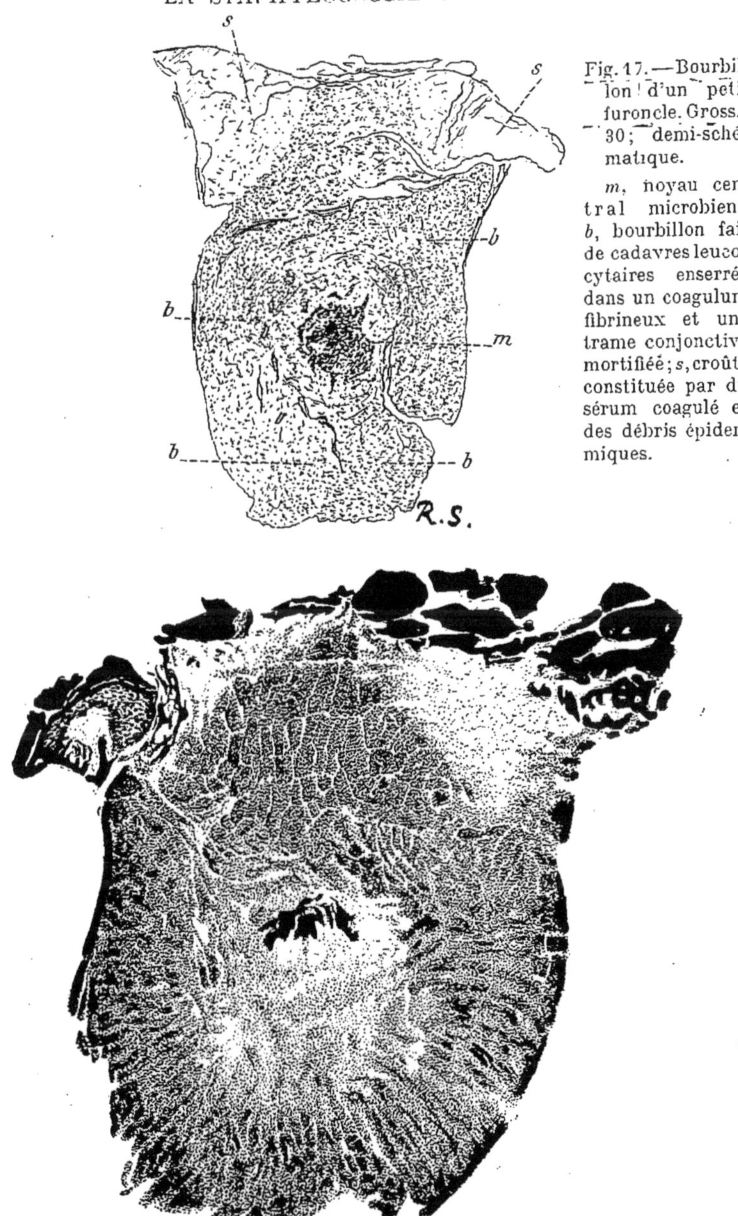

Fig. 17. — Bourbillon d'un petit furoncle. Gross. : 30 ; demi-schématique.

m, noyau central microbien ; *b*, bourbillon fait de cadavres leucocytaires enserrés dans un coagulum fibrineux et une trame conjonctive mortifiée ; *s*, croûte constituée par du sérum coagulé et des débris épidermiques.

Fig. 18. — Même bourbillon de petit furoncle. Gross. : 60. Coupe voisine de la précédente.

tout autour d'elle, les éléments du follicule et du derme circonvoisin sont frappés de mort. Ce qu'on nomme le *bourbillon* est un point de gangrène totale, autour du foyer microbien; l'ensemble se présente

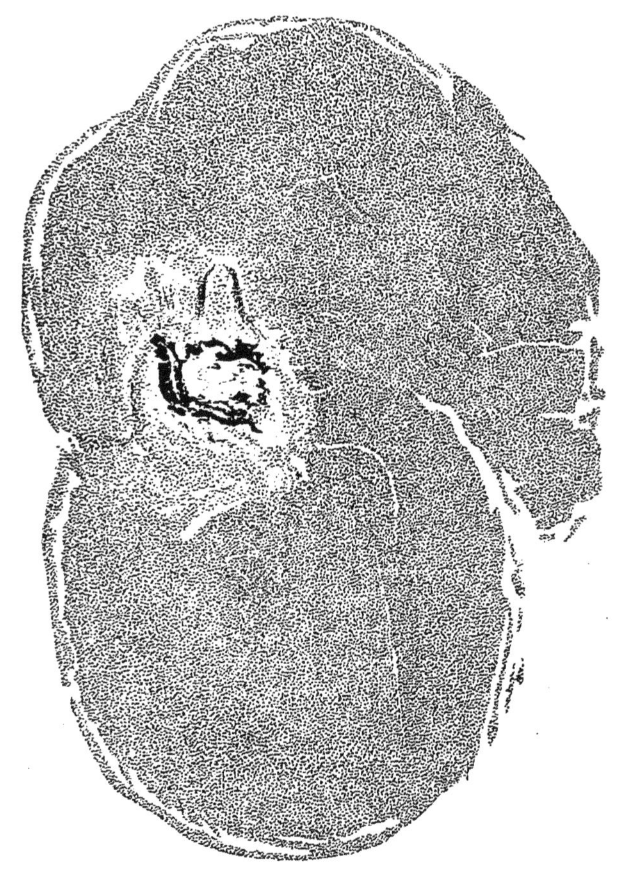

Fig. 19. — Coupe *transversale* d'un bourbillon de plus gros furoncle. Gross. : 40. La situation intrafolliculaire du noyau microbien y est évidente.

comme un abricot dont le noyau est constitué par la masse microbienne et le fruit par les parties sphacélées (fig. 17 et 18).

Il faut examiner en série plusieurs pièces semblables pour comprendre que la pullulation microbienne s'est faite tout entière dans le follicule et qu'elle y est restée incluse (fig. 19 et 20).

Quant au séquestre, il est fait de tous les tissus entourant le follicule, tissu conjonctif et élastique, et d'un lacis fibrineux dans les mailles duquel sont des milliers de leucocytes morts. Même sur ces leucocytes, l'action nécrosante est visible, car les plus proches du noyau

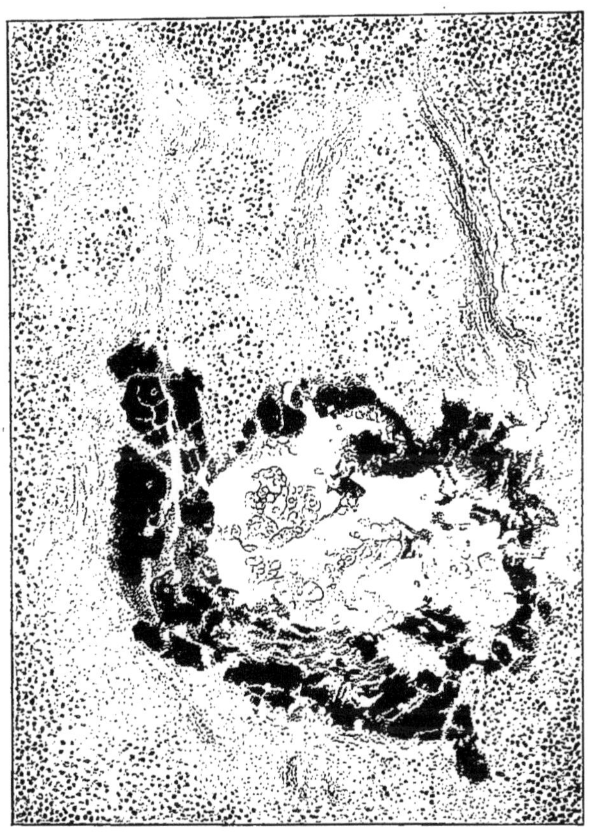

Fig. 20. — Centre de la figure précédente.
Gross. : 175.

microbien sont réduits en poussière, tandis que les plus éloignés ont conservé leur noyau reconnaissable (fig. 21).

On sait les symptômes inflammatoires propres au furoncle, et son évolution, l'élimination des parties sphacélées suivie de la guérison par cicatrice ; je n'insiste pas.

22. — Mais j'insiste au contraire sur des points de détail et de

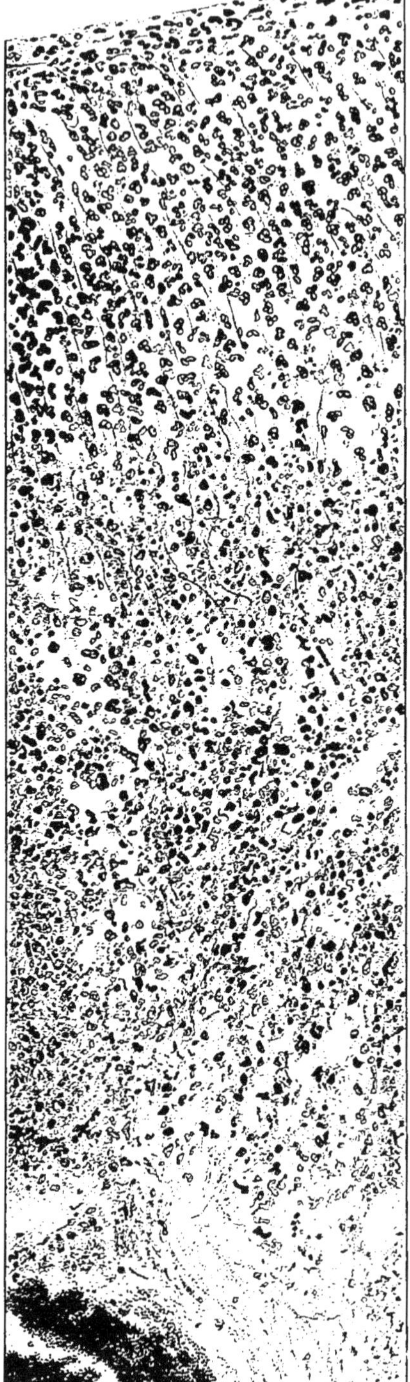

Fig. 21. — Détail de la figure 18. Gross. : 400.

Coupe faite suivant le rayon d'une roue dont le centre microbien serait le moyeu. Les noyaux leucocytaires en poussière autour du centre sont plus reconnaissables à la périphérie et enclavés dans un réseau fibrineux.

pratique, parce qu'ils ne sont nulle part assez clairement exposés.

1. Le premier point, c'est que l'étude du furoncle montre jusqu'à l'évidence son origine externe, folliculaire. La pustule de surface qui le précède peut être petite et vite déchirée, mais elle a existé toujours.

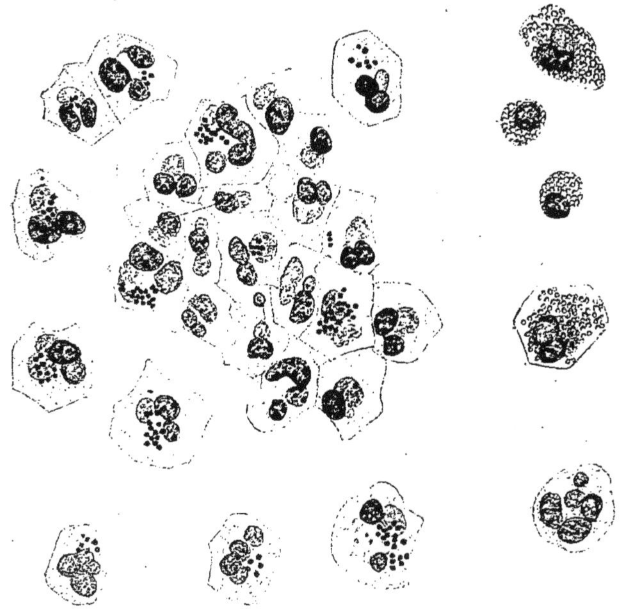

Fig. 22. — Dans le pus, autour d'un gros bourbillon, exemples de phagocytose avec désintégration microbienne au sein des cellules phagocytaires.

2. Le second, c'est que l'infection est restée folliculaire même dans le furoncle confirmé, le sphacèle se produisant autour et à distance de la colonie microbienne centrale.

3. Il est donc tout à fait erroné d'admettre, comme beaucoup le font encore, cette idée d'autrefois qui attribuait au furoncle une origine interne. Invariablement, le furoncle résulte d'une contamination extérieure, faite à l'orifice du follicule.

4. Enfin, la structure du bourbillon est à remarquer par le clinicien. Étant donnée la situation centrale de la colonie microbienne, il est fâcheux d'écraser un bourbillon en l'essuyant sur la peau; il faut au contraire l'enlever d'une seule pièce, sans aucune friction. En agir autrement. c'est vouloir ensemencer tous les orifices pilaires du voisinage.

23. ***Abcès furonculeux.*** — Si le furoncle devient plus gros, le bour-

billon s'entoure de pus. Le staphylocoque a franchi le follicule disloqué, et ses colonies, primitivement cantonnées au centre du follicule, se disséminent dans la masse bourbilleuse et autour d'elle. L'examen microscopique montrera toujours la masse microbienne centrale, incluse dans le follicule, mais elle s'entoure d'une multitude de petites colonies émigrées

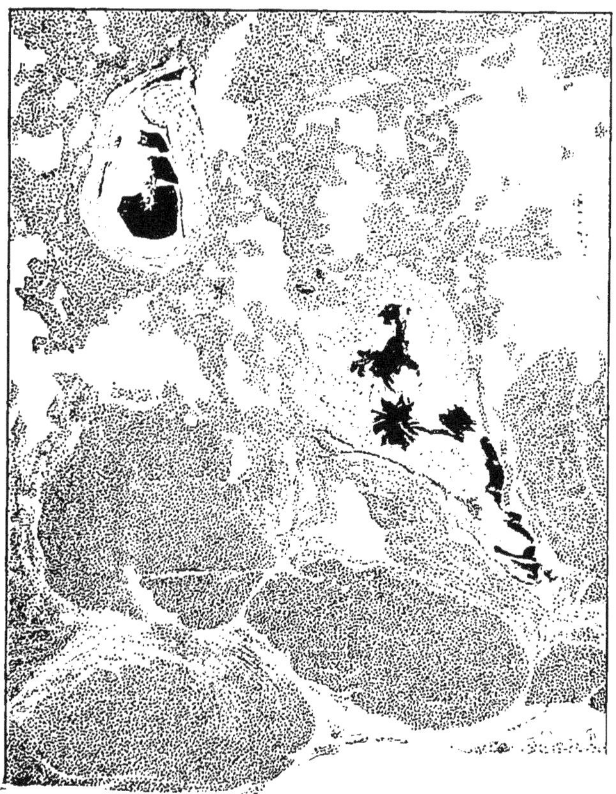

Fig. 23. — Au centre d'un gros bourbillon, masses microbiennes énormes *incluses dans un follicule*. En haut, lobules conjonctifs mortifiés. En bas, suppuration. Gross. : 90.

d'elle, plus ou moins distantes et grosses, transportées sans doute où on les trouve par des phagocytes migrateurs morts sur place (fig. 22).

Alors, le bourbillon nage dans le pus : c'est l'abcès furonculeux (fig. 23, et 24).

On comprend que suppuration et sphacèle puissent atteindre et englober par voisinage des follicules pilaires contigus qui deviendront à leur tour le centre d'une nouvelle pullulation, d'un nouveau sphacèle ; ainsi, doivent s'agrandir certains *anthrax*. L'anthrax serait ainsi le seul cas où l'infection s'étendrait par voisinage et contiguïté, sans que les germes évacués du premier foyer repassent nécessairement par un orifice pilaire pour redescendre dans la profondeur par un autre. Pourtant, au début de

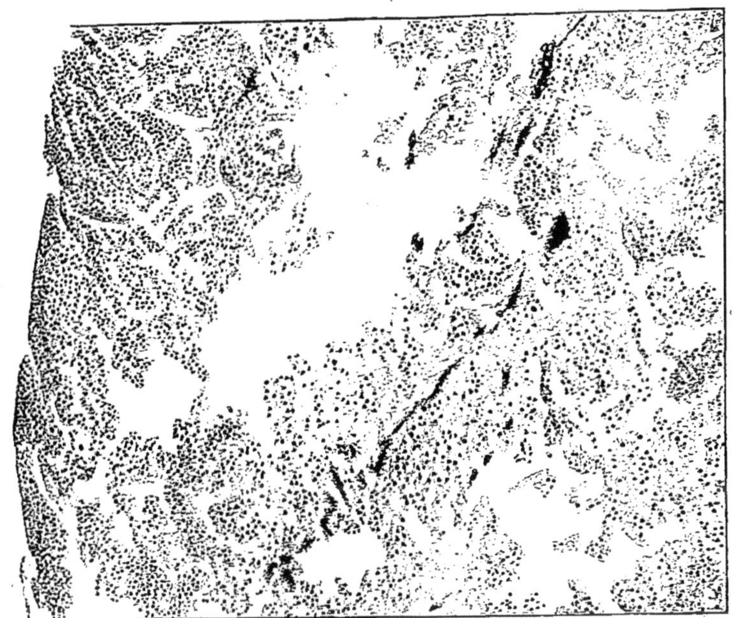

Fig. 24. — Autour d'un gros bourbillon, dissémination des colonies microbiennes dans le pus. Gross. : 200.

la plupart des anthrax, spécialement des anthrax guêpiers, le passage du microbe de follicule à follicule par leur orifice est cliniquement évident.

24. — D'après mon observation, le staphylocoque doré, quand il produit le sphacèle, serait à un degré de virulence supérieure à celle qu'il possède quand il produit la suppuration. Dans l'anthrax, la mortification se fait d'un bloc. Elle est sèche, et la suppuration ne s'établit qu'ensuite autour des blocs de nécrose.

25. Alopécies. — Toutes les poussées de porofolliculites aiguës, surtout au cuir chevelu de l'enfant, peuvent produire une zone alopécique autour de la pustule. Mais cette alopécie ne se produit qu'environ treize jours après l'évolution de la pustule, et quand celle-ci a disparu, ce qui peut conduire à une erreur diagnostique (fig. 25).

Cette alopécie en petites aires multiples est fréquente, passagère, et

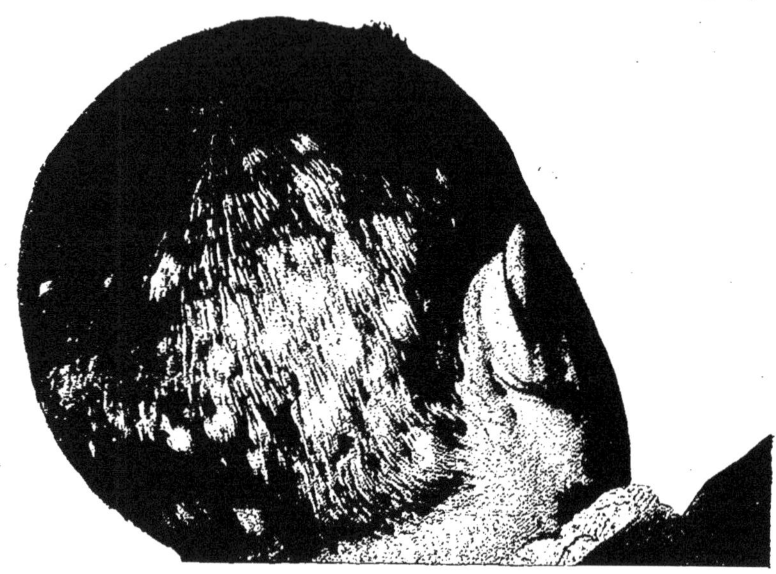

Fig. 25. — Alopécie dite « en grains de plomb » consécutive à une poussée de porofolliculite aiguë du cuir chevelu chez l'enfant (Malade de Sabouraud. Cliché de Noiré.)

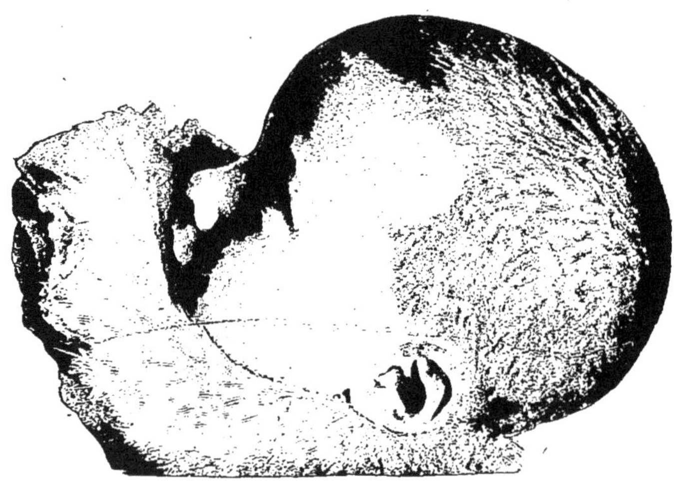

Fig. 26. — Alopécie en aire de la tempe gauche chez un nourrisson après un abcès furonculeux dont on voit la cicatrice centrale punctiforme. (Malade de Sabouraud. Cliché de Noiré.)

la repousse des cheveux s'effectue spontanément à leur surface. Le commémoratif de l'éruption évitera toute confusion avec la pelade, celle-ci commençant toujours par une grande tache unique, qui reste un certain temps solitaire. En outre, aucune de ces petites taches ne s'agrandit une fois qu'elle est faite. Enfin, les cheveux qui tombent de leur surface tombent entiers, avec leur bulbe sec. Ils ne prennent jamais la forme massuée du cheveu peladique.

26. — Après le furoncle ou l'abcès en sablier, l'aire alopécique est un peu plus large et son alopécie plus durable. La surface dénudée peut atteindre 3 centimètres de diamètre (fig. 26). Dans le cas d'abcès, il semble que le derme a été décollé ou clivé dans son épaisseur et que l'alopécie consécutive soit en quelque sorte mécanique, tandis qu'autour du furoncle, il semble que les papilles pilaires circonvoisines aient été comme frappées de sidération à distance par les toxines effusées. Dans ce cas, le bulbe du cheveu mort est noir et se montre souvent recourbé en forme de crosse.

Le plus souvent, le follicule autour duquel s'est fait le sphacèle est détruit complètement ; et, lorsque l'alopécie est faite, au centre de la surface délabrée, il reste d'abord un point à la fois creux et rouge. La rougeur s'effacera, mais la dépression restera, puisque cicatricielle. Et, quand les cheveux de la petite aire glabre auront repoussé, il demeure en son centre une alopécie punctiforme qui sera définitive.

27. Peladoïde atrophodermique. — J'ai nommé ainsi une ou plusieurs surfaces alopéciques qu'on peut voir apparaître sur le cuir chevelu de l'enfant, spontanément en apparence. Ces surfaces larges comme l'empreinte du petit doigt sont légèrement déprimées en soucoupe. Rien dans leur évolution ne les rapproche de la pelade; elles n'ont point de tendance à l'extension et ne se multiplient pas ; mais elles restent longtemps immobiles. La repousse se produira pourtant, sauf en leur centre. Au moment où elles apparaissent, la palpation peut révéler en leur milieu un petit noyau dur, gros comme un demi-grain de blé et qui s'atténue lentement pour disparaître. Sur cette tache solitaire, la repousse s'effectuera en douze ou quinze mois. Je crois qu'il s'agit là de petits furoncles abortifs, qui évoluent vers la guérison sans élimination de pus ni de bourbillon. Mais leur résorption très lente explique l'atrophie cutanée et la lenteur de la repousse.

28. Infection staphylococcique locale, régionale, extensive, généralisée. — Dans la genèse de l'infection cutanée staphylococcique, le médecin fait en général la part trop grande aux troubles inconnus de l'économie qui peuvent en favoriser le développement. Ordinairement, la première infection est de hasard, résultat d'une inoculation traumatique, accidentelle. En ce point surviendra une staphylopustule orificielle, compliquée ou non de furoncle. Chacun en a vu évoluer sur soi de semblables. Mais le furoncle (complication de la porofolliculite) multiplie par millions les éléments microbiens ; un regard jeté sur les figures précédentes en apprend plus à ce sujet que tout discours...

Voilà donc un centre microbien ouvert à la surface du tégument, un centre d'où les graines vont essaimer sur la peau du voisinage. Or, il est à remarquer qu'*une furonculose est toujours régionale d'abord* ; elle ne tendra que par la suite à se généraliser. C'est parce que, dix ou quinze jours après un furoncle, tous les orifices pilaires du voisinage sont déjà contaminés. Aussi, dans les semaines ou mois qui vont suivre, verra-t-on éclore, autour du premier furoncle, dix ou douze staphylopustules, dont une ou deux feront un furoncle vrai. Ainsi de suite.

En somme, ces graines se comportent comme toutes les graines. Elles abondent sur le sol autour de l'arbre qui les a portées, et leur nombre décroît à mesure qu'on s'éloigne de leur centre d'origine. C'est pourquoi, en clinique, une furonculose qui n'a d'abord attaqué qu'un point, qui ne s'est étendue ensuite qu'à une seule région, en arrive à faire une furonculose généralisée.

Sans doute, on peut admettre, au-dessous de ces affections, des troubles généraux de l'organisme qui en rendent le développement plus facile, comme une terre est plus ou moins propre à la germination du grain qu'on y sème ; mais, ce qu'il faut remarquer, c'est que les choses ne se passent pas autrement pour le staphylocoque et pour n'importe quelle plante, et en toute région.

CHAPITRE II

LA STAPHYLOCOCCIE CUTANÉE

FORMES CHRONIQUES

29. *Les sycosis.* — 30. *Ils sont localisés aux régions pilaires.* — 31. *Ils débutent par des porofolliculites.* — 32. *L'infection qui les constitue reste épidermique.* — 33. *Opposition des lésions épidermiques et des lésions dermiques dans les sycosis.* — 34. *Les abcès intra-épidermiques miliaires dans le sycosis.* — 35. *Hypothèse concernant la longévité des sycosis.* — 36. *Sycosis capillitii de l'enfant.* — 37. *Sycosis capillitii de l'adulte.* — 38. *Porofolliculite subaiguë de la nuque chez l'adulte. « Acné furonculeuse ».* — 39. *Sycosis chronique de la nuque. « Acné décalvante ».* — 40. *Acné furonculeuse vraie du cou.* — 41. *L'orgelet. Le sycosis des paupières.* — 42. *Rhinite antérieure à répétition.* — 43. *Sycosis sous-narinaire.* — 44. *Sycosis de la région de la barbe.* — 45. *L'infection microbienne dans les sycosis est superficielle.* — 46, *Anatomie du sycosis.* — 47. *La présence du poil adulte est une condition presque nécessaire du sycosis.* — 48. *Le problème du sycosis est physiologique.* — 49. *La stérilisation de l'épiderme par l'antisepsie est impossible.* — 50. *Il faudrait pouvoir vacciner l'épiderme contre le microbe.* — 51. *La durée d'un sycosis est illimitée.* — 52. *Sycosis unilatéral lupoïde.* — 53. *Il n'y a pas de sycosis bacillaire.* — 54. *Sycosis subaigu intranarinaire.* — 55. *Onychose subaiguë staphylococcique.* — 56. *Onychose staphylococcique chronique.* — 57. *Sycosis de la matrice unguéale.* — 58. *Sycosis pubien.* — 59. *Sycosis des aisselles.* — 60. *Abcès tubéreux des aisselles.* — 61. *En général, les sycosis sont localisés.* — 62. *Sycosis généralisé.* — 63. *Sycosis de la peau « dite glabre » autour d'un foyer de suppuration chronique.* — 64. *Sycosis des jambes.* — 65. *Les pyodermites végétantes.* — 66. *Des botryomycoses.*

29. **Les sycosis.** — Nous venons d'envisager d'abord la lésion première créée par le staphylocoque dans l'épiderme humain, et successivement toutes les lésions plus complexes qui en dérivent. Mais nous ne les avons décrites que dans leurs formes aiguës et passagères : une porofolliculite ou un furoncle durent huit jours et disparaissent.

Nous allons étudier maintenant les formes chroniques que peut prendre la même infection en divers sièges : elles constituent les *sycosis*. Les sycosis sont connus depuis la médecine antique, mais les anciens, ne pouvant catégoriser les maladies par leurs causes, les classaient d'après leur aspect. Le nom commun de sycosis fut donc appliqué, non seulement aux infections chroniques dont je vais parler, mais aussi à des trichophyties sycosiformes que nous avons étudiées ailleurs (1).

(1) SABOURAUD, *Les teignes*, 1910.

Toutefois, ce nom, consacré par l'usage, a été de tous temps appliqué aux pyodermites chroniques des régions pilaires, et doit leur être conservé. Il venait de σῦκον, figue, par une comparaison assez lointaine du tégument rouge, tomenteux, suintant, avec la chair de la figue ouverte. Autant que possible, il faut conserver ces noms anciens et commodes, qui ne signifient rien par eux-mêmes. Ils risquent moins d'être changés au cours des générations.

30. — Un premier fait d'importance est la localisation normale des

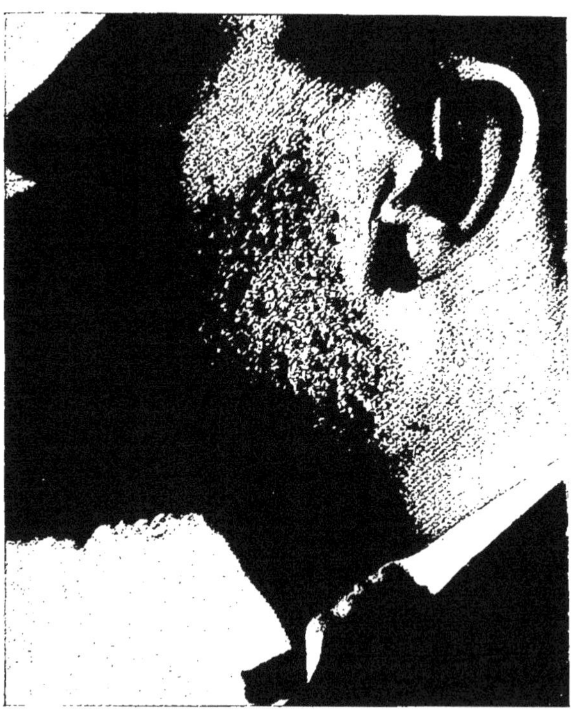

Fig. 27. — Sycosis de la barbe (Malade de Brocq. Cliché de Sottas.)

sycosis aux régions pileuses : cuir chevelu, barbe (fig. 27), région pubienne ou axillaire. Ni l'enfant ni la femme ne connaissent le sycosis des joues et des lèvres. Cette seule remarque situe la lésion élémentaire du sycosis autour des poils, et spécialement des poils adultes. Même au cuir chevelu de l'enfant, le sycosis est rare, alors que les poussées de porofolliculites aiguës sont fréquentes.

31. — Quel que soit leur siège, les sycosis débutent toujours par une poussée de poro-folliculites aiguës, souvent par plusieurs, séparées par des intervalles de temps qui peuvent être considérables. En règle ordinaire, c'est lentement que le sycosis s'installe à l'état chronique, et sa durée alors est illimitée.

32. — Or, si l'on étudie l'anatomie des sycosis, on est surpris d'y rencontrer seulement des lésions superficielles. C'est une affection intra-épidermique, toujours localisée au quart ou au tiers supérieur du follicule. Il est exceptionnel d'y rencontrer un abcès folliculaire profond. Ce fait explique que, même après des années, une barbe atteinte de sycosis ne soit pas détruite par cicatrice : quelques

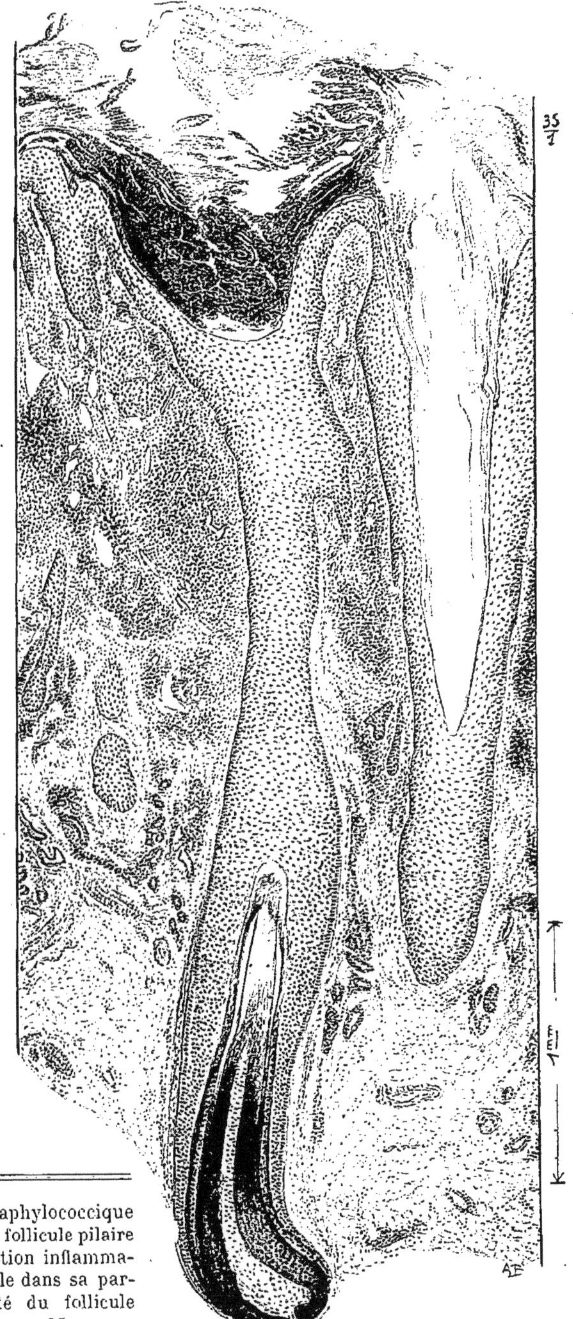

Fig. 28. — Infection staphylococcique seulement orificielle du follicule pilaire dans le sycosis. Réaction inflammatoire autour du follicule dans sa partie supérieure. Intégrité du follicule dans la profondeur. Gross. : 35.

poils seulement ont disparu, parmi d'autres qui resteront (fig. 28 et 29).

Les lésions du sycosis sont celles de la porofolliculite aiguë, mais elles sont confluentes. Elles occupent presque tous les orifices pilaires de la région, et elles se renouvellent sans cesse. Ce qui fait la longue durée

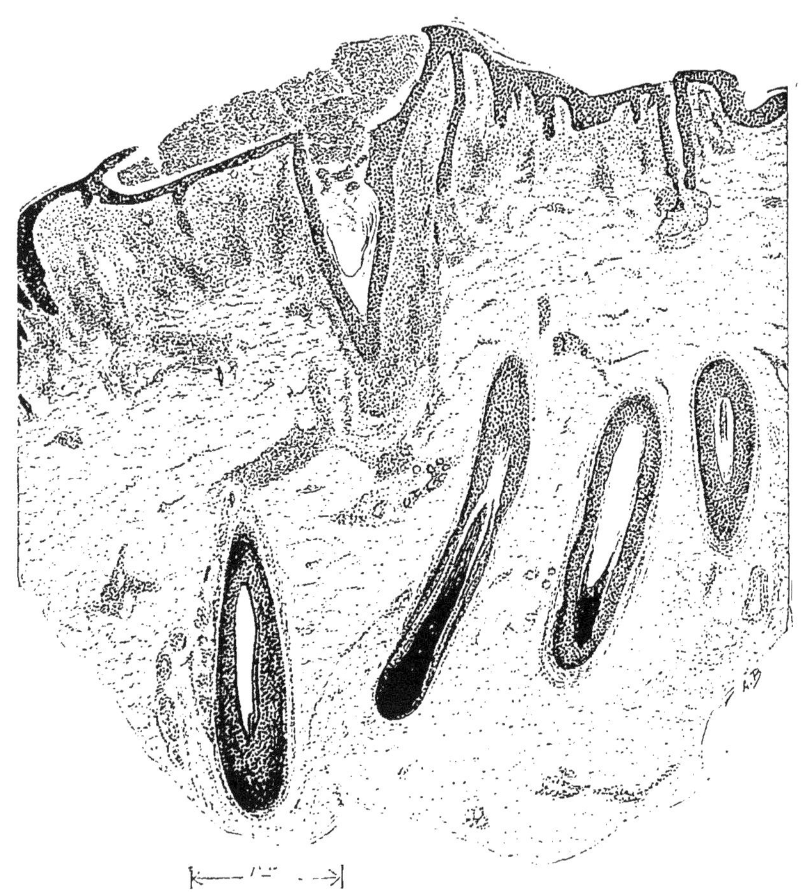

Fig. 29.— Sycosis de la barbe. Lésion orificielle folliculaire. Dans la profondeur, les follicules sont entièrement sains. Gross. : 20.

de l'affection n'est donc pas leur persistance indéfinie, mais leur reproduction perpétuelle. Alors, le derme réagit au-dessous de l'épiderme infecté, il s'infiltre de cellules migratrices, ce qui fait l'épaississement tégumentaire. En outre, les vaisseaux de la région sont congestionnés, d'où la rougeur permanente.

33. — Procédant toujours par remarques générales, il faut noter, en

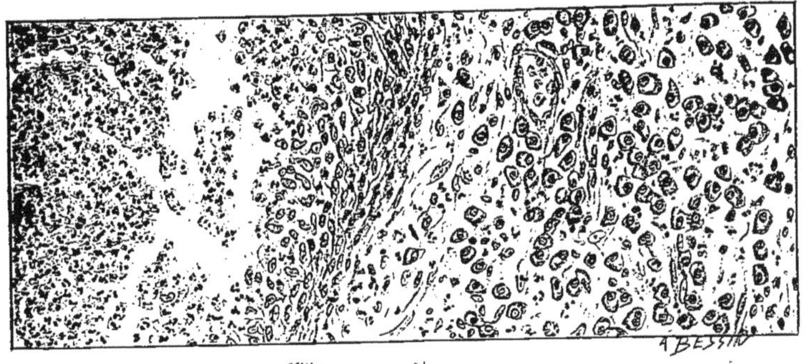

Fig. 30. — Opposition cytologique entre la suppuration intra-épidermique faite de polynucléaires (à gauche) et l'infiltrat dermique circonférenciel (à droite) fait de plasmatocytes, dans le sycosis. Gross. : 300.

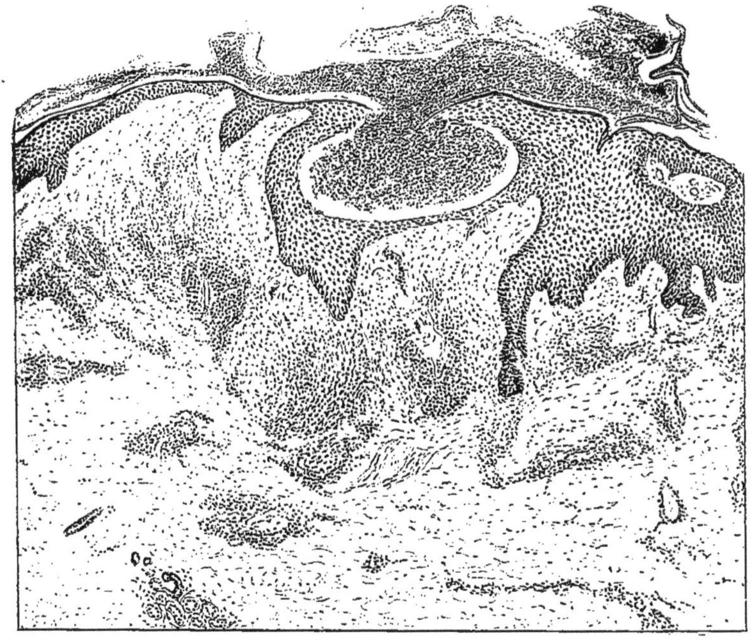

Fig. 31. — Au-dessous d'une précédente pustule effractée, une nouvelle pustule se reproduit, *phénomène caractéristique des infections staphylococciques chroniques.* Autour de cette pustule, zone inflammatoire circonférencielle. Gross. : 20.

ces lésions, l'opposition frappante de la formule cytologique des pustules épidermiques, exclusivement remplies de leucocytes neutrophiles, et des lésions dermiques, uniquement constituées de cellules mononucléaires (fig. 30). C'est que l'épiderme seul est infecté. La présence du staphylocoque, là comme ailleurs, provoque la suppuration. Au contraire, les migrations cellulaires qui remplissent les mailles du tissu conjonctif à l'étage supérieur du derme ne représentent qu'une réaction *à distance*.

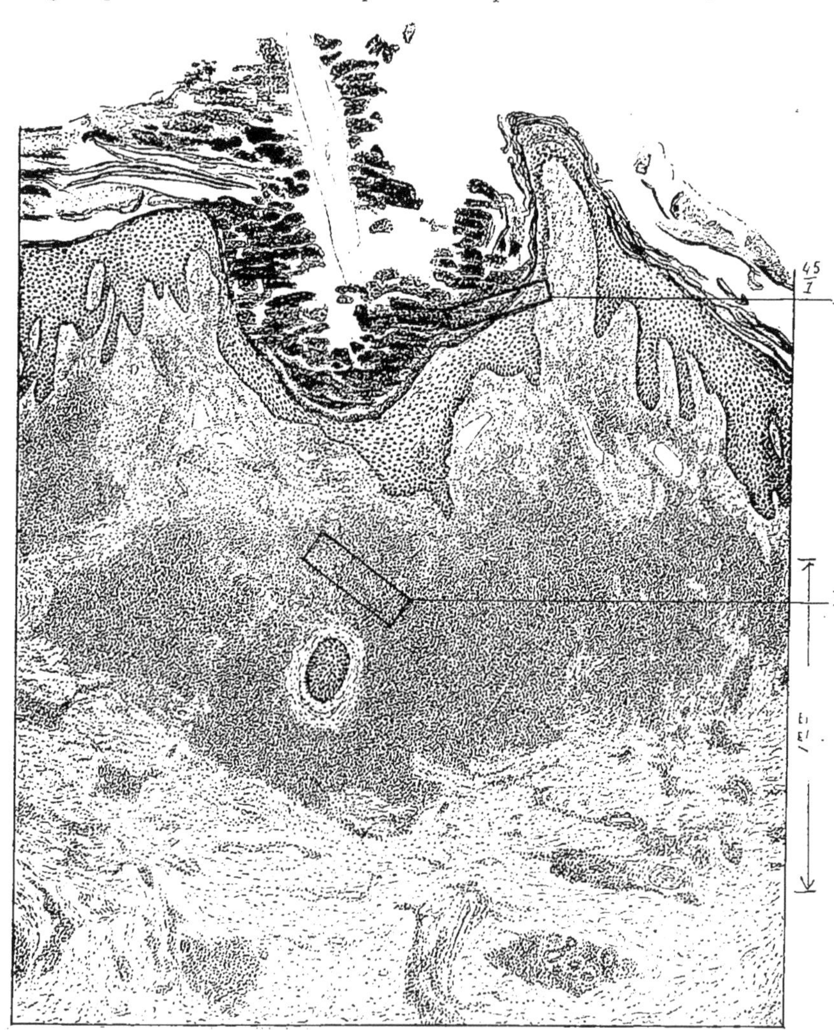

Fig. 32. — Sycosis. Au-dessous d'un ostium folliculaire dilaté par une pustule, constitution d'un plasmome. Gross. : 45.

34. — C'est un fait bien remarquable dans cette infection chronique suppurative de ne jamais observer de suppurations dermiques. Jamais de furoncle, jamais d'abcès en sablier effractant le derme. Tous les foyers de suppuration sont dans l'épiderme, abcès miliaires, porofolliculites, et dépassent rarement en profondeur l'infundibulum.

La différence anatomique la plus marquée entre la porofolliculite

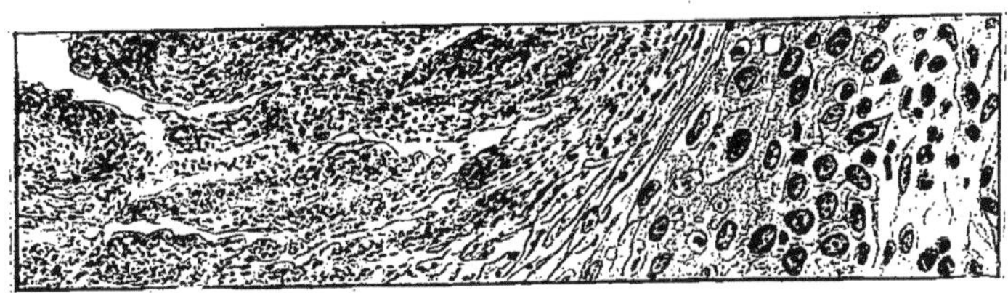

Fig. 33. — Point A de la figure précédente. Gross. : 300. La pustule intra-orificielle folliculaire.

aiguë et le sycosis est la suivante. Tandis que la staphylopustule primitive est *une*, constituant un anneau autour de l'orifice pilaire, et qu'elle guérit sur place spontanément, dans le sycosis il est de règle de rencontrer,

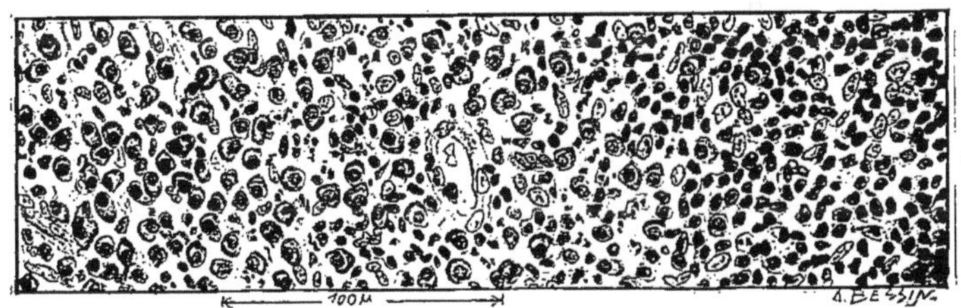

Fig. 34. — Point B de la figure 32. Gross. : 300. Le plasmome.

au-dessous de la pustule primitive, *de petits abcès miliaires intra-épidermiques sous-jacents* (fig. 31, 50, 62, 63, 64, 65, 66).

35. — On doit se demander comment une suppuration si constamment superficielle peut durer si longtemps sur place et obéir si mal au traitement. La staphylopustule orificielle guérit souvent toute seule, et le sycosis, même bien traité, guérit mal et récidive. Pourquoi cela?

Autrefois, on n'avait à invoquer comme explication que la virulence spéciale du microbe favorisant son implantation et sa dissémination, mais aucune recherche n'a pu jusqu'ici démontrer cette virulence particulière du staphylocoque doré dans le sycosis, tandis que toutes les recherches modernes, revenant aux idées anciennes, semblent démontrer dans le sujet une sensibilité spéciale favorisant l'implantation et la dissémination du microbe. Ces recherches ne nous font pas tout comprendre dans ce problème, mais nous montrent par où nous viendra sans doute la lumière. Pour le moment, notons seulement un fait de pratique : c'est

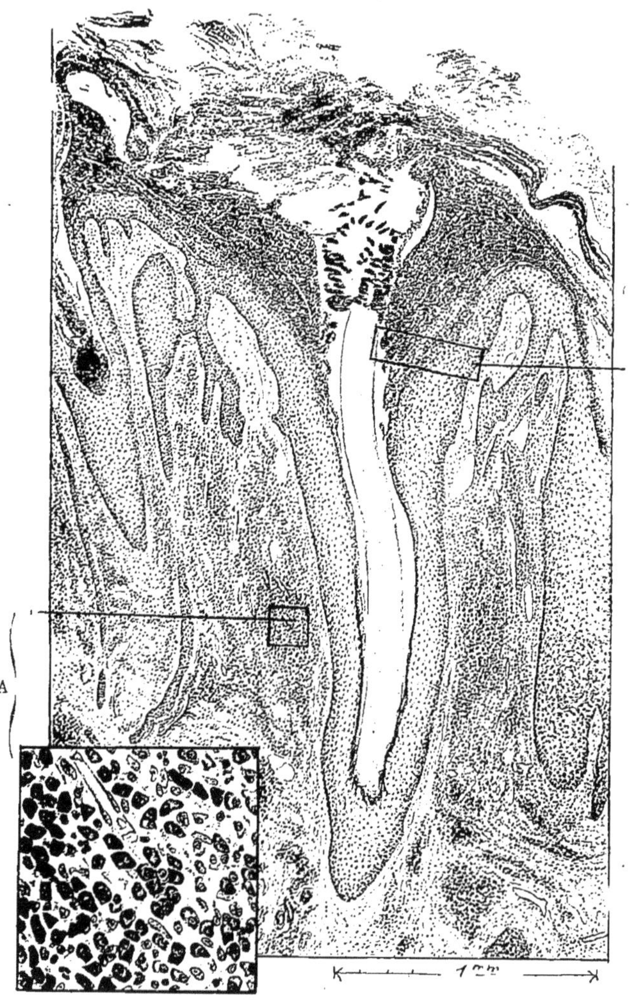

Fig. 35. — Pustule orificielle folliculaire du sycosis. Réaction inflammatoire chronique autour d'elle. Gross. : 35. Le carton A : Gross. : 300.

que le furoncle et toute infection staphylococcique *du derme* est justiciable de la vaccinothérapie de Wright, alors que la même infection *intra-épidermique* n'en éprouve aucun bénéfice.

Il y a d'autres formes chroniques de l'infection staphylococcique cutanée. Envisageons-les successivement.

36. Sycosis capillitii (Rayer) *chez l'enfant.* — Lorsqu'une éruption aiguë de porofolliculites est survenue sur le cuir chevelu de l'enfant, il est ordinaire d'en voir survenir d'autres, à des intervalles de temps

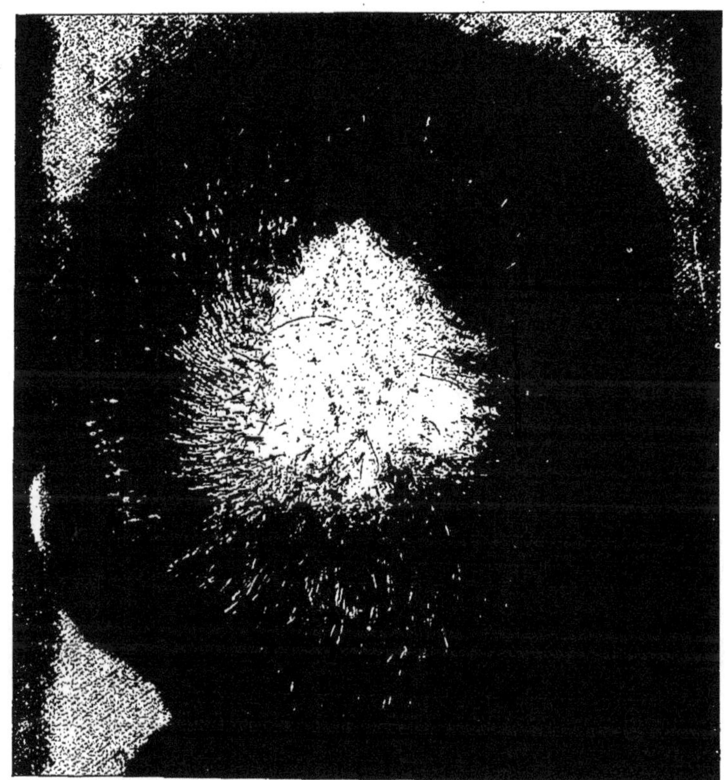

Fig. 36. — *Sycosis* chronique du cuir chevelu chez l'enfant. (Malade de Brocq. Cliché de Schaller.)

variables. Tantôt il s'agit de poussées rares, séparées par des moments de guérison apparente complète, tantôt de cas plus sérieux où les poussées deviennent subintrantes, où le processus s'installe chroniquement. Alors, sur toute la surface infectée, la peau reste rose et sensible, un pointillé d'un rouge plus vif, aux orifices pilaires, signalant les ébauches ou les vestiges de pullulation microbienne.

Chez l'enfant, à l'âge scolaire, on voit ce sycosis s'installer peu à peu et spontanément (fig. 36). Mais, plus fréquemment, il résulte de traumatismes répétés, très souvent médicamenteux. L'enfant était atteint d'une maladie chronique (favus) ; on le frictionnait chaque jour avec des topiques irritants, avec des antiseptiques forts. C'est ainsi que les premières poussées pustuleuses sont survenues et que l'état d'infection chronique s'est constitué.

D'autres fois, c'est à la suite d'une infection locale chronique préalable ; non seulement on voit des *sycosis capillitii* survivre à la guérison d'anciens favus, mais on en voit naître autour d'une brûlure lente à guérir. Cela peut s'observer même chez l'adulte.

En général le *sycosis capillitii* de l'enfant guérit, mais quelquefois après deux ans et plus de soins et de peines.

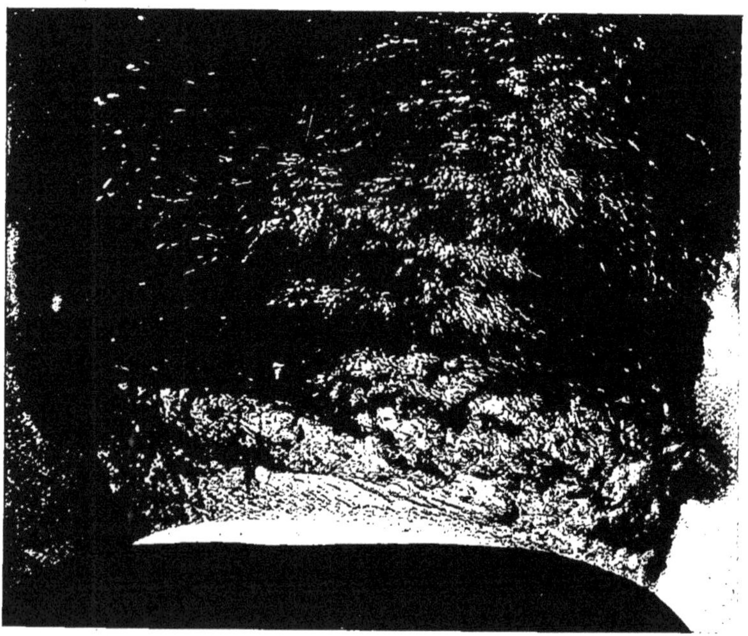

Fig. 37. — *Sycosis capillitii* de l'adulte consécutif à un sycosis chronique de la nuque. (Ce cliché évoque bien l'aspect des sujets trop fortement nourris, chez lesquels on voit les éruptions staphylococciques du cou devenir chroniques.)

37. *Sycosis capillitii de l'adulte.* — Le sycosis du cuir chevelu de l'adulte ne s'observe guère qu'à la suite de plaies infectées de guérison lente, comme des brûlures profondes (vitriol), ou autour de suppurations permanentes (séquestre syphilitique du frontal), quelquefois cependant par propagation à la nuque d'un sycosis de la barbe.

Dans ces cas, l'infection folliculaire se fait peu à peu, elle naît toujours autour du premier foyer d'infection. Ses progrès sont lents ; c'est à peine si, de semaine en semaine, on peut les mesurer. Quelques follicules pilaires sont pris d'abord isolément, puis ils constitueront un liséré continu, irrégulier, autour de la lésion primitive, et ce liséré

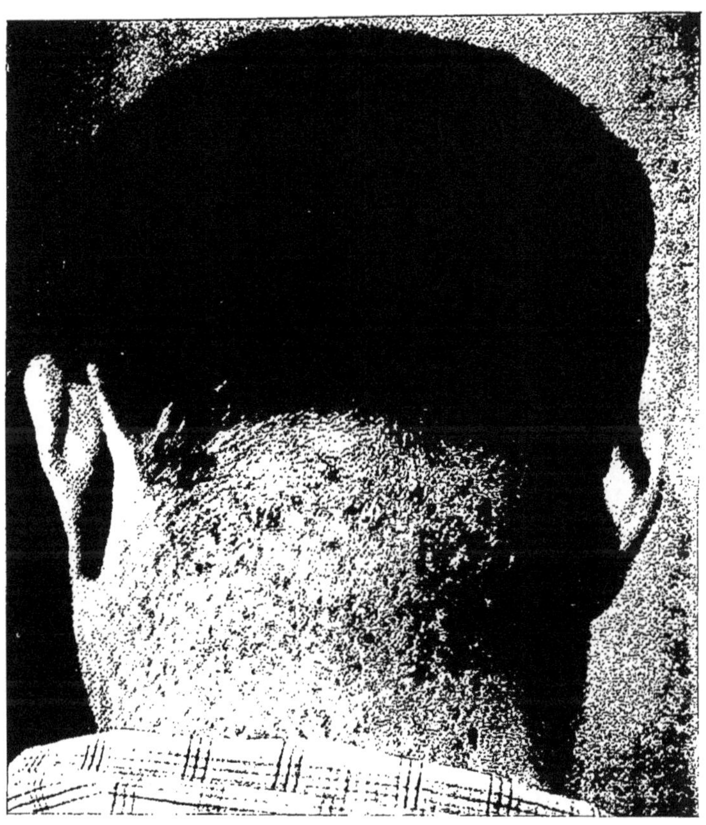

Fig. 38. — Sycosis de la nuque datant de dix-huit mois. (Malade de Brocq. Cliché de Sottas.)

s'élargira de mois en mois. Ensuite, quelques cheveux seront pris au loin, constituant un foyer nouveau qui peu à peu s'agrandira (fig. 37).

J'ai vu des cas très rares où une pustule accidentelle, un furoncle, une poussée d'acné nécrotique (voir § 84) ont suffi à donner naissance à un sycosis du cuir chevelu, même chez l'adulte. Mais ces faits sont exceptionnels. C'est une forme clinique que j'ai toujours vue guérir, quoique très lentement, par un traitement approprié.

38. Porofolliculite subaiguë de la nuque, « acné furonculeuse ». — Sur la région postérieure du cou chez l'adulte, on peut voir survenir, même sans coïncidence avec un sycosis de la barbe, des poussées récidivantes de porofolliculites d'allure subaiguë, dont les éléments sont disposés suivant une ligne horizontale qui dénonce le traumatisme du col.

Les pustules, d'abord espacées, discrètes, ensuite de plus en plus

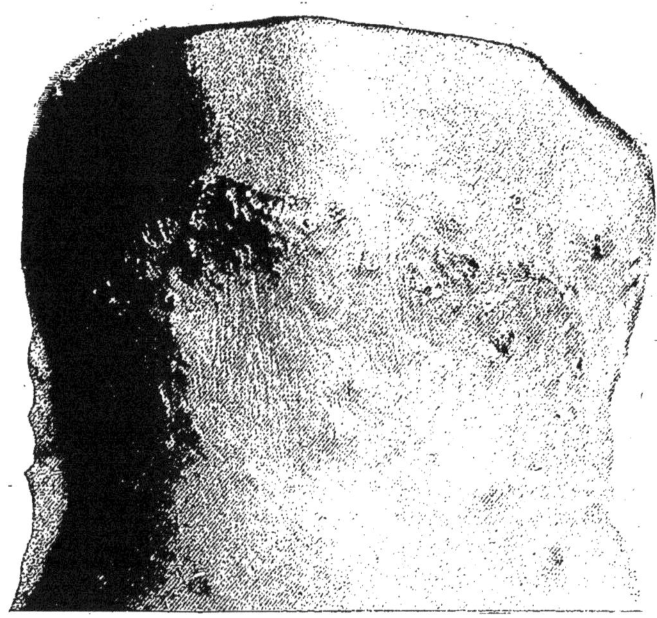

Fig. 39. — Malade de *sycosis* de la nuque (soi-disant acné chéloïdienne). Moulage de Baretta.

cohérentes, peuvent aboutir à la formation d'un véritable sycosis. Chaque pustule a les caractères élémentaires plus haut décrits ; elle est faite par le staphylocoque doré. Chaque poussée est d'abord séparée de la suivante par un intervalle de guérison apparente complète. A la longue, des lésions plus chroniques s'organisent et le sycosis reste permanent (fig. 38). Souvent, ce processus est nommé « acné furonculeuse ». Or il s'agit là de porofolliculites authentiques. Il y a bien une acné véritable du cou, nous l'étudierons tout à l'heure (§ 40), et cette acné peut déterminer de véritables abcès froids acnéiques très spéciaux, mais ce processus diffère foncièrement et objectivement de celui que nous décrivons.

39. Sycosis vrai de la nuque. — A la suite des poussées subaiguës et récidivantes que nous venons de décrire à la nuque, on peut voir s'établir un véritable sycosis de la même région (fig. 39).

L'aspect de la lésion peut devenir alors très particulier. C'est un bourrelet d'une horizontalité parfaite, large comme un doigt, arrondi en surface, saillant de 0cm,5 à 1 centimètre, dur au toucher et comme

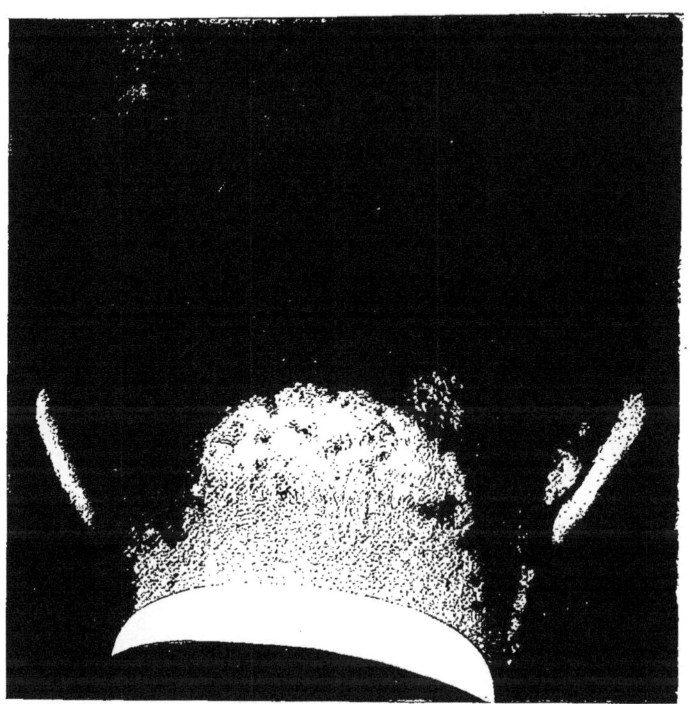

Fig. 40. — *Sycosis* pseudo-chéloïdien de la nuque. (Malade de Brocq. Cliché de Schaller.)

scléreux, douloureux à la pression qui peut faire sourdre une goutte de pus d'un follicule ou de plusieurs. Sur cette surface, qui paraît déjà cicatricielle par places, les cheveux qui restent sont hérissés ; souvent, plusieurs semblent sortir d'un même follicule, mais leur direction hors de la peau est divergente comme celle des poils d'un pinceau.

Visiblement, le derme est le siège d'une infiltration profonde, pseudo-chéloïdienne. Et, en effet, la lésion guérit par sclérose. Un ou deux ans plus tard, le bourrelet chéloïdien est remplacé par une cicatrice plane, lisse, gaufrée, sur laquelle les cheveux ont disparu.

La lésion s'est lentement déplacée en hauteur. Au-dessus de la bande cicatricielle, on retrouve le bourrelet horizontal, saillant et dur, de la

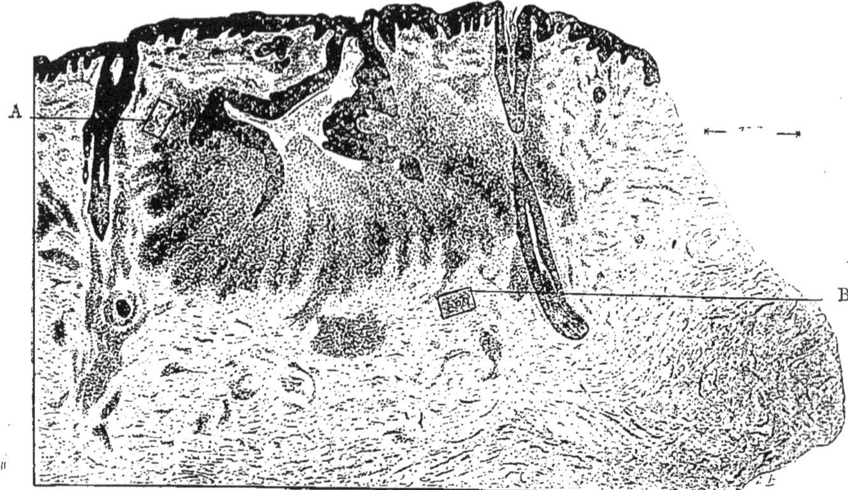

Fig. 41. — Plasmome autour d'un follicule infecté dans le sycosis. En A et B, cellules géantes. Gross. : 18.

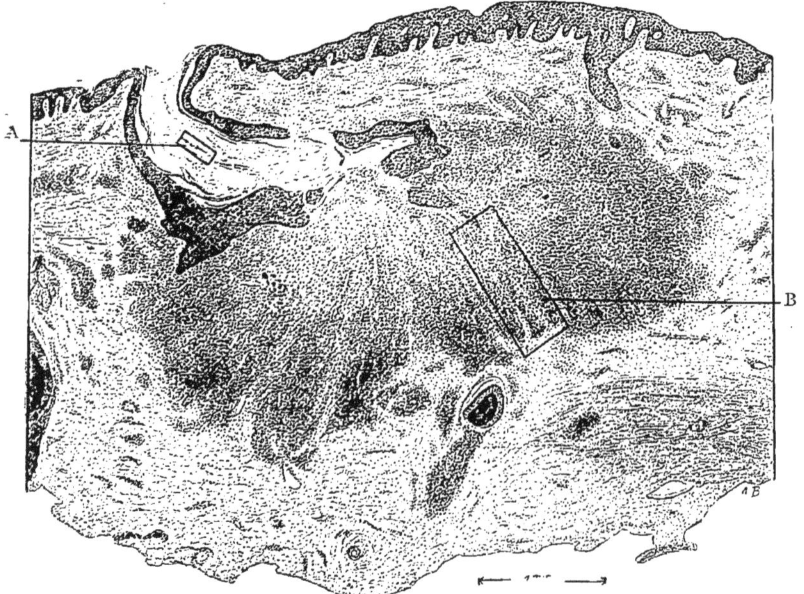

Fig. 42. — Sycosis nodulaire de la nuque. Gross. : 18. En A, la colonie microbienne. Plasmome rayonné autour de l'infundibulum infecté.

lésion en activité (fig. 40). Plus ou moins vite, suivant le cas, mais toujours avec des années, la lésion peut parcourir en hauteur 3 à 5 cen-

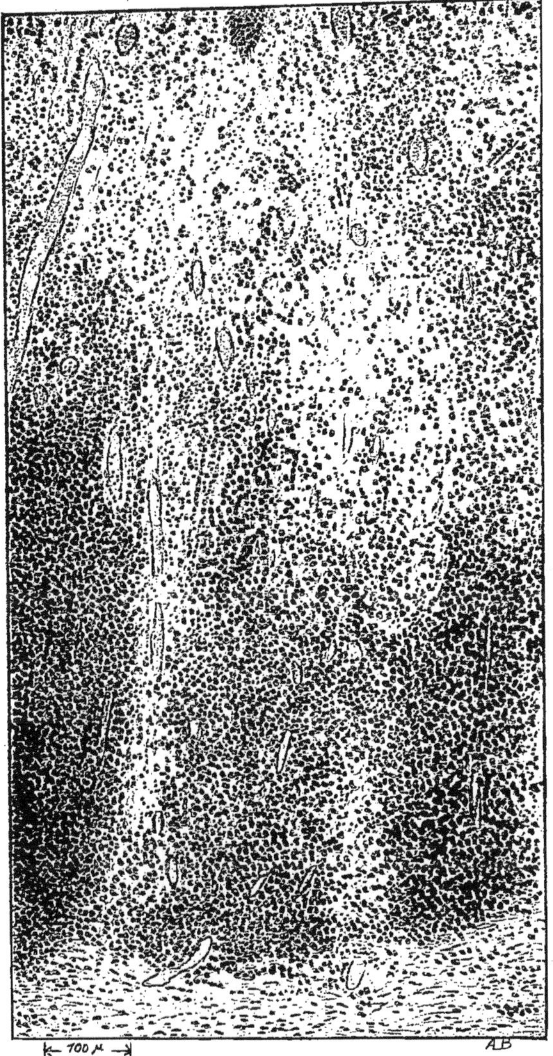

Fig. 43. — Point B de la figure 42. Gross. : 80.

Structure du plasmome. Remarquer ses vaisseaux verticalement dirigés et congestionnés. Les plasmatocytes deviennent plus denses à la périphérie de la tumeur.

timètres, laissant derrière elle une cicatrice de même dimension, sur laquelle persistent de rares cheveux.

Quelquefois, le bourrelet horizontal de la lésion active paraît s'immobiliser sur un point, pendant qu'il avance sur un autre, de façon à déterminer dans le cuir chevelu un golfe glabre, bordé par le même bourrelet sycosique.

C'est à cette forme que certains dermatologistes ont donné le nom d'« acné décalvante », quoique le processus ne soit nullement acnéique ; ou le nom d'« acné chéloïdienne », encore plus mauvais, car l'apparence de chéloïde est inflammatoire, la cicatrice ne reste pas chéloïdienne, elle s'affaisse et devient plate quand la lésion s'est déplacée.

Ces cas sont rares, incomplètement étudiés ; le seul que j'aie pu analyser était un sycosis vrai, dû au staphylocoque doré, sans mélange aucun d'infection acnéique (fig. 41, 42, 43). Je ne puis dire qu'il en soit de même en tous cas ; je le croirais.

Tous les sycosis détruisent quelques poils sur la région qu'ils occupent, mais partout cette destruction, par suppuration du bulbe pilaire et cicatrice, est rare, excepté dans le sycosis de la nuque, où la dépilation peut être presque complète, et, étant donné son mécanisme, définitive.

Ce type clinique peut s'observer moins pur dans sa forme que nous venons de le décrire, moins régulier d'évolution, moins chéloïdien d'apparence, moins totalement dépilant aussi. Il est alors identique à ce que nous verrons être plus loin les sycosis de la barbe.

*40. **Acné furonculeuse vraie du cou.*** — Il y a bien une acné furonculeuse véritable du cou. Elle commence par une induration inflammatoire profonde, un abcès presque froid qui marche lentement vers la suppuration.

Le pus est d'un blanc mastic, épais, caséeux, ou bien fluide et d'une couleur chocolat.

L'examen microscopique, pratiqué de suite après coloration par le Gram, y montre, en l'absence de tout coccus, la présence innombrable du seul bacille de la séborrhée. Beaucoup d'éléments microbacillaires sont libres dans le pus. D'autres en grand nombre sont englobés par des leucocytes ou des macrophages.

Il n'y a donc nulle ressemblance, ni objective, ni microscopique, entre le pus staphylococcique et le pus microbacillaire. Le plus simple examen (fig. 44) suffit à en témoigner.

L'évolution de l'acné furonculeuse vraie du cou est aussi très différente de celle des sycosis. Ces abcès microbacillaires peuvent devenir gros sans s'ouvrir ; ils peuvent contenir jusqu'à 1 centimètre cube de pus chocolat. Vidés, ils se ferment pour se rouvrir de nouveau ; souvent, ils se fistulisent et les fistules ramifiées conduisent un stylet jusqu'à des profondeurs inattendues. Souvent ces abcès sont multiples, quelquefois communicants, on en trouve trois ou quatre et cinq ou six trajets fistulisés, le tout dans un pannicule adipeux durci et scléreux. A cet état, le traitement peut devenir difficile, très différent en tout cas du traitement des sycosis de la nuque.

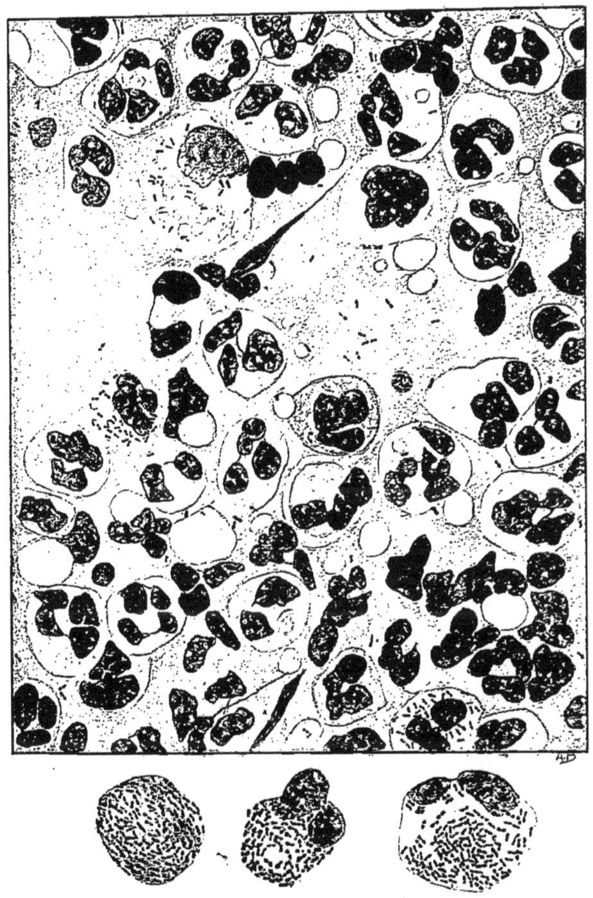

Fig. 44. — Frottis sur lame du pus d'un abcès acnéique vrai. Gross. : 800. En bas, cellules phagocytaires gorgées de microbacilles. Gross. : 1 200 (Gram-éosine).

Avec les paragraphes suivants, nous aborderons l'étude des sycosis connus et classés comme tels par tous les dermatologistes, l'étude des sycosis les plus fréquents, les mieux caractérisés dans leurs symptômes. Chemin faisant, nous pourrons apprendre bien des détails encore ignorés de leur structure, et souligner ce qui nous manque pour la pleine compréhension de leur mécanisme.

41. L'orgelet et le sycosis des paupières. — L'orgelet est un prototype de la staphylopustule, et c'est vraiment celui que doivent prendre pour son étude ceux qui ne sont pas doués d'un sens clinique très aiguisé. Le rebord de la paupière n'a qu'une rangée de poils forts ; la pustule y est ordinairement solitaire, elle y peut prendre tout son développement ; on peut donc, sans recherches et sans peine, suivre son évolution de son début à sa fin.

Son début est ordinairement moins rapide que celui de la pustule péripilaire en d'autres régions ; l'orgelet n'apparaît pas du jour au lendemain, son apparition est précédée pendant un jour ou deux des symptômes locaux de l'inflammation : rougeur, chaleur, douleur et gonflement. Mais la pustule centrée par un poil apparaît. Son stade d'état dure plusieurs jours, et, là comme ailleurs, sa dessiccation commençante s'annonce par l'apparition d'un point vert au centre de ce qui sera la croûte.

On sait que les orgelets sont récidivants, et qu'à leur suite peut s'établir une blépharite ciliaire chronique, qui est un rudiment de sycosis. Le fait est ordinaire chez l'enfant, mais on l'observe aussi chez l'adulte. Chez lui, la blépharite est moins marquée, mais elle peut être aussi durable.

42. Rhinite antérieure à répétition. — On comprend que cette blépharite ensemence les larmes et puisse déterminer une rhinite chronique à répétition. Elle est signalée par un coryza intermittent et paroxystique. Cette rhinorrhée précède toujours le sycosis sous-narinaire, et des poussées nouvelles en causeront les récidives.

43. Sycosis sous-narinaire. — Le sycosis sous-narinaire n'existe que chez l'homme adulte. Son origine est attestée par sa limitation étroite à la gouttière sous-nasale. Il commence par une poussée de pustules péripilaires, elles-mêmes consécutives à un coryza.

Les pustules, plus ou moins grosses et nombreuses, appartiennent au type de la porofolliculite plus haut décrite, mais, quand elles sont confluentes, comme il arrive fréquemment, leurs croûtes feutrées par les poils les dissimulent. En cette région, les pustules sont fréquemment ouvertes par le malade quand il se mouche ; leur pus mélangé au mucus nasal peut se concréter en croûtes souvent morcelées. Pour ces raisons, ce type morbide n'est pas celui dans lequel l'observation des lésions initiales soit le plus commode.

Souvent, le malade ne consulte pas dès la première poussée pustuleuse quand elle est éphémère, car elle peut guérir sans traitement. Il peut ne pas consulter lors de la seconde, parce qu'il a vu la première guérir. C'est pourquoi le médecin observe souvent le sycosis sous-narinaire quand il est devenu permanent.

La lèvre supérieure est rouge, épaissie, tuméfiée, la rougeur toujours exactement limitée à la gouttière sous-nasale. En enlevant les croûtes, on peut, avec quelque attention, surprendre l'éclosion des pustules nouvelles (fig. 45).

De lui-même, le sujet raconte qu'il a eu cinq ou six poussées passagères de pustulations avant que l'inflammation soit devenue chronique,

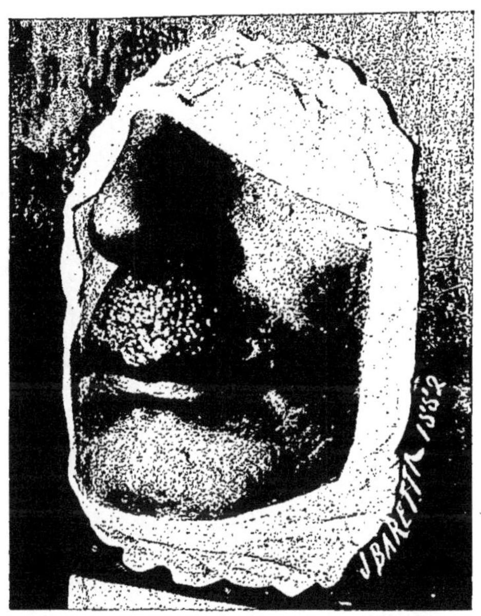

Fig. 45. — *Sycosis* sous-narinaire chronique. Remarquer l'œdème conjonctif de la lésion et l'aspect tomenteux de sa surface. (Malade de Besnier. Moulage de Baretta.)

chaque poussée survenue après un coryza. Quelquefois même ces poussées ne se sont reproduites qu'à des années d'intervalle ; mais elles sont devenues subintrantes, et maintenant les mois de répit sont plutôt des accalmies que des guérisons.

Ce sycosis est tenace, en raison de la perpétuité de sa cause. On ne le guérit pas sans traiter avec lui la rhinite chronique, et même les poussées de blépharite et d'orgelets.

A la longue, et par contiguïté, toute la région de la moustache est envahie, bien au delà de l'aplomb des narines. Alors aussi est-il fréquent de voir le sycosis se propager au dessous de la lèvre inférieure et au menton.

Il est excessivement difficile d'arriver à la guérison définitive du sycosis sous-narinaire devenu chronique; en général, sous l'action d'un traitement local bien dirigé, on obtient très vite une amélioration notable; les poussées pustuleuses s'espacent et deviennent chacune moins pénible. Mais le patient est souvent obligé à des soins quotidiens pendant de longs mois, et la maladie ne disparaît qu'avec des années.

44. Le sycosis de la région de la barbe. — Il survient en général tout seul et n'est pas une suite du précédent. Comme lui, il ne s'observe

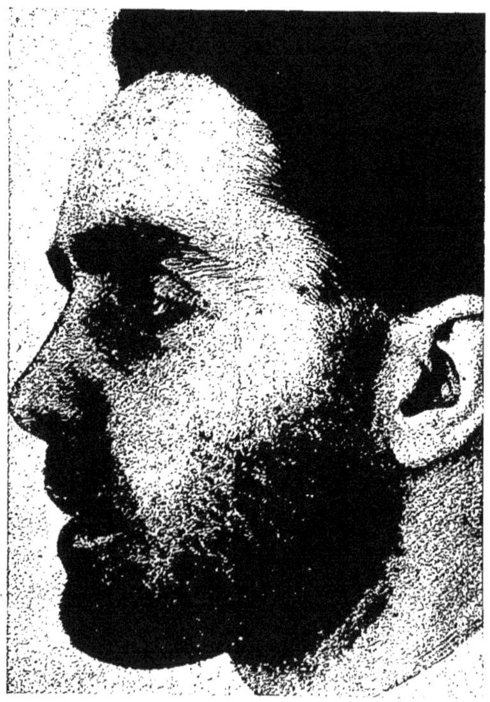

Fig. 46. — *Sycosis* de la barbe et de la moustache. (Malade de Sabouraud. Cliché de Noiré.)

ni chez l'enfant ni chez la femme ; même chez l'adolescent, il est rare ; on ne le voit guère envahir que des barbes déjà fortes et constituées par des poils durs.

Le début de la première poussée pustuleuse est ordinairement consécutif à un rasage ; les rasages suivants paraissent multiplier les pustules nouvelles et déterminer leur chronicité. Mais ici le rasage détruit les pustules dès leur naissance, si bien qu'il est rare de les observer dans leur forme et leurs dimensions, rare aussi d'observer leur évolution normale ; cela est facile seulement quand le sycosis survient à la base des poils d'une barbe portée longue.

Ce qu'on voit le plus souvent au début d'un sycosis de la barbe quand elle est rasée, c'est une série de points rouges excoriés, situés chacun à l'orifice d'un follicule, chacun exsudant une gouttelette de sérosité

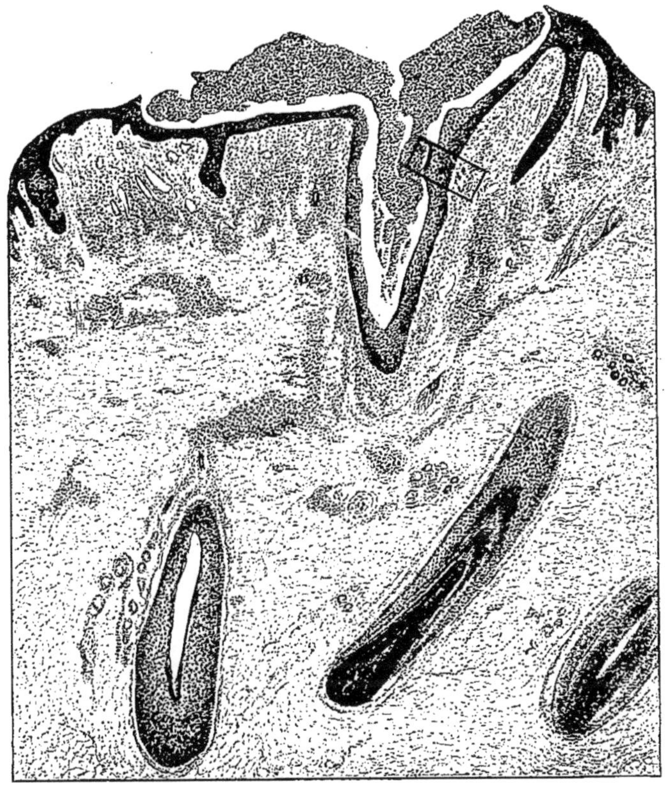

Fig. 47. — Sycosis de la barbe. Pustule folliculaire orificielle occupant tout l'infundibulum. Gross. : 25. La base des follicules est restée saine.

coagulée à l'orifice. Il y en a vingt ou cent, disséminées sous le menton ou sur les joues. Au début, il est facile de voir par où l'infection a commencé, car une joue montre toujours les lésions bien plus nombreuses, et l'on peut suivre leur dissémination progressive, bien qu'elle soit souvent rapide.

A cette période, l'affection peut être assez vite curable, mais seuls les gens soigneux de leur personne viennent consulter alors le médecin. Le plus souvent, le malade temporise, et c'est quand mille orifices pilaires seront atteints qu'il sollicitera un avis. La guérison est devenue plus difficile.

Plus tard, les intervalles de peau saine sont devenus rares. L'ensemble est une dermite rouge ; le tégument est épaissi ; à sa surface, des points plus rouges signalent les orifices pilaires (fig. 46).

Lorsque le malade a suspendu les rasages pour en éviter la douleur, ou par crainte des réinoculations qu'il lui a vu faire, on peut observer

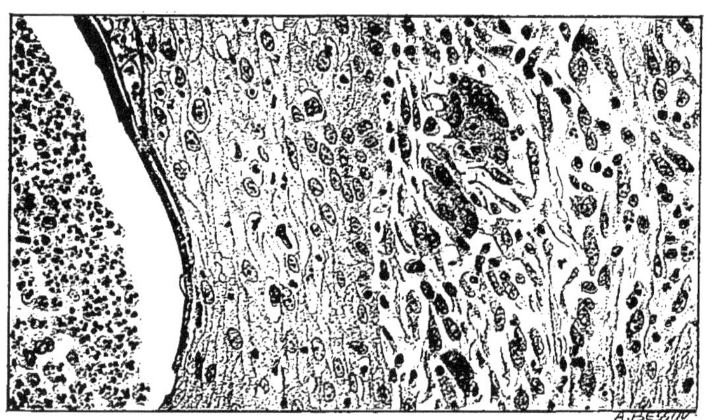

Fig. 48. — Point repéré de la figure précédente. Gross. : 300. Remarquer les cellules géantes juxta-folliculaires.

des lésions intactes. Ce sont des pustules assez petites, mais toutes présentent les caractères que nous leur avons décrits.

Plus tard, la dermite se complétera ; les joues et le menton seront devenus rouges uniformément, la peau alternativement luisante et sèche ou, au contraire, moite d'une sorte de rosée exsudée par elle.

Dès lors, de nouvelles poussées pustuleuses se succèdent perpétuellement en surface, chacune signalée par la chaleur locale et la douleur, chacune aggravant l'état précédent.

A mesure qu'un sycosis devient plus ancien, l'infiltration de la peau augmente, et aussi l'état vultueux de sa surface ; alors, on distingue moins bien les pustules miliaires qui s'y reforment, sauf au pourtour des régions malades. Sur la bordure des placards pris, se retrouvent les lésions élémentaires typiques, dont les poussées périphériques accroîtront peu à peu la surface totale infectée. A ce degré et à cet âge, un sycosis de la barbe est une affection redoutable par son intolérance aux applications thérapeutiques et sa résistance à tous les traitements. Il n'est pas rare de voir des malades atteints depuis des années et dont on est le dixième médecin.

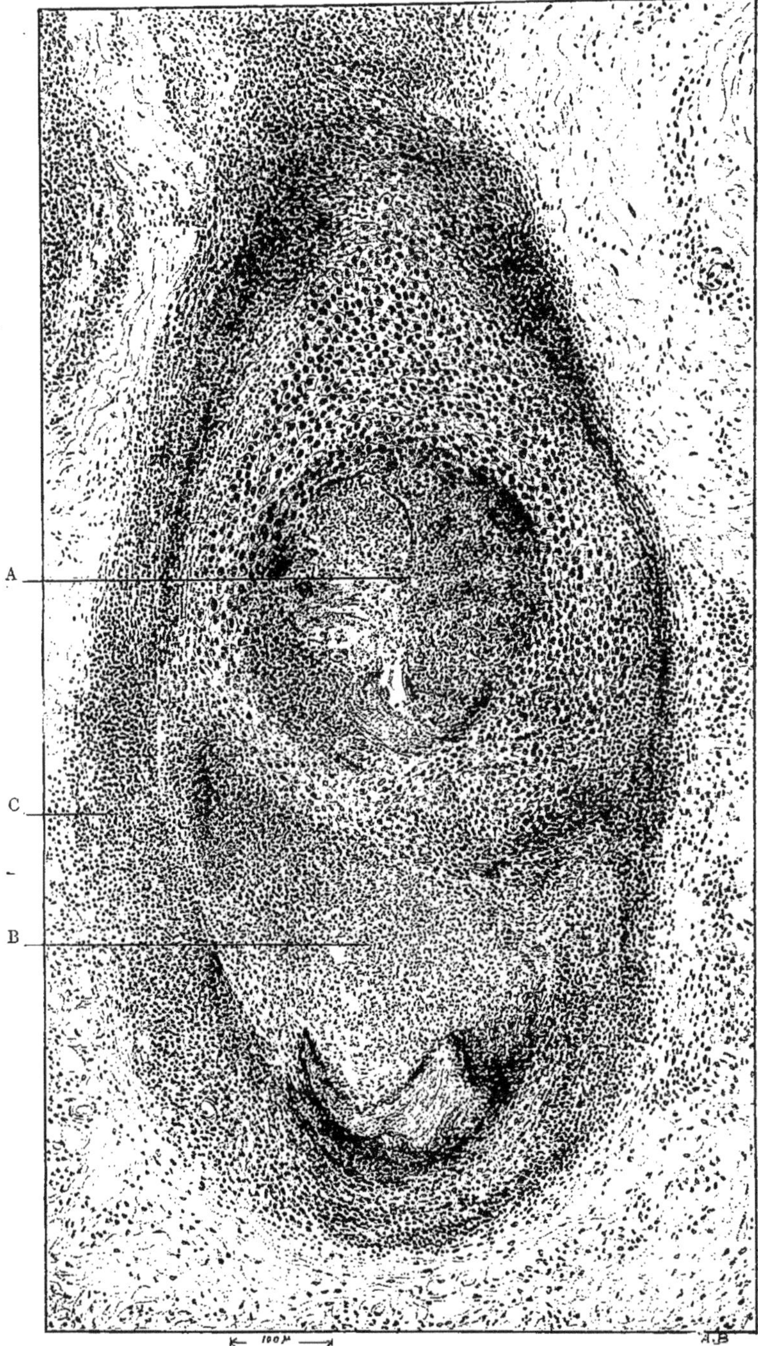

Fig. 49. — Sycosis de la barbe. Gross. : 150. L'infection staphylococcique a envahi tout le follicule jusqu'au niveau du bulbe pilaire. Abcès en bissac, A, B, faits de polynucléaires neutrophiles. Le follicule est entouré d'une coque de plasmatocytes, C.

45. L'infection dans les sycosis est superficielle. — Au premier examen d'un sycosis, le clinicien se croirait en face d'une dermite profonde et il expliquerait par sa profondeur sa résistance au traitement. Mais, s'il s'agissait d'une dermite profonde, on devrait rencontrer par-

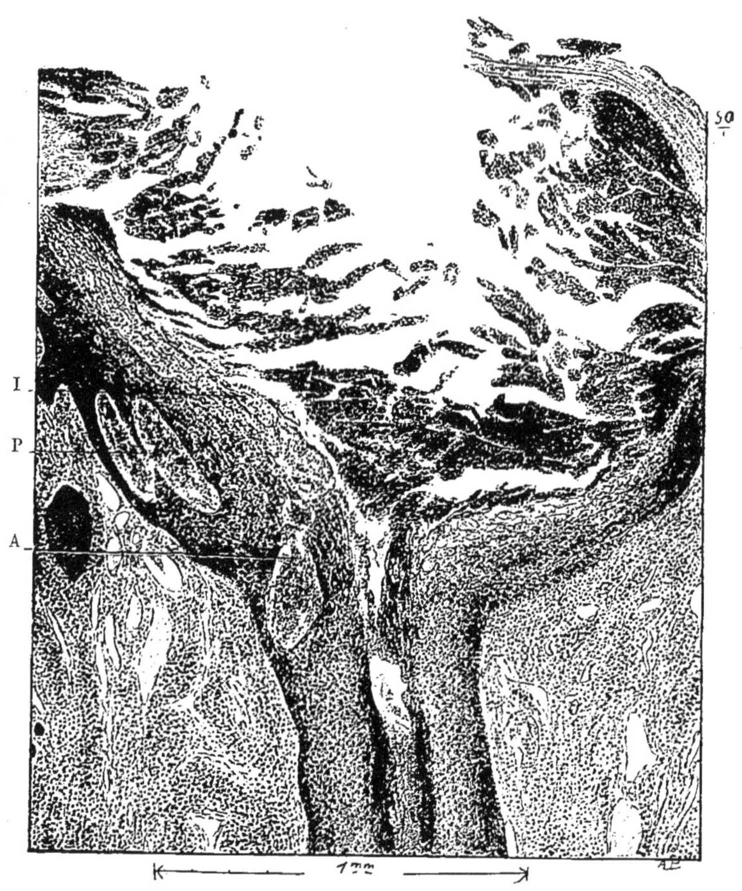

Fig. 50. — Grosse pustule folliculaire orificielle dans le sycosis. Gross. : 50. En I, infiltration leucocytaire des couches superficielles de l'épiderme, aboutissant à la formation de l'abcès secondaire A. C'est le mécanisme qui fait la persistance de l'infection. En P, deux papilles dermiques sectionnées obliquement. Tout autour du follicule, infiltration monocytaire du derme.

tout des poils morts que l'épilation enlèverait sans peine. Or, l'épilation, souvent employée comme moyen thérapeutique, montre au contraire que l'immense majorité des poils résiste à la pince et que leur épilation est douloureuse ; donc le processus inflammatoire n'atteint pas le bulbe. Dans un cas de sycosis sous-narinaire qui datait de plus de quinze ans,

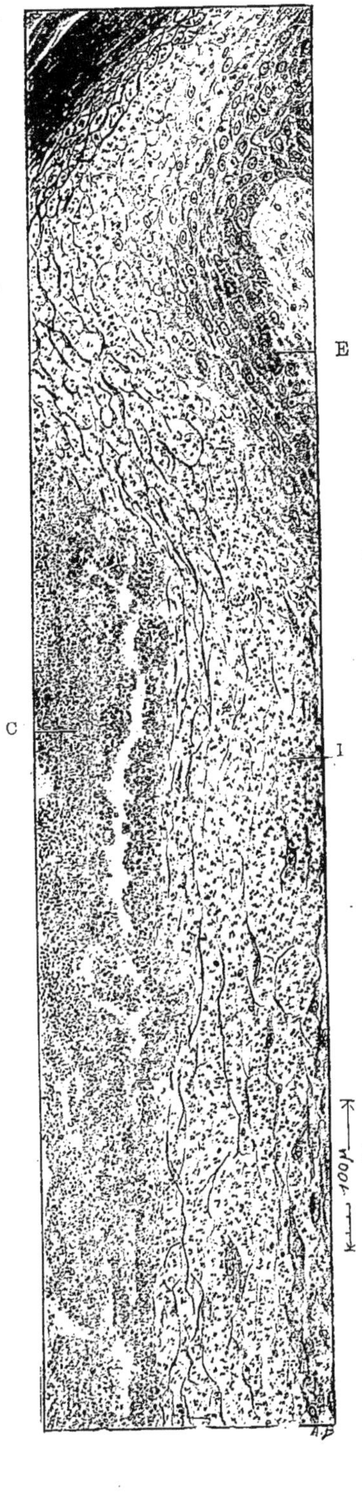

Fig. 51. — Coupe de la paroi épidermique enflammée d'une pustule intrafolliculaire orificielle. Dans le sycosis C est le bord de la collection leucocytaire constituant la pustule folliculaire orificielle. Autour de la pustule en I, l'épiderme folliculaire montre ses couches épidermiques superficielles très augmentées d'épaisseur, du fait d'une infiltration leucocytaire considérable. En E, on voit les couches épidermiques profondes beaucoup plus saines.

j'ai vu une lèvre conserver la majorité, sinon la totalité, de ses poils. De même, quand on est parvenu à guérir un sycosis des joues, les poils de la barbe sont devenus rares, mais il en reste souvent plus de la moitié.

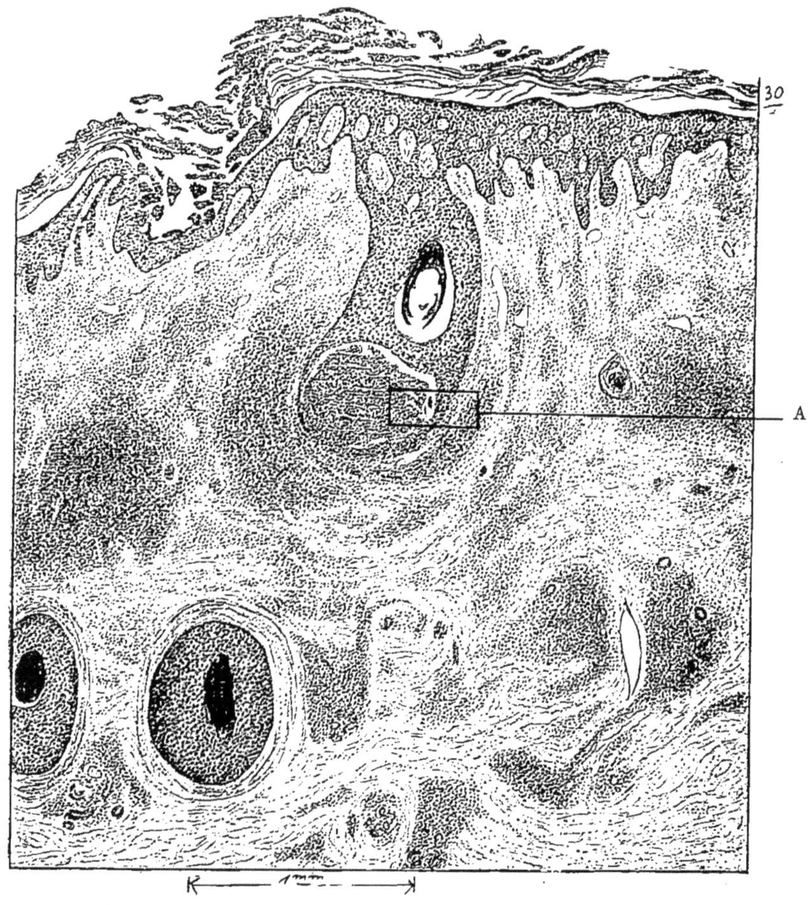

Fig. 52. — Coupe oblique d'un sycosis nodulaire. Gross. : 30.
En A, un abcès intra-épidermique secondaire profond, entouré d'un plasmome en couches concentriques. De part et d'autre, coupe de plasmomes voisins.

46. Ce qui distingue les lésions des sycosis de celles de la porofolliculite aiguë. — Examinées histologiquement, la plupart des lésions des sycosis sont celles de la porofolliculite aiguë (fig. 47 et 48). Rares sont les lésions un peu plus profondes ayant envahi l'infundibulum (fig. 29 et 35). Très exceptionnels sont les abcès péribulbaires qui détacheront le poil de sa base (fig. 49) et se termineront par son expulsion et la sclérose du follicule.

Même au fond du follicule, *les lésions microbiennes du sycosis restent incluses dans l'épiderme*; *aucune ne le dépasse jamais*. Une seule différence essentielle entre les porofolliculites ordinaires et celles du sycosis : c'est que les premières sont mort-nées et les secondes reviviscentes. Les premières sont expulsées de la peau par le mécanisme de sa défense propre ; quand elles sont exfoliées, l'épiderme a retrouvé son intégrité.

Il n'en est pas de même dans le sycosis. Au-dessous de la lésion mère, on voit se faire, toujours dans l'épaisseur de l'épiderme, de minuscules abcès miliaires qui sont fils de la pustule originelle (fig. 50 et 51). Avant même qu'elle soit expulsée hors de la peau, elle a eu le temps de se reproduire *in situ*. Et sans doute ces micro-abcès en feront d'autres à leur tour. Le mécanisme de défense de la peau, qui est si efficace dans la porofolliculite simple, se montre ici insuffisant. Dans le sycosis, la lésion première crée au-dessous d'elle des lésions secondes, identiques à elle, et qui la renouvelleront (fig. 50 et 52). Ainsi, dans les vieux sycosis, l'épiderme de surface, autour de follicules pilaires, non seulement est occupé par une pustule du type habituel, mais le microscope montre au-dessous d'elle de petites poches ou de petits boyaux remplis de leucocytes. Ce sont ces micro-abcès consécutifs à la lésion première qui sont le germe des pullulations à venir, et la preuve d'une infection chronique consolidée. Au-dessous de ces lésions, seules microbiennes, la réaction dermique sous-jacente est intense, mais limitée à la couche supérieure du derme. Elle est signalée par une infiltration de cellules migratrices appartenant toutes au groupe des monocytes. Le plus souvent, autour de leur noyau la couche protoplasmique est peu visible (fig. 53). Mais d'autre fois le protoplasma plus épais autour du noyau en fait des plasmatocytes (fig. 54). Alors, le matelas dermique constitué par ces cellules de type uniforme arrive à constituer la lésion en un véritable plasmome (fig. 54).

Enfin, dans les sycosis très anciens, on voit, à la faveur de l'inflammation permanente, une tendance manifeste à la formation de nouveaux follicules pilaires, ordinairement peu profonds, qui ne montrent que des rudiments de poils ou des poils follets (fig. 55 et 56).

L'épilation à la pince d'un sycosis produit dans les deux jours qui suivent une réaction inflammatoire assez vive, mais cette réaction se calme et, si l'épilation a été complète, la pustulation cessera de se produire, tant que les nouveaux poils ne sortiront pas de la peau. La pustulation se renouvellera, mais seulement après quelques semaines, quand les poils nouveaux apparaîtront en surface.

Je ne parle que pour mémoire de la présence des cellules géantes autour des follicules infectés. Elle y est banale, presque constante. Dès que le

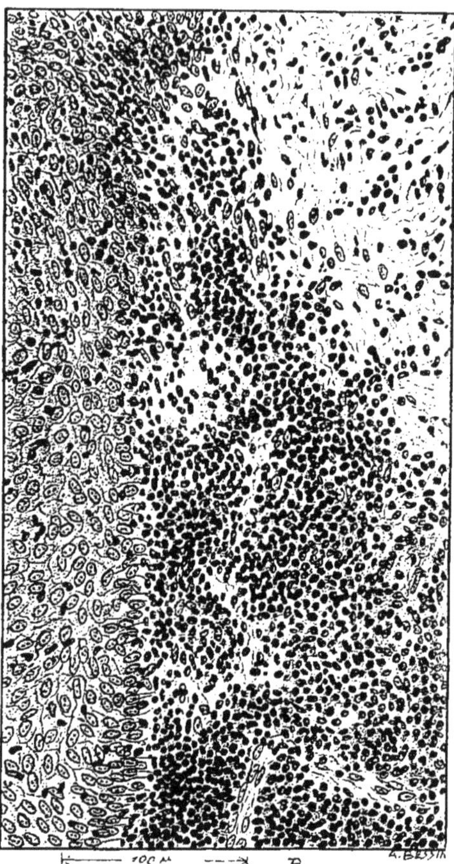

Fig. 53. — Infiltration de cellules monocytaires autour d'un follicule infecté dans le sycosis. Gross. : 250. Remarquer autour du follicule l'afflux considérable de monocytes, alors que la paroi épidermique du follicule (à gauche) n'en montre que quelques-uns.

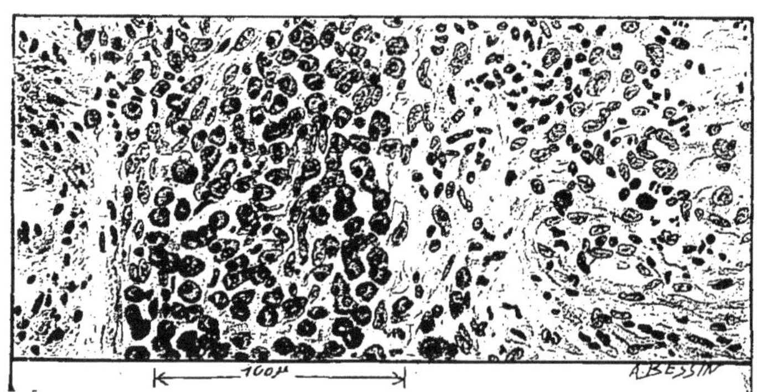

Fig. 54. — Dans le sycosis nodulaire, l'infiltration monocytaire devient un plasmome. Gross. : 300.

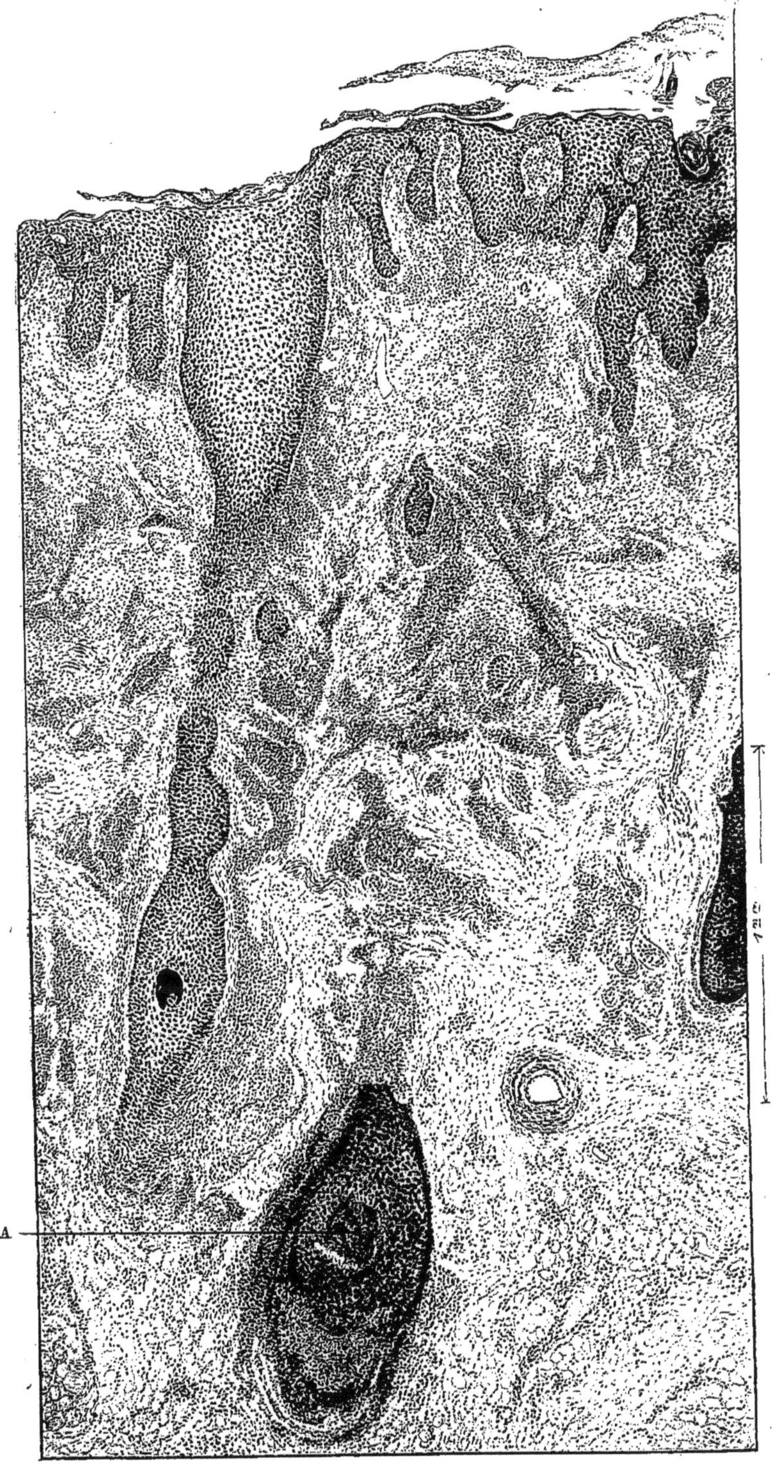

Fig. 55. — Coupe topographique d'un vieux sycosis. Gross. : 50, résumant toutes les lésions précédemment étudiées.

En A, le bulbe pilaire infecté étudié figure 49.

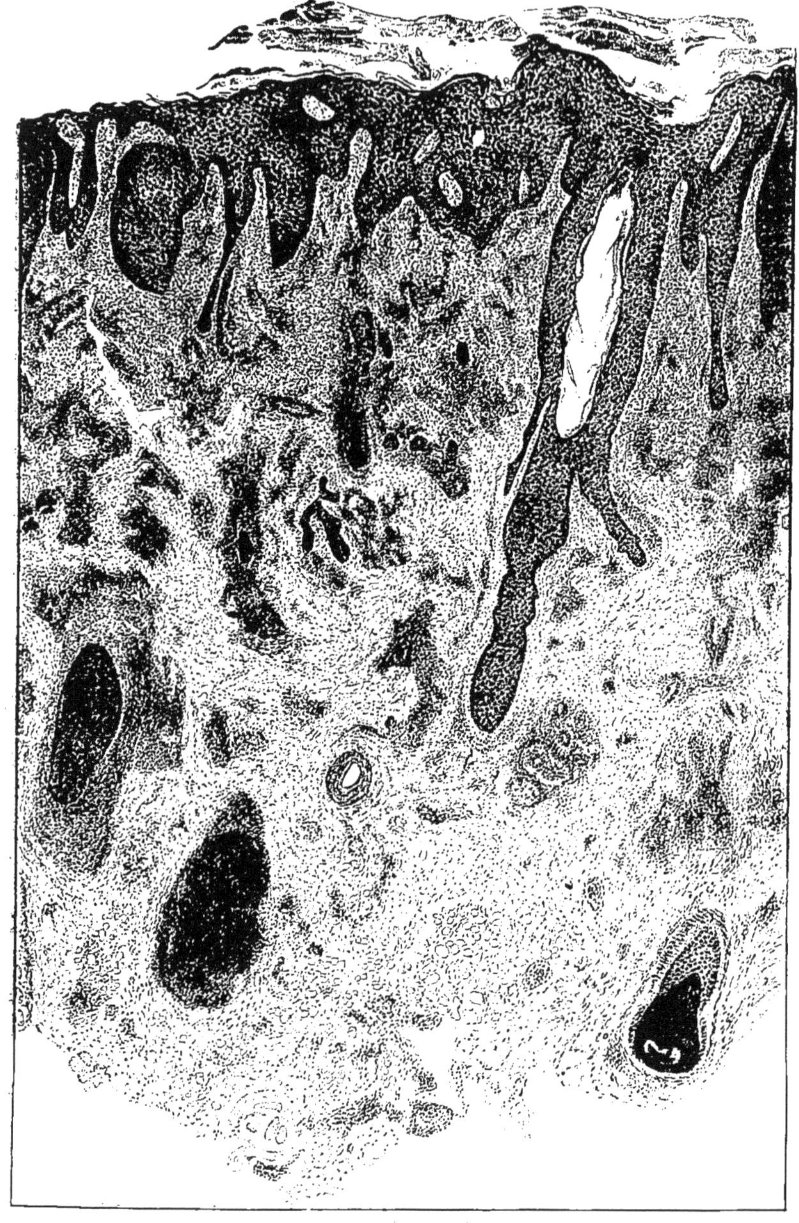

Fig. 56. — Coupe topographique d'un vieux sycosis montrant les principales lésions histologiques de la maladie. Bourgeons épidermiques de néoformation pénétrant dans le derme. Naissance de poils de duvet. Infiltration monocytaire dans toute la région haute du derme. Gross. : 5.

sycosis a quelques mois de date, on les trouve disposées en groupe au long d'un follicule infecté ou autour des plasmomes qui font si souvent une gaine épaisse autour du follicule (fig. 57 et 58).

Je n'insiste pas sur ce fait, parce qu'il n'est nullement caractéristique du sycosis, mais de sa chronicité. Les cellules géantes dans le sycosis sont loin d'avoir, à mon avis, l'importance des abcès secondaires staphy-

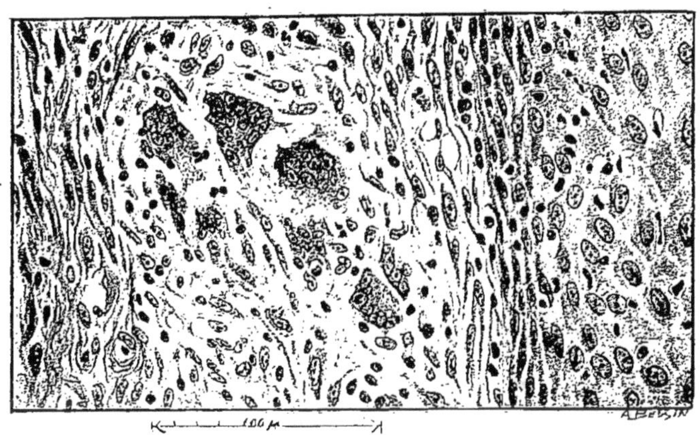

Fig. 57. — Cellules géantes juxta-folliculaires formant des îlots au milieu de l'infiltrat monocytaire. Gross. : 350.

lococciques sous-jacents aux pustules orificielles, car cela est une caractéristique anatomique, ce que les cellules géantes ne sont pas.

47. — Tels sont les faits anatomiques généraux qui constituent le sycosis. Une peau sycosique ne montre de pustules qu'autour des poils, à leur orifice, et la présence des poils est si nécessaire à leur naissance que, si les poils sont enlevés, elles disparaissent, pour reparaître avec eux. La présence du poil, et du poil adulte, favorise donc le sycosis ; aussi les voyons-nous localisés aux régions couvertes de poils drus et forts. Mais le poil agit-il par sa présence, ou seulement en élargissant l'évasement de l'orifice folliculaire, ou pour toute autre raison? C'est là un problème que des biopsies sur des sycosis épilés, au moment où le poil reparaît, pourraient seules éclairer mieux.

48. — Ces faits connus font comprendre pourquoi le sycosis, même intense, même chronique, ne détermine pas d'alopécie complète sur la région qu'il occupe, au moins d'ordinaire, la plupart des racines pilaires étant indemnes d'altération. Ce qui reste mystérieux, c'est le pourquoi de la pullulation microbienne indéfinie et renaissante, *in situ*, pendant des années. Le problème n'est pas un problème thérapeutique, mais un problème physiologique. C'est ce que nous allons démontrer.

49. — Je l'ai dit déjà (§ 5), on nettoie aisément une peau salie, on ne

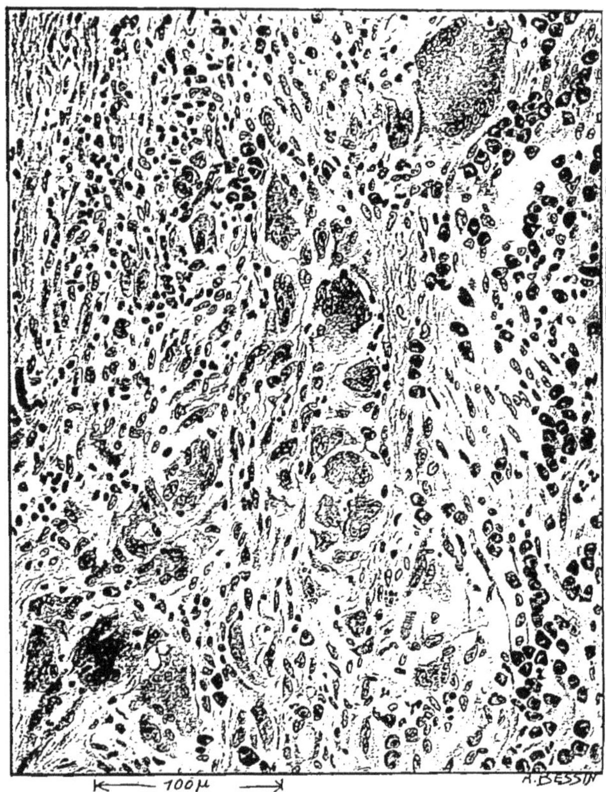

Fig. 58. — Ilots de cellules géantes disséminées au long d'un follicule pilaire infecté dans le sycosis au milieu de l'infiltrat monocytaire. Gross. : 350.

nettoie pas une peau infectée. Cette idée n'est pas familière aux médecins; c'est pourquoi je la reproduis. Lorsqu'on connaît les squames superficielles du *pityriasis capitis* avec leur flore innombrable de spores de Malassez, et qu'on voit les unes et les autres se reproduire en quelques jours, en dépit de tout traitement, on comprend que l'antisepsie d'une peau infectée, même superficiellement, est impossible.

En réalité, aucun de nos agents antiseptiques n'atteint même la profondeur de l'épiderme corné, à plus forte raison l'infundibulum folliculaire ou l'épaisseur de l'épiderme. Notons que, dans l'exemple cité du pityriasis, le parasite est superposé à l'épiderme corné, resté intact au-dessous de lui, et cependant sa destruction est impossible. Par conséquent, il n'est pas plus étonnant de voir que nous ne guérissons pas le sycosis que de savoir que nous ne guérissons pas les teignes par des applications externes.

En fait, nous n'avons aucun agent destructeur d'un microbe intra-épidermique, souvent même à sa surface, encore plus lorsqu'il est inclus dans son épaisseur ; il semble bien que nos agents soient capables de détruire ceux qu'ils joignent, mais ils ne joignent pas ceux qu'il faudrait joindre, spécialement dans les pores folliculaires.

Si donc nous guérissons la porofolliculite aiguë, c'est parce que le processus spontané de défense de la peau : arrêt du microbe par une barrière de leucocytes et rénovation de l'épiderme corné sous la lésion, y suffit. Nous aidons la peau à se défendre. Et, dans ce cas, elle guérit. Nous voyons le contraire dans le sycosis : la peau ne suffit plus à sa défense ; l'édifice de résistance qu'elle construit (la pustule) n'arrête pas le microbe. Il se reproduit au-dessous d'elle et reforme de nouvelles pustulettes un peu plus profondes.

Dans ces conditions, il est puéril d'espérer guérir par des topiques externes un sycosis. Contre le sycosis, il y a des topiques utiles, comme il y en a de nuisibles. Mais aucun ne suffit à défendre la peau *quand elle ne se défend pas elle-même.*

L'exemple de l'épilation et de ses résultats nous donne une autre preuve du même fait. L'épilation procure, tant que dure son effet, une guérison apparente du sycosis, en transformant la peau d'une région pileuse en une peau de région glabre que le sycosis n'attaque pas.

Nous ne verrons plus loin que de très rares exceptions à cette règle (§ 64), et même ces exceptions, bien étudiées, la confirmeraient.

50. — Le problème est physiologique donc. Toute peau n'est pas sensible à l'acclimatation du staphylocoque doré. Ce qu'il faudrait, c'est pouvoir rendre la peau des patients atteints de sycosis semblable à celle des sujets qui n'en seront jamais atteints ; et, dans cette direction, les tentatives récentes de Besrekda semblent ouvrir une voie nouvelle. Nous retrouverons ceci en parlant de la thérapeutique des sycosis (§ 224).

51. — La durée d'un sycosis de la barbe se chiffre par années. Il y en a que nous ne pouvons pas guérir. J'en ai vu durer quinze ans, vingt ans et davantage, quoique, en général, leurs manifestations s'espacent et s'affaiblissent avec les années. Et cette longévité est d'autant plus frappante lorsqu'on connaît mieux par l'anatomie la superficialité de lésions aussi permanentes.

52. Sycosis unilatéral, sycosis lupoïde. — Il existe (toujours dans la région de la barbe) un sycosis un peu différent du précédent parce qu'il est unilatéral d'ordinaire, parce que son évolution est plus lente et son extension limitée. On lui avait donné le nom de sycosis lupoïde, en raison de la ressemblance de ses mœurs avec celles du lupus tuberculeux non ulcéré. C'est une ressemblance artificielle, due à sa chronicité sur place et à sa terminaison cicatricielle. Par ses symptômes, il s'apparente aux sycosis de la nuque, dont il ne présente pourtant pas le bourrelet. Anatomiquement, c'est un sycosis nodulaire dont chaque nodule est un plasmome. La raison de sa chronicité doit être la même que celle des sycosis en général. Mais il vit sur place, en s'élargissant seulement par ses bords, sans se disséminer aux deux joues, ni à toute la région, comme le précédent. Autant qu'il m'a semblé, car les cas en sont rares, sa cure est plus aisée que celle des autres sycosis, mais elle demande encore des soins persévérants.

53. — On a décrit jadis un sycosis *bacillaire*. Je ne l'ai jamais rencontré, et je ne crois pas à son existence. Tout sycosis est fonction du staphylocoque doré. La cause de cette erreur, je le suppose du moins, a du être la rencontre d'un sycosis sur une peau infectée de séborrhée grasse microbacillaire.

54. Sycosis intranarinaire. — Je n'ai pas parlé du sycosis intranarinaire en même temps que du sycosis de la gouttière sous-nasale, pour la raison clinique très simple qu'ils ne s'observent pas, en général, conjointement. Ce n'est pas d'ailleurs un véritable sycosis, mais plutôt une série de porofolliculites subaiguës, récidivant par intervalles.

Les poussées en surviennent d'ordinaire chez des sujets de quarante à cinquante ans, sous forme d'une pustulation intranarinaire, porofolliculaire, discrète, très douloureuse ; un ou deux poils sont pris à la fois, rarement plus, mais la chose se répète avec fréquence, tantôt au pied d'un poil, tantôt au pied d'un autre. Ces pustules très douloureuses, parce que survenant dans une région très innervée, ne se compliquent guère plus de furoncle que de sycosis vrai. Mais leur répétition en fait une affection durable et pénible.

On voit ces poussées de porofolliculites être consécutives à l'épilation à la pince des poils de la narine, lorsqu'ils sont longs et disgracieux. C'est pourquoi cette affection est plus fréquente chez la femme. Nous reparlerons plus loin de ces miliaires post-épilatoires (§ 76).

55. — L'*onychose staphylococcique* est méconnue de presque tous les dermatologistes. Je l'ai décrite pourtant dès 1897, mais cette description semble avoir passé inaperçue; c'est pourquoi il importe de fixer de nouveau ses caractères.

L'onychose staphylococcique commence d'ordinaire par une suppuration minime dans l'angle du bord libre de l'ongle. Certains sujets, en sectionnant avec les dents un débris d'ongle mal coupé, le déchirent, en même temps qu'ils souillent de leur salive l'effraction produite. Ils s'inoculent ainsi le germe d'un très petit abcès latéro-unguéal qui conduira ou non à une onychose.

Le mode d'origine de l'infection implique cette conséquence qu'on l'observe plus souvent chez l'enfant que chez l'adulte. J'ai observé des inoculations semblables, et successives chacune à une effraction de même origine, avouée de l'enfant. La répétition du fait indique un état microbien spécial de la bouche, qui se modifie à la longue et cesse de produire les mêmes inoculations.

Pour les raisons précédentes, ce type morbide n'a été observé qu'aux mains. Le plus souvent, l'abcès ainsi formé dans l'angle de l'ongle est si petit qu'il passerait inaperçu sans la douleur. Deux jours après l'effraction causale, la partie latérale de l'extrémité du doigt est un peu chaude et douloureuse. Le toucher en un point très limité y détermine une douleur exquise. Encore un ou deux jours, et la pression pourra faire sourdre de l'angle même de l'ongle une gouttelette de pus grosse comme un grain de mil. Si on l'évite et que, huit jours après, on fouille l'angle de l'ongle avec une aiguille à dissociation, on trouvera, à la place du minuscule abcès desséché, un nodule corné fait de couches épidermiques imbriquées, formant un oignon au centre duquel l'examen microscopique mettra en évidence des myriades de staphylocoques.

56. — Dans de tels cas, l'ongle peut ne pas s'infecter lui-même et les débris de ce micro-abcès passer tout à fait inaperçus.

Mais, d'autres fois, le staphylocoque envahit l'ongle lui-même, et l'onychose se trouve alors constituée. Elle est plus rare chez l'adulte ; je l'a observée surtout chez l'enfant. Un seul ongle est pris d'abord, puis deux, puis trois, et souvent trois ou quatre ongles sont contaminés à chaque main.

Les lésions unguéales ressemblent alors à s'y méprendre aux onychoses mycosiques cataloguées : faviques, trichophytiques, épidermophytiques. Tantôt l'ongle est épaissi en « moelle de jonc », et sa table externe conservée laisse apercevoir par transparence les taches oblongues de couleur jaune-maïs qui signalent les points malades. Tantôt la table externe a disparu par places, montrant l'ongle creusé de cavités irrégulières.

Invariablement, on croit d'abord à une mycose, et les recherches microscopiques, pratiquées sans coloration, ne montrent aucun parasite.

Mais si, après ces recherches négatives, on en fait d'autres, en

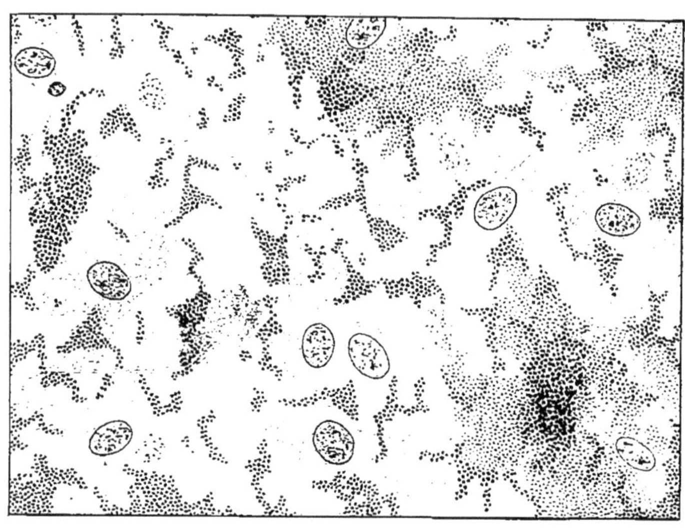

Fig. 59. — Onychose staphylococcique. Préparation de la poussière d'ongle obtenue à la lime. Gross. : 350.
Dessin fait par Gillet sur une de mes préparations en 1897.

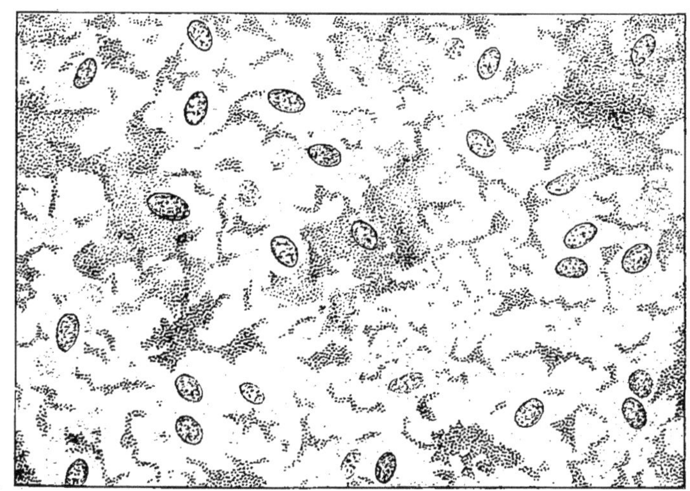

Fig. 60. — Onychose staphylococcique. Gross. : 300.
Dessin fait par Bessin d'un cas semblable en 1927.

s'aidant des colorants microbiens, on trouve ce que représentent très exactement les figures 59 et 60. Et la culture sur milieux ordinaires donne, pur et en abondance, le staphylocoque doré tout seul.

Si l'on pratique des coupes transversales de l'ongle, on le trouve creusé de cavités analogues à celles qu'on observe dans certaines pierres et que les géologues appellent des géodes. Ces géodes sont remplies de colonies compactes de staphylocoques. Et c'est un sujet d'étonnement pour le dermatologiste de voir une telle quantité d'un microbe facteur ordinaire de suppuration n'en produire aucune.

57. *Sycosis de la matrice unguéale.* — Cependant, l'aspect de la matrice unguéale, dans ces cas, m'a paru caractéristique. Elle est épaissie et retroussée, rouge et exulcérée, seul symptôme à peu près constant. *Cet état* vraiment *sycosique de la matrice unguéale* ne s'observe pas dans les mycoses de l'ongle.

Ces cas sont à souligner particulièrement. Je viens d'en observer un chez une enfant de douze ans, examinée avant moi par plusieurs, en divers pays. Ils n'avaient pratiqué que des examens sans coloration, demeurés négatifs, et avaient déclaré cette onychose de nature inconnue.

La durée de cette affection est assurément très longue. Ce dernier cas avait six ans de date. J'ignore si elle peut guérir spontanément. Elle affecte donc les mœurs habituelles aux onychomycoses déjà connues.

Le même état morbide peut s'observer chez la femme à la suite d'inoculations dont les instruments sales des manucures sont le plus souvent la cause.

58. *Sycosis pubien.* — On voit assez souvent des poussées de porofolliculite au niveau de la région pubienne, mais rarement un véritable sycosis. Le plus souvent, c'est au cours d'une autre affection de voisinage que surviennent ces folliculites orificielles, qu'il s'agisse de flueurs blanches permanentes ou d'une blennorragie vaginale avec ou sans bartholinite, ou d'une névrodermite des grandes lèvres, ou même de l'extension d'un intertrigo.

Habituellement, ce ne sont que des épisodes au cours d'une affection primitive, épisodes que termine assez vite une thérapeutique appropriée. On peut voir cependant un sycosis pubien durable dont la permanence entrave les rapports conjugaux. Il importe beaucoup d'éviter toute erreur à ce sujet et toute confusion avec les oïdiomycoses décrites par Dubreuilh, Petges et Joulia. Dans ce cas, l'examen microscopique montre des filaments mycéliens fins avec des spores latérales en groupes, et la culture est d'une levure. Il y a enfin des cas où le sycosis pubien n'est qu'un épiphénomène au cours d'un sycosis généralisé (§ 62).

59. *Sycosis des aisselles.* — Aux aisselles, on peut observer le même sycosis qu'en toute autre région pilaire; il peut s'y montrer avec les mêmes caractères inflammatoires : rougeur, épaississement tégumentaire, chaleur, cuisson, avec les mêmes poussées successives et subintrantes de folliculites orificielles.

On le voit consécutif à un furoncle local au cours d'une furonculose, ou bien, au contraire, on le voit donner lieu, dans l'intervalle des poussées sycosiques, à des furoncles disséminés.

Le sycosis des aisselles devient rarement permanent comme celui de la barbe, ou alors il fait partie d'un cas de sycosis généralisé. Habituellement, ses poussées sont séparées par de longs intervalles, pendant lesquels la peau est redevenue normale.

60. — Les ***abcès tubéreux de l'aisselle*** sont dus aussi au staphylocoque doré, au moins lui étaient-ils dus dans tous les cas où j'en ai fait la culture. Mais je n'en ai jamais étudié l'histologie. Ces hidrosadénites, ces abcès tubéreux sont liés, d'après les auteurs, à l'infection des glandes apocrines, ils ne sont pas d'origine folliculaire.

On les voit souvent accompagner ou suivre une furonculose. Ordinairement, toute la région pileuse de l'une ou des deux aisselles est devenue douloureuse, mamelonnaire au toucher, semée de nodosités plus ou moins distinctes, parfois conglomérées en gâteau. Chacune paraît un peu plus grosse qu'un noyau de cerise, empâtée dans une atmosphère d'inflammation circonvoisine.

Le plus souvent, dans ce type clinique, la peau reste apparemment saine en surface, et ne devient rouge que par places, au niveau d'un abcès qui va s'ouvrir.

Cette affection, que je n'ai pas étudiée parce que la biopsie profonde en est difficile et mal acceptée, a son origine prouvée par la culture des abcès ouverts. Il arrive d'ailleurs que beaucoup de ces abcès ne s'ouvrent pas et se résorbent avec lenteur. Cette affection est rarement aiguë, subaiguë plutôt ; elle dure une saison, récidive parfois; mais n'affecte presque jamais la permanence quasi définitive des sycosis.

61. — En général, les sycosis sont localisés. Tel sujet montre une blépharite chronique avec un sycosis limité à la gouttière sous-nasale ; tel autre, un sycosis des deux joues; tel, une tache sycosique sur une seule joue. Quant au sycosis de l'aisselle et aux abcès tubéreux de la région, ils s'observent surtout après des poussées de furonculose. Mais en d'autres cas, très rares, l'état sycosique tend à se généraliser à toutes les régions pileuses du corps : pubis, aisselles, région ciliaire, barbe et sourcils, et même, au moins partiellement, au cuir chevelu.

62. — Le ***sycosis généralisé*** s'observe ordinairement, mais non pas toujours, chez des sujets surmenés par un travail physique excessif, ayant une hygiène générale insuffisante. Ces cas rares n'ont pas été assez étudiés, et c'est par eux peut-être que l'on apprendrait à mieux connaître la cause de la permanence des sycosis chez certains sujets.

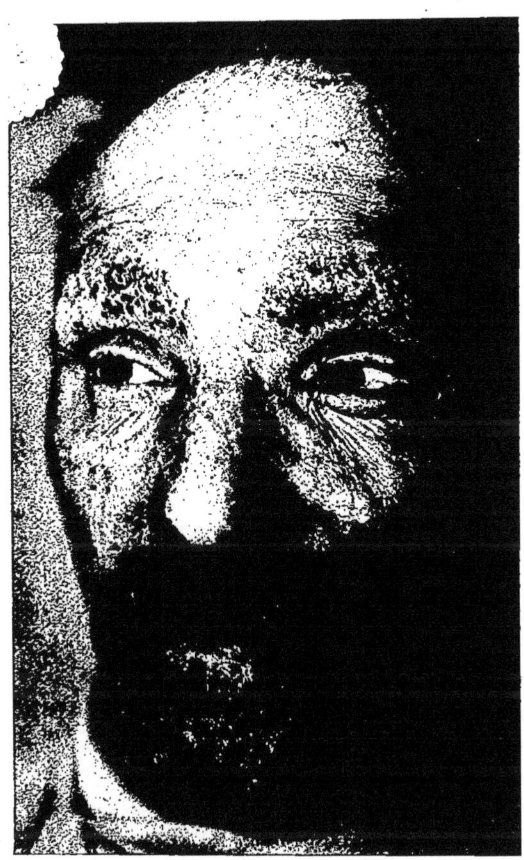

Fig. 61. — Sycosis généralisé. (Malade de Brocq. Cliché de Schaller.)

Mais ces malades, découragés par la longueur et l'inefficacité de leurs traitements, changent fréquemment de médecin, ou bien ils cessent de se traiter. Ce sont des malades difficiles à suivre. Je n'ai d'ailleurs jamais vu de tels cas hors de l'hôpital, et, même à l'hôpital, ils sont rares (fig. 61).

C'est pourtant sur eux que devraient être tentés d'abord les essais poursuivis partout sur la sensibilité cellulaire aux poisons microbiens et la recherche de la désensibilisation.

Contre eux, comme chaque fois que la suppuration est cantonnée au seul épiderme, les vaccins antistaphylococciques injectés sous la peau ne donnent rien.

Mais les vaccinations par voie gastrique et par voie cutanée n'ont pas dit leur dernier mot. Leur étude systématique est et doit être poursuivie.

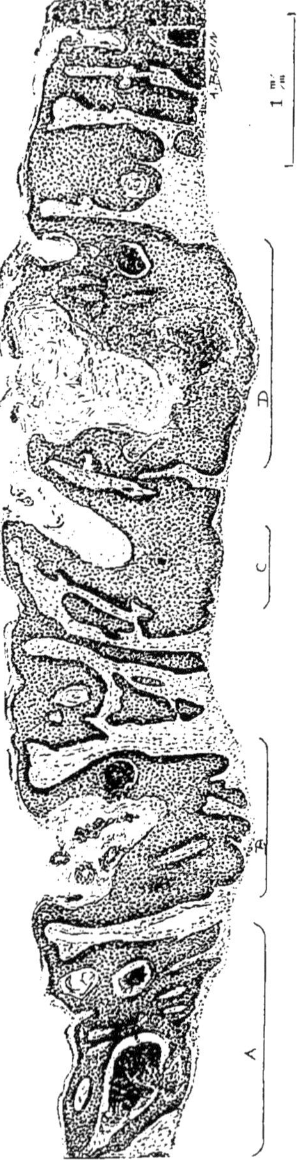

Fig. 62. — Infection sycosique des régions glabres. Gross. : 20. (Cas et préparation de Milian.) Topographie d'ensemble, dont les figures suivantes mettront en valeur (de gauche à droite) tous les points intéressants.

63. Sycosis de la peau glabre autour d'un foyer d'infection chronique. — Nous avons tous vu pendant la guerre le tableau clinique suivant : un blessé de fracture compliquée et comminutive a guéri de sa fracture, mais il garde au niveau du cal un séquestre et une fistule.

La suppuration est permanente ; elle baigne la peau rétractée autour de la fistule comme un entonnoir. Après un long temps, souvent deux ans et davantage, toute la peau circonvoisine s'enflamme peu à peu. C'est une dermite permanente sycosique. La peau est excoriée, rouge, le plus souvent macérée et suintante, quelquefois sèche par moments, et alors sa surface est comme vernissée.

Sur cette surface se succèdent par intervalles des poussées de pustules fines, qu'on observera le mieux à la périphérie du placard de dermite quand il s'accroît par son pourtour. Car cette lésion, large d'abord de 3 centimètres, ayant pour centre le foyer d'infection qui lui a donné naissance, s'accroît peu à peu jusqu'à devenir plus large que les deux mains. Elle peut envahir tout un segment de membre, la limitation entre parties saines et parties malades gardant toujours la même netteté.

Ce type morbide diffère du sycosis par plusieurs caractères. D'abord, les pustules qui se succèdent à sa surface (fig. 62) ne sont guère plus grosses qu'une tête d'épingle, toujours situées d'ailleurs autour d'un follicule. On sait qu'en général les pustules sont plus grosses autour

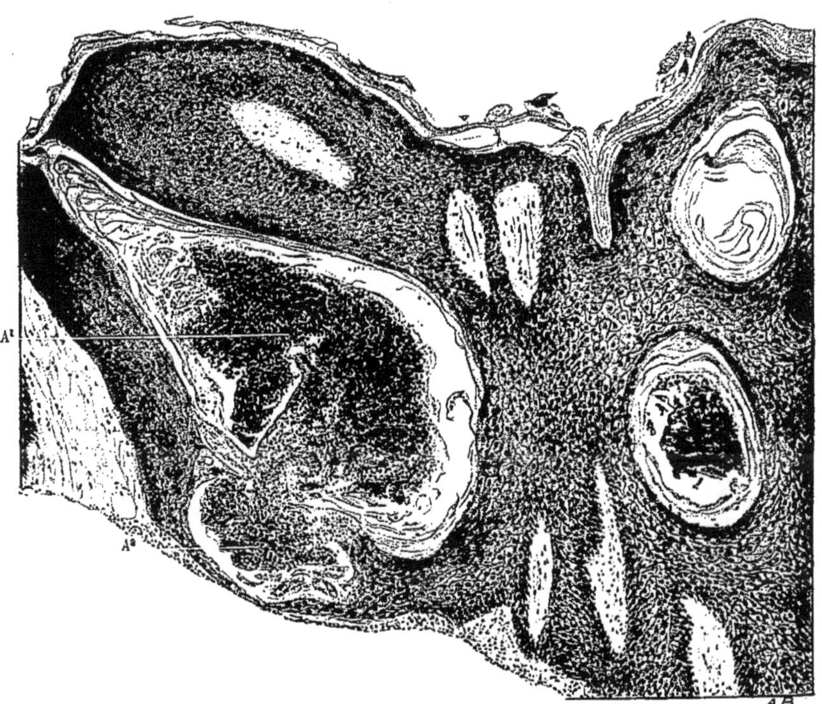

Fig. 63. — Sycosis des régions glabres. Gross. : 85. Point A de la figure précédente. Le principal abcès, intrafolliculaire a déterminé dans la paroi épidermique un second abcès A², caractéristique des staphylococcies cutanées chroniques.

des poils forts, et miliaires autour des poils de duvet, sans que cette règle soit constante.

En second lieu, bien que la rougeur de la peau soit accentuée et permanente comme celle du sycosis, l'infiltration tégumentaire est en général moindre et le pli de la peau moins épais.

Mais, en tous autres caractères, ce sycosis de la peau glabre copie étroitement les caractères du sycosis et ses mœurs. Je rapprocherai cliniquement cette forme morbide (due à un foyer d'infection inoculant en permanence la peau saine autour de lui) de ces *sycosis capillitii* de l'adulte, dus à une brûlure profonde de réparation lente, dont nous avons parlé plus haut. Notons pourtant que c'est un sycosis réduit en ses symptômes et dont, malgré la permanence de sa cause, un traitement approprié peut avoir raison plus facilement.

64. Sycosis des extrémités. — On voit enfin un sycosis semblable, mais de symptômes proéminents, et, si l'on peut dire, hypertrophiques,

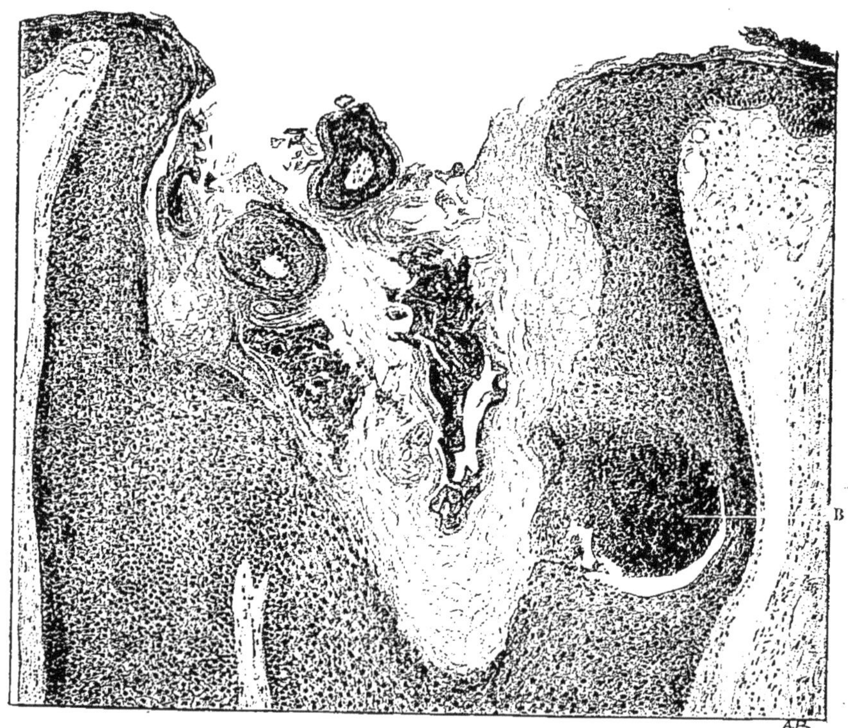

Fig. 64. — Sycosis des régions glabres. Point B de la figure 62. Gross. : 85. Remarquer en B² un abcès de deuxième génération, latéral au follicule infecté.

survenir aux jambes, habituellement autour d'une plaie traumatique ou d'un ulcère variqueux (Maladie de Hallopeau).

Ici, comme dans tous les cas de sycosis, les lésions sont, pour l'œil de l'observateur, tout à fait bien délimitées, la bordure toujours très nette entre ce qui est sain et ce qui est malade. De même que les précédentes, ces lésions ont commencé autour d'un foyer d'infection : traumatisme, ulcère, mais celui-ci peut avoir disparu alors que l'état sycosique auquel il a donné lieu s'accroît encore.

Lentement, la lésion s'étale, comme tous les sycosis. Et tout ce qui est atteint reste atteint, la maladie ne rétrocédant nulle part. L'aspect de ces lésions est spécial. Elles font sur la peau saine une saillie de 2 ou 3 millimètres. De loin, on dirait un lichen hypertrophique, sec; mais, si

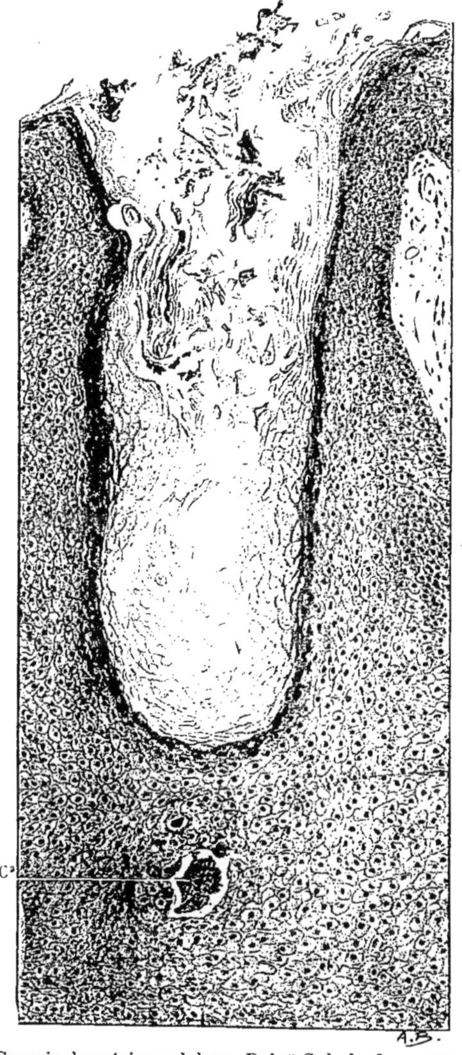

Fig. 65. — Sycosis des régions glabres. Point C de la figure 62. Gross. : 85. En C², un petit abcès secondaire à l'infection infundibulaire.

l'on presse la peau malade, on en fait sortir partout de toutes petites gouttes de pus isolées. Elles sortent comme d'autant de trous d'épingle, et tout le tégument est ainsi criblé d'abcès miliaires.

Un cas récemment publié par le Dr Milian, et bien étudié par lui, rentre exactement dans ce type clinique. C'est une coupe de ces lésions, prêtée obligeamment par l'auteur et dont les figures suivent (fig. 62-66). La

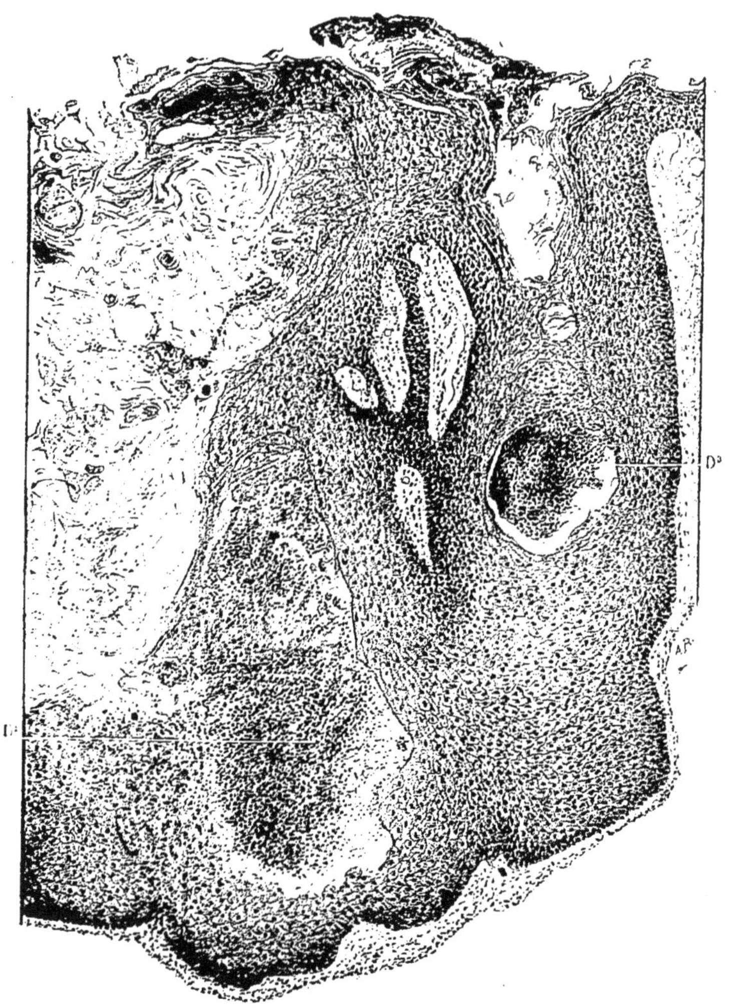

Fig. 66. — Sycosis des régions glabres. Point D de la figure 62. Gross. : 85.
En D^2 et D^3, abcès intra-épidermiques de deuxième génération semblables aux précédents.

première en donne une idée d'ensemble, et les suivantes, à un plus fort grossissement, en montrent des points isolés caractéristiques.

Ces coupes montrent jusqu'à l'évidence la similitude de ces

lésions avec celles du sycosis de tous sièges. Mêmes abcès miliaires, exclusivement intra-épidermiques, leur pus constitué par des polynucléaires tassés plus ou moins détruits. Même réaction dermique, au-dessous de l'épiderme malade. Mais ici, sans doute à cause de la situation des lésions en position déclive, l'infiltration séreuse est considérable. C'est elle qui donne à la peau son aspect hypertrophique. De tels figures montrent la parenté évidente de ces lésions, considérées à tort comme spéciales, avec des types tout à fait banaux, connus de tous, ayant leur nom et leur place dans la dermatologie.

Il est donc nécessaire de les faire rentrer dans le cadre général des pyodermites, parmi toutes celles que cause le staphylocoque doré, entre les formes chroniques des lésions qu'il détermine, c'est-à-dire à côté des sycosis. Elles en ont l'aspect, les mœurs, la lésion élémentaire. Leur anatomie pathologique est pareille. Seules les différencient leur rareté, leur résistance moindre à un traitement bien conduit, et leur situation en un siège où l'on ne s'attend pas à rencontrer un sycosis.

Rattacher ce type morbide aux sycosis satisfait à la fois notre besoin de clarté, de méthode et de vérité.

65. Les pyodermites végétantes. — Ici devrait se placer logiquement l'étude des pyodermites végétantes décrites par Bosellini en 1905, par Azua en 1908 et par Jacques Peyri de Barcelone au Congrès de Bruxelles (1926). Et peut-être ces pyodermites sont-elles identiques à celles que Gougerot avait signalées autour des blessures de guerre. Mais, comme je me suis fait une loi de ne parler ici que des faits que j'ai observés moi-même, je n'en ferai qu'une brève mention.

Ces pyodermites ont été signalées par les observateurs au pourtour de la Méditerranée, en Italie, en Espagne, en Algérie. Elles débutent par une papulo-pustule. La lésion bourgeonne et s'étend excentriquement, prend une allure végétante, un aspect fongueux, verruqueux ou papillomateux. Elle constitue bientôt un ou plusieurs placards saillants, irréguliers, recouverts de croûtes dont la pression fait sourdre du pus par gouttelettes.

La douleur est médiocre. Il y a peu de symptômes subjectifs et pas de symptômes généraux. L'évolution, lentement progressive, se chiffre par semaines. Les pyodermites végétantes s'observent chez des gens de métier manouvrier, au niveau des régions découvertes. On les a observées pourtant au bas-ventre.

Leur aspect suggère l'idée d'une mycose, mais la culture permet d'éliminer les sporotrichoses, les blastomycoses, les trichophyties. La culture ne fournit que des cocci pyogènes. L'histologie permet d'éliminer le diagnostic de tuberculose. Les photographies microscopiques fournies par Peyri sont confuses. On ne peut savoir si les micro-abcès sont intra-épidermiques toujours ou s'ils ont franchi l'épiderme. Dans la première hypothèse, il s'agirait de cas très proches de ceux que nous étiquetons sycosis des régions glabres.

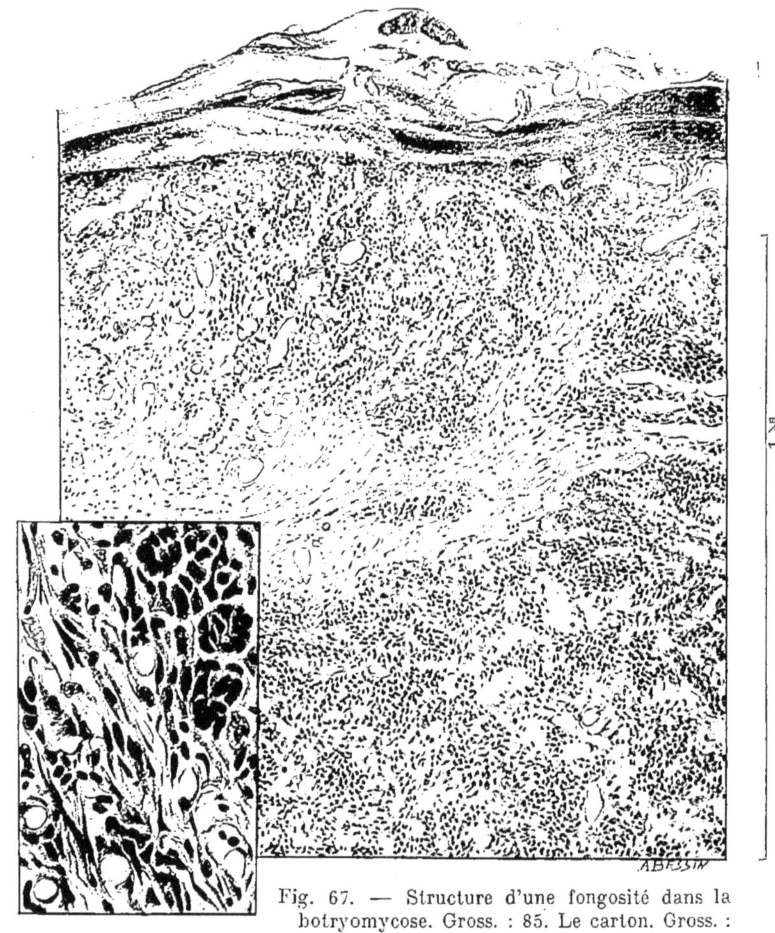

Fig. 67. — Structure d'une fongosité dans la botryomycose. Gross. : 85. Le carton. Gross. : 100. C'est un plasmome lobulé.

Un traitement antiseptique actif par l'eau d'Alibour (sulfate de cuivre), le nitrate d'argent, etc., arrive à réduire assez vite et à guérir ces lésions. Aucun traitement interne, spécialement par l'iodure de potassium à hautes doses, n'a fourni de résultats.

66. ***Botryomycoses.*** — Je n'ai pas non plus étudié moi-même la structure et la genèse de la petite tumeur cutanée bénigne désignée sous le nom de botryomycose, bourgeon charnu pédiculé sortant d'un épiderme corné qui semble taillé autour de lui à l'emporte-pièce, plus fréquent au niveau des épidermes cornés épais, mais qui peut s'obser-

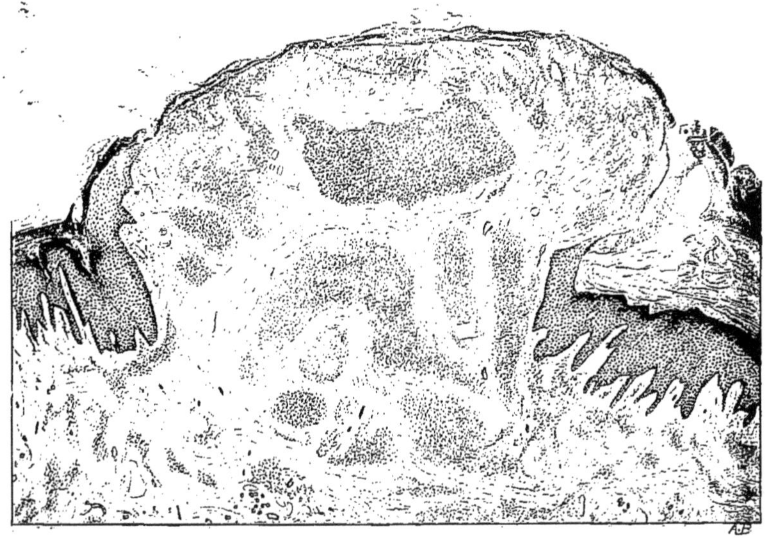

Fig. 68. — Petite tumeur botryomycosique. Gross. : 40. Structure d'une fongosité de plaie chronique.

ver partout, même à la lèvre. Les figures que j'en donne ci-contre ont été faites d'après des préparations obligeamment prêtées par Civatte.

J'en donne des coupes histologiques d'après ses préparations.

Une forte cautérisation au nitrate d'argent après l'excision aux ciseaux de la tumeur suffit à sa guérison. Une biopsie préalable, rarement nécessaire, suffira pour éliminer l'hypothèse d'un épithélioma, dont le traitement serait tout autre.

CHAPITRE III

SUPPLÉMENT D'ENQUÊTE CONCERNANT
LES STAPHYLOCOCCIES CUTANÉES

67. Les pustules staphylococciques n'évoluent pas forcément autour d'un follicule pilaire. — 68. Staphylopustules de la paume de la main. — 69. Panaris. — 70. Même née loin d'un follicule pilaire, une pustule tend à l'infecter. — 71. La règle presque constante est donc la localisation de la pustule aux orifices pilaires. — 72. A eux seuls, les sycosis en font la démonstration. — 73. Tout staphylocoque peut déterminer une porofolliculite. — 74. Mais toute porofolliculite importante est due au staphylocoque doré. — 75. Les autres guérissent toutes seules. — 76. Ainsi la miliaire pustuleuse post-épilatoire de Besnier. — 77. Elle est fréquente chez les femmes qui s'épilent. — 78. La miliaire sous les emplâtres. — 79. Les porofolliculites de certains métiers. — 80... De certains médicaments. « Acné cadique ». — 81. Grave erreur qui attribue la même valeur pathogène à tous les staphylocoques indistinctement. — 82. C'est le traumatisme qui donne aux staphylocoques banaux le pouvoir de créer la pustule. — 83. Le staphylocoque doré infecte toutes les lésions streptococciques. — 84. L'acné nécrotique résulte d'une symbiose du staphylocoque doré et du microbacille de la séborrhée. — 85. Histologie de l'acné nécrotique. — 86. Étude clinique. — 87. Croûte et cicatrice. — 88. Évolution de l'acné nécrotique. — 89. Histologie de la croûte d'acné nécrotique. — 90. Microbiologie, cultures. — 91. Conclusions de cette étude des staphylococcies cutanées.

67. — Dans ce chapitre supplémentaire, je voudrais mentionner d'abord les lésions dues au staphylocoque doré lorsqu'elles n'ont pas un follicule pilaire pour centre.

Ensuite, je montrerai que tous les staphylocoques autres que le staphylocoque doré peuvent donner lieu à des pustules semblables à celle que j'ai décrite, mais qui ne présentent ni ses mœurs ni sa gravité.

Enfin, je dirai quelques mots des affections cutanées dans lesquelles le staphylocoque doré n'intervient que secondairement, mais que sa présence transforme ou vient compliquer.

68. — Les pustules staphylococciques n'évoluent pas forcément autour d'un ostium folliculaire, et la preuve en est faite par les staphylopustules de la paume des mains où les follicules pilaires n'existent pas. On peut observer en ces régions une pustule en forme de coupole plate, faite par le décollement de l'épiderme corné. Cette pustule, qui peut atteindre à un centimètre de diamètre, contient un pus moins épais, moins crémeux que d'ordinaire, et, si on tarde trop à l'ouvrir, elle peut donner lieu à une infection plus profonde et grave. Alors, on peut trouver, au-dessous d'elle et en son centre, un pertuis intradermique étroit et profond qui peut amener l'infection des gaines tendineuses et un phlegmon.

Ces pustules sont le plus souvent causées par une piqûre sale dont le malade garde le souvenir, et même on peut trouver, traversant leur coupole, une écharde ou la pointe d'une épine, cause de l'infection. Souvent aussi le corps étranger est trop petit pour être visible, ou fut enlevé après la piqûre.

69. — Le mécanisme du *panaris* est analogue : ou bien il survient d'emblée après une piqûre septique profonde de la pulpe du doigt, ou bien il sera précédé par une pustule intra-épidermique semblable à celle que je viens de décrire.

70. — Donc, une pustule due au staphylocoque doré ne naît pas forcément autour d'un pore folliculaire ; elle peut évoluer ailleurs qu'autour de lui. Néanmoins, sa tendance à prendre le follicule pilaire pour centre et lieu de son développement est si évidente qu'on voit une pustule née à proximité d'un follicule s'allonger vers lui et le rejoindre, formant ainsi un abcès en bissac dont la deuxième poche reconstitue la porofolliculite (fig. 69 et 70).

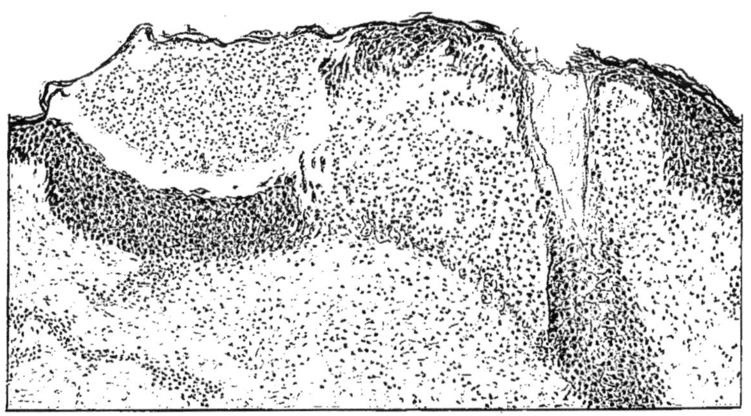

Fig. 69. — Une staphylopustule primitive (à gauche) a effracté l'épiderme et reconstitué sous l'épiderme disloqué l'anneau pustuleux périfolliculaire caractéristique du type normal. Gross. : 40.

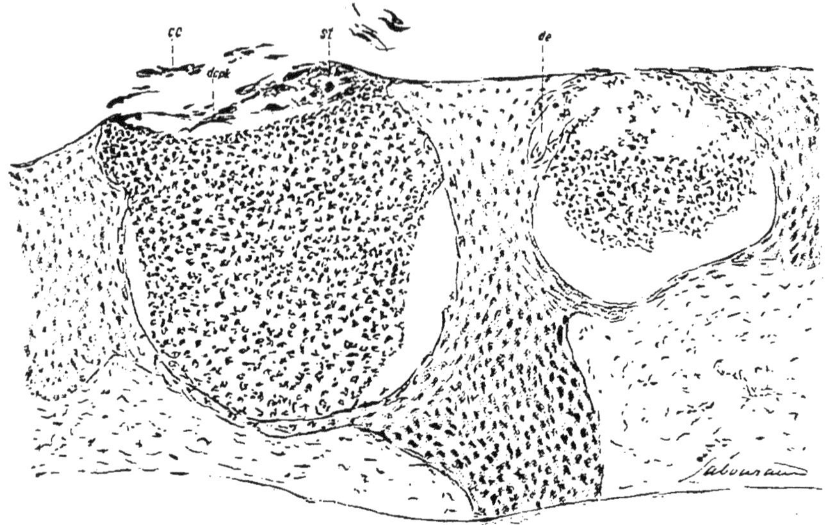

Fig. 70. — Aspect que prend une staphylopustule circumfolliculaire orificielle à son début. Gross. : 350.

71. — Aussi ne répétera-t-on jamais assez que la pustule staphylococcique cent fois pour une est porofolliculaire, car c'est là une vérité fondamentale qui seule établit la liaison logique entre tous les faits que l'observation montre au clinicien.

72. — Si la pustule staphylococcique n'avait pas si habituellement et si normalement le follicule pour centre, il n'y aurait pas de sycosis. C'est cette localisation primitive qui les explique. Ainsi la seule étude des lésions élémentaires du staphylocoque doré montre que l'orifice pilaire est un lieu presque nécessaire à son implantation dans la peau. Qui perd de vue cette notion fondamentale ne comprendra jamais la staphylococcie cutanée.

73. — Une autre cause de confusion dans le sujet est la suivante. Tout staphylocoque quelconque, inoculé expérimentalement dans un orifice pilaire, peut donner lieu à une lésion identique à la porofolliculite du staphylocoque doré. Ainsi en est-il pour le *Staphylococcus citreus*, pour le *Staphylococcus albus*, pour le *Coccus cutis communis*, étudié par Cedercreutz sous le nom de coccus polymorphe. Avec l'un comme avec l'autre, on reproduira la même lésion (fig. 71 et 72).

74. — Alors s'est établie dans l'opinion dermatologique cette notion erronée que, toute pustule épidermique étant staphylococcique, on y trouvera l'un quelconque des staphylocoques indifféremment. Rien n'est plus faux, car toute épidermite staphylococcique chronique et toute épidermite staphylococcique aiguë de quelque importance est due au staphylocoque doré, et à lui tout seul.

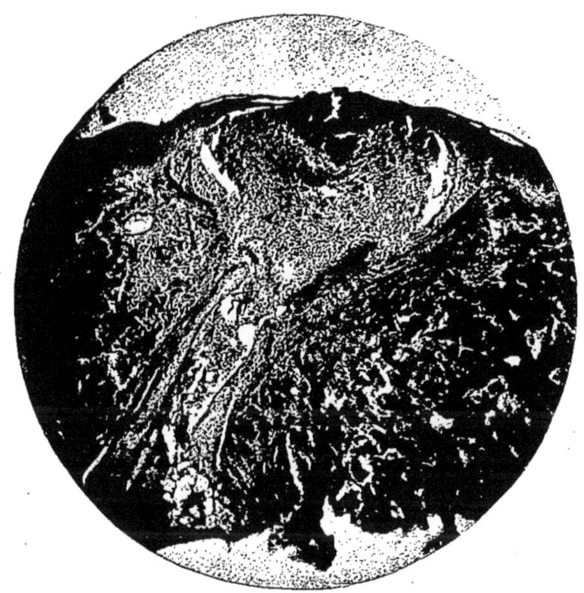

Fig. 71. — Une des pustules obtenues par Cedercreutz sur lui-même par l'inoculation du coccus polymorphe dans un orifice pilaire.

75. — Il est vrai, beaucoup de porofolliculites bénignes et passagères sont dues à d'autres staphylocoques que le staphylocoque doré. Mais ces poussées bénignes, et de cause ordinairement traumatique, mourront sur place sans postérité. On peut ne pas les traiter; elles guérissent spontanément. Et celles-là n'ont pas d'histoire.

Telle est la règle ; cependant, il est des cas exceptionnels où l'on peut rencontrer le staphylocoque blanc ou le staphylocoque citrin comme seule cause d'un sycosis. Ce sont des cas si rares que je les compterais par unités dans une statistique de 300 cas.

En général, un staphylocoque est d'autant plus virulent qu'il est plus chromogène ; le fait que j'énonçais n'a donc rien de très étonnant en ce qui concerne le *St. citreus* qu'on peut trouver dans des cas de pyohémie, d'ostéomyélite et de phlegmon. Il est plus étonnant en ce qui concerne le staphylocoque blanc. Je l'ai rencontré pourtant une fois dans un sycosis datant de deux ans, chez un blond, presque imberbe.

Je cite ces cas pour mémoire : bien qu'ils soient exceptionnels, il faut les connaître.

76. — Au contraire, c'est toujours le staphylocoque blanc ou gris que l'on rencontre dans la miliaire pustuleuse post-épilatoire décrite

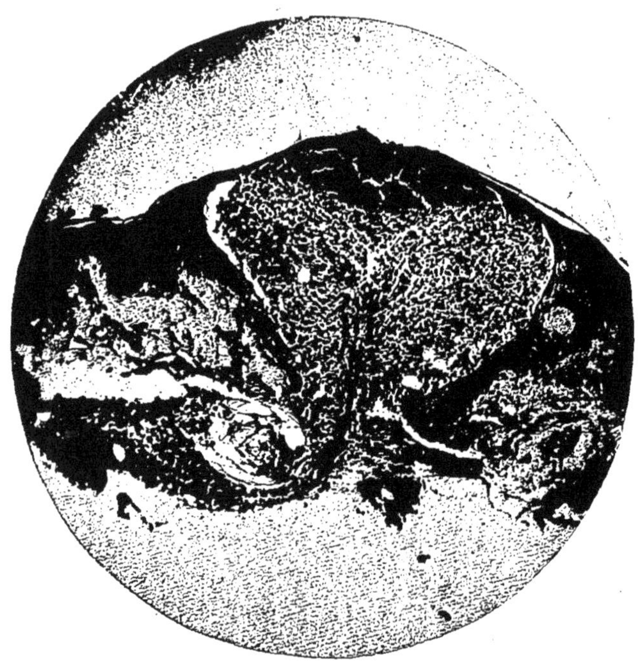

Fig. 72. — Pustulette d'inoculation du même coccus polymorphe à culture grise, d'après Cedercreutz.

par Besnier. Qu'on épile à la pince un cuir chevelu favique, souvent on verra, deux jours après, naître sur place dix ou cent pustulettes grosses comme un grain de mil, qui, après avoir évolué sans bruit, disparaîtront sans traces. Il y avait des cocci à l'état de graines dans chacun de ces orifices pilaires ; l'épilation a fait sourdre une goutte de sérum dans le follicule, suffisante pour assurer leur pullulation ; la porofolliculite s'ensuit, et naturellement elle sera faite par l'espèce dont la graine était là. La culture montrera donc, dans un élément le coccus polymorphe, dans un autre le staphylocoque blanc (fig. 73), dans un autre le staphylocoque doré.

Mais, d'une part, celles du staphylocoque doré pourront seules donner lieu à des suites morbides. En outre, comme l'apparition de ces pustules avait une origine immédiatement traumatique, celles même du staphylocoque doré pourront mourir sur place sans se reproduire.

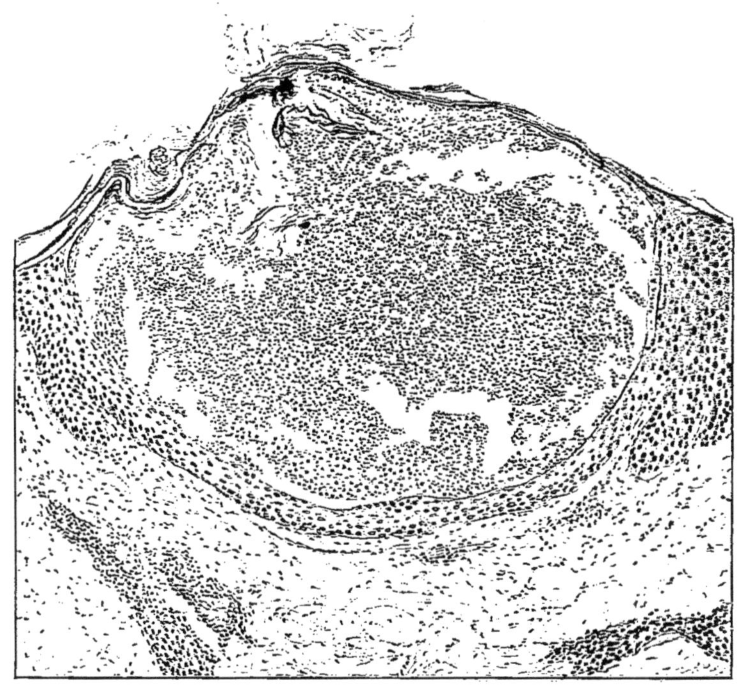

Fig 73. — Staphylopustule post-épilatoire. Gross. : 105. *Staphylococcus albus.*

77. — De même, chez les femmes qui s'épilent le menton ou la moustache, toutes savent que, si elles opèrent sans précaution, il peut survenir, à la place des poils enlevés, de petites pustulettes disgracieuses. Ces pustules sont dues encore ici à n'importe quel staphylocoque dont la graine existait dans le pore folliculaire.

78. — Encore identiques sont les pustules nées sous les emplâtres : emplâtres simples, Vigo, thapsia ; elles peuvent se voir sous n'importe quel emplâtre parce que tous confinent l'excrétion sudorale et fournissent aux cocci l'humidité nécessaire à leur germination.

Mais les emplâtres mercuriels ou rubéfiants y donneront lieu plus nécessairement, parce qu'ils traumatisent l'épiderme. Les pustules miliaires du thapsia sont toutes microbiennes, toutes ou presque toutes périfolliculaires, toutes staphylococciques, mais presque toutes dues au staphylocoque blanc ou au coccus polymorphe; c'est pourquoi elles sécheront sans suite et ne survivront pas à la disparition de leur cause.

79. — Identiques aussi sont les pustulations qu'on voit naître sur les avant-bras ou sur les mains par suite des traumatismes professionnels : porofolliculites des laveuses (eau de Javel), des imprimeurs (essence de térébenthine), des maçons (ciment), des épiciers (potasse), etc., etc.

80. — Encore semblables, les éruptions pustuleuses consécutives aux applications médicamenteuses de goudron. L'« acné cadique » n'est qu'une porofolliculite staphylococcique. Mais, quand ces éruptions, même provoquées, se développent, persistent ou déterminent une furonculose, c'est le staphylocoque doré qui en était cause.

81. — C'est donc une erreur profonde d'attribuer la même valeur pathogène à tous les staphylocoques, indistinctement. A la vérité, tous peuvent déterminer une lésion première de même type et de même structure, car, cela, c'est la caractéristique du genre. Néanmoins, celles que cause le staphylocoque doré peuvent seules évoluer d'une façon sérieuse; il est tout aussi exceptionnel de rencontrer le staphylocoque blanc dans un furoncle que dans un sycosis.

82. — Après un grand nombre de cas, soigneusement observés et cultivés avec précision, l'observateur comprendra, dès lors, bien des faits qui lui demeuraient obscurs.

Dans toute poussée de porofolliculite aiguë traumatique ou accidentelle, on peut rencontrer trois ou quatre cocci différents, dont un seul capable de faire souche dans la peau humaine, le staphylocoque doré. Il va prendre le pas sur les autres et créer des lésions neuves pour son propre compte. Une quantité de porofolliculites extensives ont été provoquées par la gale par exemple, et la gale peut être suivie, de même, d'une furonculose généralisée. Quand ces faits arrivent, soyez sûrs que c'est le staphylocoque doré qui les a déterminés.

83. — Le staphylocoque doré est d'une robustesse et d'une rusticité remarquables. Il s'accommode très bien d'être le second d'un autre. Il s'implante très bien dans une lésion qu'il n'a pas faite, il y pullulera (§ 108 et 112). Il s'y développe si bien qu'il peut y supplanter son prédécesseur et lui survivre. Ainsi, dans l'impétigo streptococcique, le staphylocoque doré infecte presque immédiatement la bulle séreuse qui en est la lésion élémentaire ; il y pullule beaucoup plus vite que le streptocoque lui-même. Une croûte d'impétigo débitée en coupes microtomiques montre des bancs de staphylocoques agglomérés comme des œufs de poisson

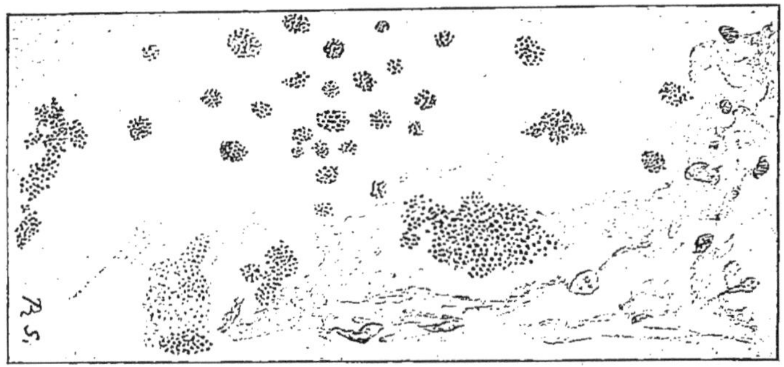

Fig. 74. — Coupe d'une croûte d'impétigo streptococcique. Gross. : 300. Elle est remplie de colonies staphylococciques (staphylocoque doré).

(fig. 74) et formant d'énormes amas. Est-il étonnant dès lors qu'on voie surgir, entre les éléments propres d'impétigo, les porofolliculites issues de cette pullulation surajoutée, et qu'on voie ainsi les porofolliculites

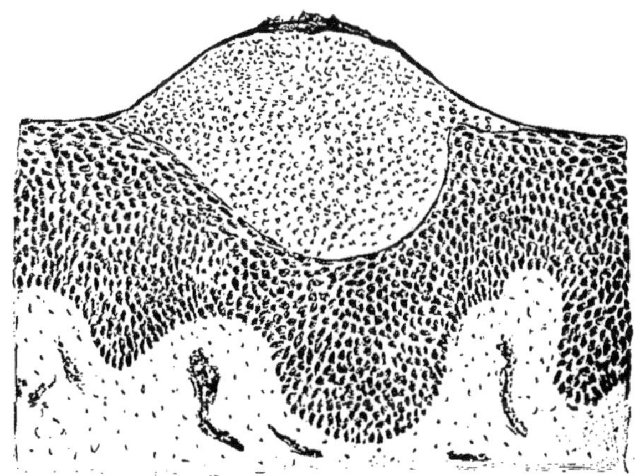

Fig. 75. — Pustulette staphylococcique née entre des éléments d'impétigo streptococcique. Gross. : 40.

Remarquer le peloton microbien causal situé mi-partie au-dessus, mi-partie au-dessous de la coupole cornée.

et furoncles suivre l'impétigo le plus authentique, lequel avait le streptocoque pour agent causal (fig. 75) ?

84. De l'acné nécrotique. — L'acné nécrotique est une dermatose composée. C'est une acné, car on trouve toujours au centre de ses lésions le cocon microbacillaire caractéristique de l'infection séborrhéique, origine de toutes les acnés (fig. 76). Cependant, celle-ci ne prend sa forme nécrotique que du fait d'une infection coccique secondaire qui est constante. Il s'agit d'une infection du staphylocoque doré

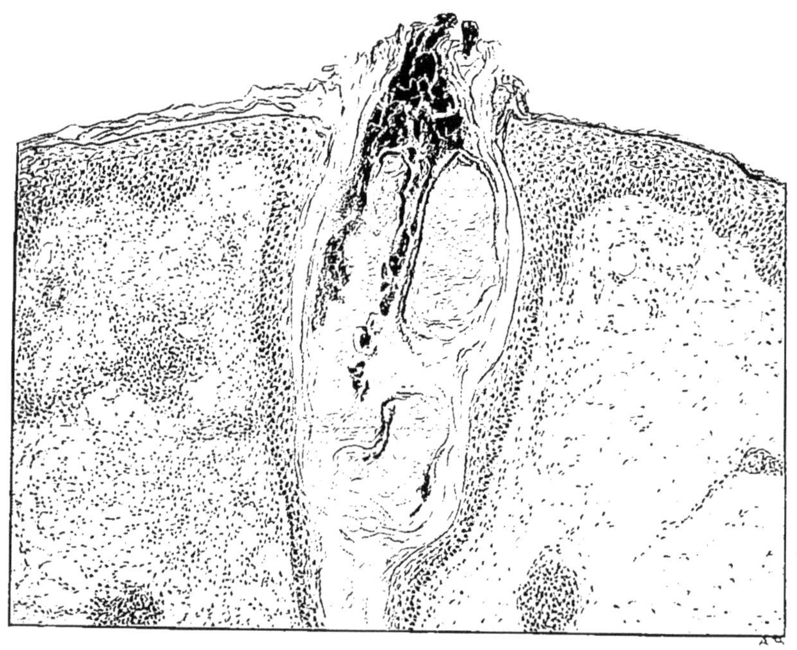

Fig. 76. — Le cocon microbacillaire type de l'infection séborrhéique, dans un infundibulum folliculaire voisin d'un élément d'acné nécrotique. Gross. : 40.

secondaire à l'infection séborrhéique primitive. Ce type morbide, dont l'histologie et la microbiologie sont d'une constance étonnante, pourrait donc aussi bien être décrit parmi les acnés que parmi les staphylococcies cutanées. Cependant, l'infection microbacillaire qui constitue le point d'appel de l'infection coccique seconde ne paraît jouer ici que le rôle d'une cause prédisposante, en ce sens que, l'infection seconde une fois survenue, la première disparaît peu à peu devant elle. L'acné nécrotique, sauf à son premier début, est donc par tous ses caractères une staphylococcie. Ne prend-elle ses caractères qu'en raison de l'infection primitive qui lui a ouvert la voie? Cela est possible. Il n'en est pas moins vrai qu'une fois survenu, c'est le staphylocoque doré qui fait la lésion et lui donne ses caractères propres; c'est ce qui ressort de son examen histologique.

85. Histologiquement, l'acné nécrotique est une porofolliculite centrée par une infection folliculaire de microbacille (fig. 77). Elle est caractérisée cliniquement, par l'intensité de ses phénomènes fonctionnels

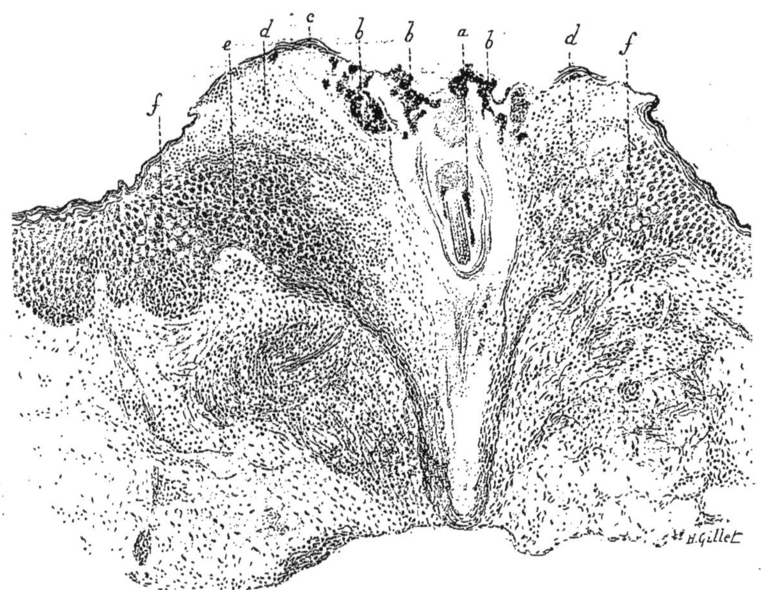

Fig. 77. — Début de l'acné nécrotique.

En *a*, autour du poil, dans l'infundibulum, colonie microbacillaire séborrhéique ; *b*, *b*, amas de staphylocoques dorés sous la coupole constituée par la couche cornée *c* ; *d*, afflux leucocytaire ; *e*, infiltrat séreux intercellulaire.

et anatomiquement par la nécrose sous-jacente dont elle s'accompagne toujours.

86. — Étant donnée son origine séborrhéique, on ne l'observe qu'après la formation sexuelle, et on peut la voir survenir dès l'adolescence ; cependant, c'est surtout une acné de la période de régression, une des acnés monomorphes de la cinquantaine. Elle s'observe donc à tout âge, excepté dans l'enfance, mais elle s'observe surtout passé quarante ans. Parmi les causes prédisposant à sa naissance, on peut invoquer, outre l'âge, l'excès habituel de nourriture, bien qu'on puisse exceptionnellement la rencontrer dans telles conditions où la suralimentation ne saurait être invoquée.

Elle est plus fréquente chez l'homme. Dans l'adolescence, on peut la voir accompagner la puberté, chez le jeune homme de quinze ans, maintenu à l'étroit sous le prétexte des études à faire. Dans ce cas, l'acné nécrotique pourra se voir, de même que la *corona seborrhœica* ou toutes autres formes du pityriasis stéatoïde. On la verra autour du nez, au devant de la poitrine ou entre les épaules, dans la gouttière vertébrale. J'en ai vu, même à cet âge, des exemplaires florides et plus accusés que la normale. Néanmoins, l'acnénécrotique se voit plus souvent chez les hommes mûrs, replets, manquant d'aération et d'exercice, et se nourrissant trop pour la vie sédentaire qu'ils mènent.

L'acné nécrotique survient par poussées. Les unes sont franches, les autres moins évidentes, et les poussées peuvent se suivre de façon à paraître subintrantes. Ici, comme au cuir chevelu de l'enfant les poussées de folliculite orificielle, on peut voir tous degrés et toutes variétés. Tantôt il s'agira de quelques éléments disséminés, tantôt, au contraire, d'une multitude de lésions semblables, nées à la fois et évoluant du même pas.

L'acné nécrotique avait été décrite cliniquement par Hébra sous le nom d'*acne frontalis*, ce qui indique une de ses localisations habituelles ; cette localisation existe même chez les jeunes. Chez les gens plus âgés, elle occupe ordinairement les régions pariétales. Aux tempes, les lésions sont le plus souvent symétriques.

Chose assez particulière, on ne voit guère que les lésions une fois faites, alors qu'elles sont déjà passées à l'état de croûtes, car la pustule est très fugace, tandis que la croûte est durable.

Le malade accuse toujours les mêmes symptômes fonctionnels précédant l'éruption. Depuis deux jours, il a été pris de démangeaisons intenses et pénibles, persistantes et renaissantes, dont il parle toujours avant même qu'on ne l'interroge, et, s'il s'agit d'une éruption discrète, il indique en y portant les doigts les points précis où l'on observe les lésions. Quand il s'agit d'une récidive, le malade en est averti d'avance par une chaleur locale, une cuisson surtout et une démangeaison qui ne le tromperont jamais; il prédit son éruption, qu'on ne peut voir encore que comme une série de petits points rouges à la base des poils. Le lendemain, l'éruption est apparue, et chaque point souvent excorié par le grattage est déchiré, avec une goutte de sérosité sanglante. Les lésions non déchirées seront déjà croûteuses. Il est à remarquer que ces symptômes fonctionnels sont beaucoup moins marqués, chez les jeunes que chez les vieux, au nez ou à la poitrine qu'au cuir chevelu; et, même au cuir chevelu, les démangeaisons sont moins marquées aux tempes qu'aux régions pariétales.

Autour du nez, l'éruption a pour centre le sillon naso-génien; à la poitrine, l'espace intermammaire, comme au dos la gouttière vertébrale.

L'acné nécrotique, invariablement, montre des lésions qui ont pour centre un orifice pilo-sébacé. Quand la lésion siège au cuir chevelu, cette localisation est plus évidente, la croûte est toujours centrée par un cheveu qui la traverse en son centre, première analogie avec la croûte de la porofolliculite. La croûte ronde est solide et souvent cartonneuse ; quand elle est petite, elle est un peu saillante comme celle de la porofolliculite ; quand elle est plus large (et elle peut atteindre 6 et 7 millimètres de diamètre), elle est souvent marquée, en surface, de cercles concentriques qui montrent qu'elle s'est faite en deux ou trois temps. Quelquefois, les croûtes sont juxtaposées d'assez près pour arriver à coalescence et se fusionner. Mais, d'autres fois, les croûtes, plus petites, sont toutes isolées ; elles ressemblent alors à s'y méprendre à celles de porofolliculites ordinaires et ne sauraient à elles seules en être distinguées. Ce qui fixe le diagnostic, c'est leur dispersion et leur mode d'apparition. Tantôt elles sont agminées en groupes et limitées à une seule région, comme aux tempes où elles se voient symétriquement, tantôt elles sont disséminées sur le cuir chevelu comme au hasard, et l'ensemble de l'éruption fait songer par sa fantaisie et sa dispersion à une varicelle.

87. — Une des caractéristiques de la lésion d'acné nécrotique est aussi la persistance de *sa croûte*. Comme les symptômes fonctionnels, et en particulier le prurit, ont disparu après sa formation, le grattage ne se produit plus et la croûte demeure en place. Elle y reste quelquefois plus d'une semaine sans se mobiliser sur les tissus sous-jacents. Elle fait peu de saillie, et elle semble encastrée dans la peau. Ce n'est qu'à la longue qu'elle se détache, et s'enlève d'une pièce, laissant à sa place une cicatrice que Besnier attribuait à la stagnation de la croûte, mais que l'histologie montre due à la nécrose des tissus qui ont fait la croûte. Lorsque la croûte siège en une région pilaire, il arrive souvent, mais non toujours, qu'en même temps qu'elle, le poil qui la centre tombera. Il sera remplacé par une cicatrice. Alors, après une éruption de ce genre, le cuir chevelu semble criblé d'un coup de petit plomb. Et ces cicatrices peuvent demeurer définitivement. Comme dans les éruptions de porofolliculite ordinaires, l'alopécie peut être d'abord plus large qu'elle ne restera, et se limiter finalement au seul poil central. Réduite à cela, l'alopécie de l'acné nécrotique est fréquente, et presque caractéristique. Car, si l'on pense que les poussées s'en succèdent sans cesse, on peut voir, après un an ou davantage, les régions temporales criblées de taches miliaires d'alopécie cicatricielle et définitive. Dans d'autres cas moins marqués, la cicatrice est péripilaire et le poil ne tombe pas. On se rappelle que les porofolliculites de l'enfant peuvent en laisser de semblables.

88. — L'évolution de cette affection peut s'observer très différente. Tantôt on la verra stagnante et durable en une région comme le tour du nez et le dos du nez. Elle persistera des mois, de nouvelles lésions succédant aux anciennes de façon à faire après quelques mois une peau criblée de cicatrices varioliformes. Ainsi voit-on évoluer l'acné nécrotique, non seulement au nez et au milieu de la poitrine et du dos, mais même en certaines régions pilaires, sur les tempes et autour du front. Mais, en d'autres cas, comme il arrive le plus souvent chez les hommes de cinquante ans, l'acné nécrotique procédera par poussées distantes séparées par des rémissions plus ou moins durables. Le sujet présentera dix ou douze poussées par an et, dans leur intervalle, à peine verra-t-on surgir quelques éléments isolés. Certains sujets savent que les poussées coexistent avec des périodes de constipation qu'ils redoutent, parce qu'ils en savent les conséquences ; et la conséquence survient en effet. D'autres fois, c'est sans cause connue du malade que les poussées se produisent, mais toujours précédées de ce prurit intense qui les annonce et les précède. Ces poussées successives peuvent se répéter pendant des années et empoisonner la vie du malade. Il y a des cas bénins d'acné nécrotique, mais il y en a de graves. J'ai vu avec mon maître Besnier un malheureux homme, riche, et de mœurs cosmopolites, qui avait voyagé à travers toute l'Europe en s'arrêtant à chaque clinique célèbre, pour s'y faire guérir, sans qu'aucun maître d'alors y soit parvenu. Il a fini par le suicide. Ces cas sont rares, mais il suffit qu'ils existent pour qu'on ne puisse considérer l'acné nécrotique comme une maladie bénigne. Ajoutez-y les cicatrices tout à fait varioliformes que l'acné nécrotique laisse après elle et qui, sur le visage, sont d'une laideur quelquefois extrême. Sans doute les cas semblables sont rares, et en général l'acné nécrotique ne montre pas des mœurs si sauvages, mais, même dans ses manifestations plus bénignes, elle constitue une affection des plus pénibles et désagréables. En outre, ses mœurs particulières lui constituent une véritable personnalité dermatologique qui vaut qu'on s'arrête à l'étudier.

89. — L'**anatomie de la lésion d'acné nécrotique** est presque aussi spéciale que celle de la variole ou du lichen plan. Quand on la connaît bien, il est impossible de ne pas la retrouver semblable dans tous les éléments qu'on examinera. Ici, comme dans beaucoup d'autres cas, je recommanderai d'examiner d'abord comme une pièce anatomique la croûte de l'acné nécrotique quand elle se détache. On la fixe, on la monte comme une biopsie, et on examine ses coupes comme celles d'un tissu normal ou pathologique. On en peut aisément donner le schéma.

Si la croûte s'est détachée seule ou presque seule, elle est comprise entre deux lames cornées, qui font l'une son plafond, l'autre son plancher; elle a la forme d'un cristallin entre ses deux cristalloïdes. Toujours un ou deux poils la traversent en y creusant un ombilic.

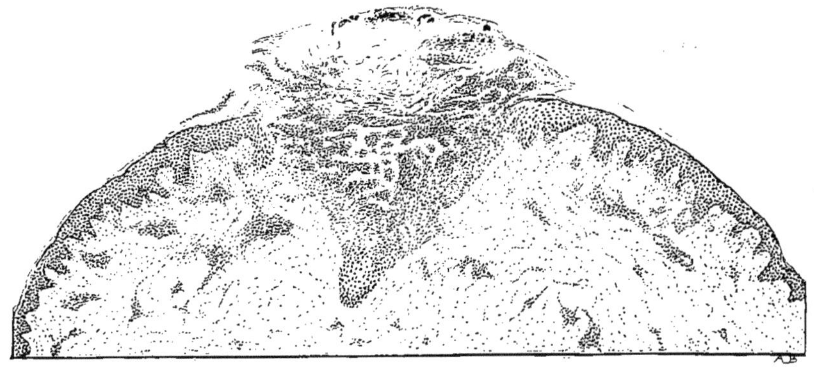

Fig. 78. — Coupe excentrique d'un élément de l'acné nécrotique. Gross. : 35.
Elle montre, en haut, l'infection staphylococcique ; en bas, la nécrose profonde en forme d'entonnoir.

On voit alors que le follicule pilaire est mortifié dans toute la hauteur de la croûte. On y retrouve tous ses éléments, et même souvent le squelette de la glande sébacée appendue à lui, mortifiée en bloc (fig. 80).

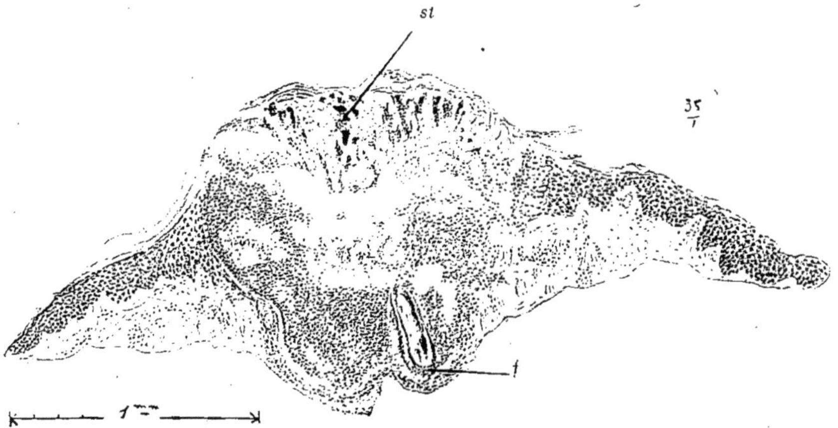

Fig. 79. — Coupe centrale d'un élément d'acné nécrotique. Gross. : 35.
En haut (*st*), la pullulation staphylococcique. En bas (*f*), le follicule contenant les restes de la colonie microbacillaire primitive.

Autour d'elle et faisant la masse de la croûte, on retrouve le chorion, souvent reconnaissable; les papilles mêmes du chorion y sont encore dessinées dans leur forme.

En outre, autour du follicule pilaire, la croûte est creusée d'ogives assez régulières, remplies de pelotons microbiens serrés. Tous sont faits

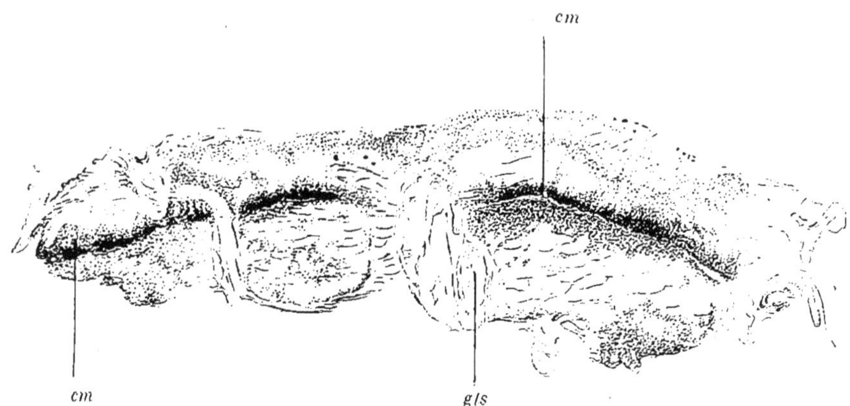

Fig. 80. — Coupe d'une large croûte d'acné nécrotique, Gross. : 35, comprenant plusieurs follicules pilaires.

En *cm*, on distingue encore le corps papillaire nécrosé ; en *gls*, le squelette d'une glande sébacée attenant à un follicule pilaire et mortifiée.

de cocci qui donnent des cultures pures du staphylocoque doré. Cependant, au sein de l'orifice folliculaire et dans l'infundibulum, on retrouve

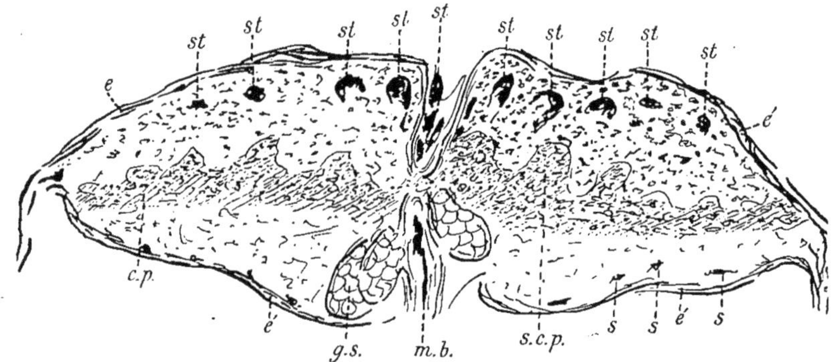

Fig. 81. — Schéma de la croûte d'acné nécrotique.

Coupe centrale comprenant le follicule *m. b.* avec la glande sébacée *g. s.* annexe. En *s*, les colonies staphylococciques disposées en anneaux dont la coupe est ogivale. En *s.c.p.*, squelette du corps papillaire nécrosé. En *s*, *s*, petites colonies staphylococciques à la face profonde de la lésion. *é*, lame cornée épidermique qui revêt la croûte sur ses deux faces.

aisément la colonie, pure aussi, et distincte, du microbacille séborrhéique à sa place habituelle (fig. 81).

90. — Tel est l'aspect microscopique d'une croûte d'acné nécrotique, et l'observateur qui en a vu une en a vu cent, car elles sont toutes identiques. Naturellement, si, au lieu d'une coupe isolée, on en étudie des séries successives, on comprendra que ces ogives remplies de staphylocoques représentent la coupe d'une sorte de couloir, et qu'ainsi la lésion est faite de colonies circulaires concentriques représentant les poussées successives qui ont constitué la lésion. Et pourtant, si l'on a prélevé par biopsie une lésion encore proche de son début, on y trouve déjà plusieurs cercles microbiens concentriques représentés sur des coupes par des ogives distinctes, en voie de formation.

Il semble aussi que les colonies centrales du microbacille séborrhéique soient plus visibles au début de la lésion qu'à sa fin, ce qui veut dire que l'infection secondaire du staphylocoque doré prend le pas sur la première et finit par la détruire.

La culture donne invariablement le staphylocoque doré, et, si l'on ensemence avec précaution le centre de la croûte, on l'obtiendra toujours pur d'emblée.

Je parlerai du traitement de cette affection dans le chapitre consacré à la thérapeutique. Il est remarquable cependant d'observer que l'acné nécrotique des jeunes est ordinairement facile à guérir et ne récidive guère, tandis que l'acné nécrotique des gens plus âgés présente au contraire une extrême résistance aux traitements locaux employés seuls. Il faut imposer au malade une réglementation alimentaire, d'ailleurs presque toujours la même, et alors le traitement local est ordinairement suivi d'un plein succès.

91. — Ainsi l'acné nécrotique justifie une fois de plus les caractères que nous attribuons au staphylocoque doré. Il est vrai que tous les staphylocoques peuvent déterminer la même lésion élémentaire, mais un seul est capable de les faire sérieuses et durables. C'est le staphylocoque doré. Sa puissance de multiplication et sa rusticité sont si grandes qu'on le voit survenir en second dans des lésions qu'il n'a pas faites et y prendre un développement tel qu'il créera, entre les lésions précédentes, ses lésions propres : « furoncles post-impétigineux ».

Et même il peut supplanter un premier microbe dans sa lésion et prendre sa place : « acné nécrotique ».

Toute porofolliculite capable de créer un état chronique ou des complications durables est due au staphylocoque doré.

DEUXIÈME PARTIE

LES STREPTOCOCCIES ÉPIDERMIQUES

CHAPITRE PREMIER

DE L'IMPÉTIGO

92. *Définition de l'impétigo. Tous les termes dermatologiques ont désigné des symptômes avant de désigner des maladies. — 93. Il n'y a qu'un impétigo, il est streptococcique. — 94. Ordre à suivre dans l'étude de l'impétigo. — 95. Description d'ensemble de l'impétigo. — 96. L'impétigo au cuir chevelu. — 97. L'impétigo est contagieux, épidémique, endémique. — 98. L'impétigo respecte toujours le follicule pilaire. — 99. Il a une prédilection pour les plis naturels. — 100. Sa lésion élémentaire est fugace, et, à cause de cela, mal décrite et difficile à rencontrer. — 101. L'impétigo est streptococcique. — 102. L'impétigo est croûteux toujours. La croûte de l'impétigo. — 103. La croûte enlevée, une effusion séreuse la reproduit. — 104. La croûte de la porofolliculite et celle de l'impétigo sont faites par un mécanisme différent. — 105. La croûte de l'impétigo s'accroît par formation d'une phlyctène circonférencielle. — 106. La lésion morte s'assèche et la croûte tombe. — 107. Histologie et microbiologie de la croûte de l'impétigo. — 108. Les infections secondaires de la croûte de l'impétigo expliquent des faits importants. — 109. Au-dessous de beaucoup de staphylocoques, on y trouve le streptocoque causal. — 110. Résumé des faits précédents et inductions qu'ils suggèrent. — 111. La lésion princeps de l'impétigo est une phlyctène. — 112. L'infection secondaire de cette phlyctène se fait rapidement. — 113. Examen biopsique de la phlyctène initiale de l'impétigo. — 114. Cultures du streptocoque de l'impétigo. — 115. Méthode de Griffon-Balzer. — 116. Les infections secondaires de la phlyctène proviennent des orifices pilaires soulevés par elle. — 117. L'impétigo est bien dû au streptocoque et ne résulte pas d'une symbiose. — 118. Inoculations à l'animal du streptocoque de l'impétigo. — 119. Procédé de culture de Haxthausen.*

92. Définition de l'impétigo. — Après l'étude de la porofolliculite et des lésions dérivées d'elle, il nous faut envisager maintenant le second type des pyodermites; il est universellement connu sous le nom d'impétigo.

Mais, avant tout, il faut s'expliquer sur le sens des mots qu'on emploie... Au début du siècle dernier, Willan et Bateman, quand ils établirent les classifications dermatologiques restées encore partiellement les nôtres, ne pouvaient se baser que sur la forme et l'habitus des lésions pour en établir les catégories ; alors, les dénominations adoptées par eux se sont trouvées réunir des types cliniques de forme analogue appartenant à des affections de nature diverse. En outre, plus tard, certains maîtres comme Bazin ont supposé, au-dessous de chaque lésion dermatologique, un vice du sang qui en conditionnait la forme, et ces idées métaphysiques influencèrent aussi fâcheusement les classifications. Ainsi nommait-on, par exemple, psoriasis syphilitique, les syphilides psoriasiformes.

La dermatologie des soixante dernières années, en France, avec Besnier surtout et son école, s'est employée à rectifier méthodiquement ces dénominations vicieuses qui consacraient, par des impropriétés de termes, d'anciennes erreurs d'observation ou des théories périmées.

93. Il n'y a qu'un impétigo. Il est streptococcique. — Néanmoins, la tendance willanique a persisté si bien qu'en Allemagne encore, on désigne sous le nom commun d'impétigo les deux pyodermites que nous décrivons. On y appelle impétigo staphylogène la porofolliculite dont la description précède, et impétigo streptogène la maladie dont la description va suivre.

Pour nous, l'impétigo, étant une maladie unique et de cause univoque, n'a pas besoin de qualificatif. Que ce soit, si l'on veut, l'impétigo streptogène allemand, mais, pour notre école française, c'est l'impétigo tout court, parce qu'il n'y en a pas d'autre. Et il n'est pas indifférent d'ajouter qu'avec les travaux de Leroux, de Balzer et Griffon et de Lemaître de Limoges, c'est l'école dermatologique française qui a démontré son origine streptococcique.

94. Ordre à suivre dans l'étude de l'impétigo. — Dans cette seconde étude, il importe d'établir l'ordre que nous suivrons et que le sujet nous impose. Lorsque nous avons analysé le problème de la staphylococcie cutanée, sa lésion élémentaire, la porofolliculite, est évidente aux yeux de tous. Visiblement, c'est par elle que débute toujours l'infection staphylococcique, et, s'il est plus difficile de l'identifier dans les lésions complexes aiguës ou chroniques auxquelles elle donne lieu, on l'y retrouve néanmoins partout et toujours.

Rien n'est semblable dans l'infection cutanée streptococcique. Ici, la lésion élémentaire est fugace, peu visible, et remplacée presque aussitôt par une croûte beaucoup plus durable qu'elle. Dans l'étude de l'impétigo, il est donc naturel de prendre ces lésions comme elles se présentent à nos yeux : au stade de la croûte, et de remonter, en partant d'elles, à la lésion initiale que l'on voit rarement d'emblée, qu'on ne surprend que par hasard, ou seulement en recherchant quelle elle peut être.

Notre première description sera donc celle de l'impétigo commun, tel que tous les médecins, et spécialement les dermatologistes, le connaissent.

95. Description d'ensemble de l'impétigo. — Le malade se présente ; ordinairement, c'est un enfant, à l'âge scolaire, sale et mal

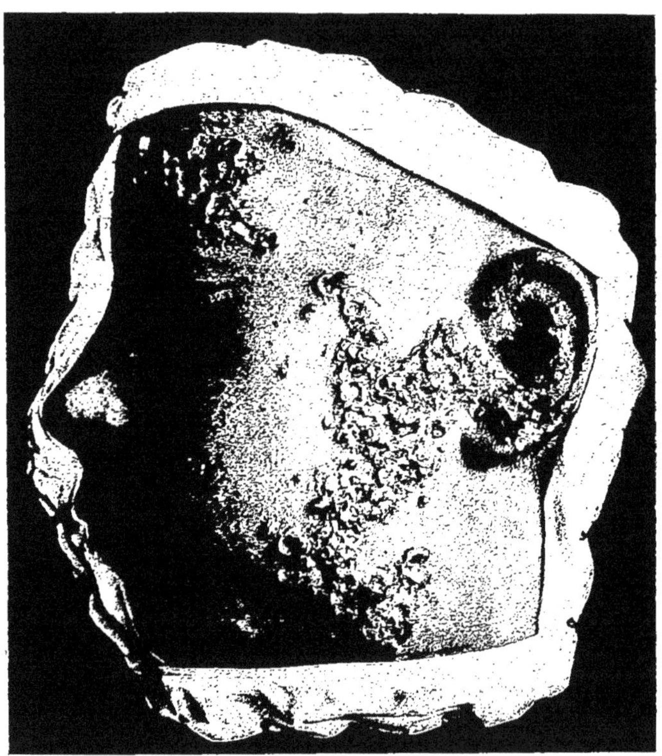

Fig. 82. — Impétigo du visage chez l'enfant. (Musée de l'hôpital Saint-Louis, n° 1424. Malade de Quinquaud.)

entretenu. Ses yeux pleurent, son nez coule, son visage est couvert de croûtes. Ces croûtes, que la langue populaire appelle des « gallons » ou des « galles », encombrent la figure; il y en a au front, aux joues, au menton (fig. 82, 83). Ce sont des croûtes arrondies, discoïdes, saillantes, variant du jaune de l'ambre au brun roux, souvent agglomérées et rocheuses, quelquefois un peu plus minces quand elles sont plus vieilles. Au premier aspect, leur siège semble indifférent, et il peut l'être. Cependant, un examen plus attentif montre souvent leur prédilection pour les orifices naturels et pour les plis. Leur localisation narinaire est presque de règle ; le malade a du catarrhe nasal et de l'obstruction, sa respiration est laborieuse, il renifle. Souvent les coins des lèvres sont exulcérés, plissés, croûteux. Sous les croûtes, ici assez minces, les plis sont fissuraires, légèrement couenneux, et, quand on déplisse les commissures, les fissures

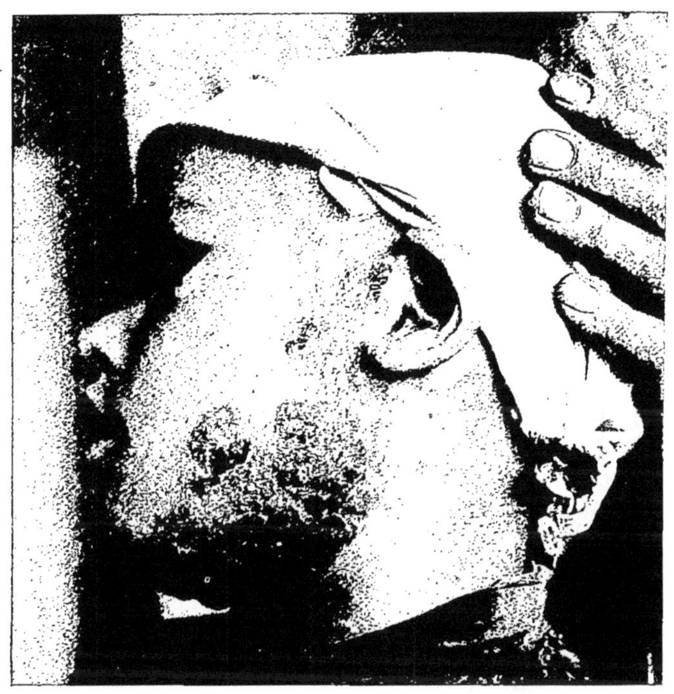

Fig. 83. — Impétigo commun de l'enfant. (Malade de Sabouraud. Cliché de Noiré.)

saignent. Les yeux, comme les narines, comme les commissures des lèvres, sont souvent malades, les paupières ordinairement seules atteintes, les cils agglomérés en pinceau par des croûtes concrétées à leur base, les rebords ciliaires peuplés d'orgelets, l'angle interne de l'œil occupé par une goutte de pus. D'autres fois, l'œil lui-même est touché ; l'enfant arrive avec la tête penchée du côté malade ; c'est de la kératite phlycténulaire avec sa photophobie indicatrice.

Sur le cuir chevelu, de-ci de-là, nous retrouverons des croûtes ambrées, rondes, en médaille, dont la cassure suinte un liquide clair qui devient mielleux à peine effusé, et se concrète en blocs ambrés.

Écartez les oreilles : souvent les plis rétro-auriculaires auront le même aspect que les commissures buccales ; sous des croûtes cristallines, une mince couenne d'aspect fibrineux. Au-dessous d'elle, une fissure qui saigne quand on en écarte les bords.

Examinons aussi les mains du petit malade. Au bout des doigts, au

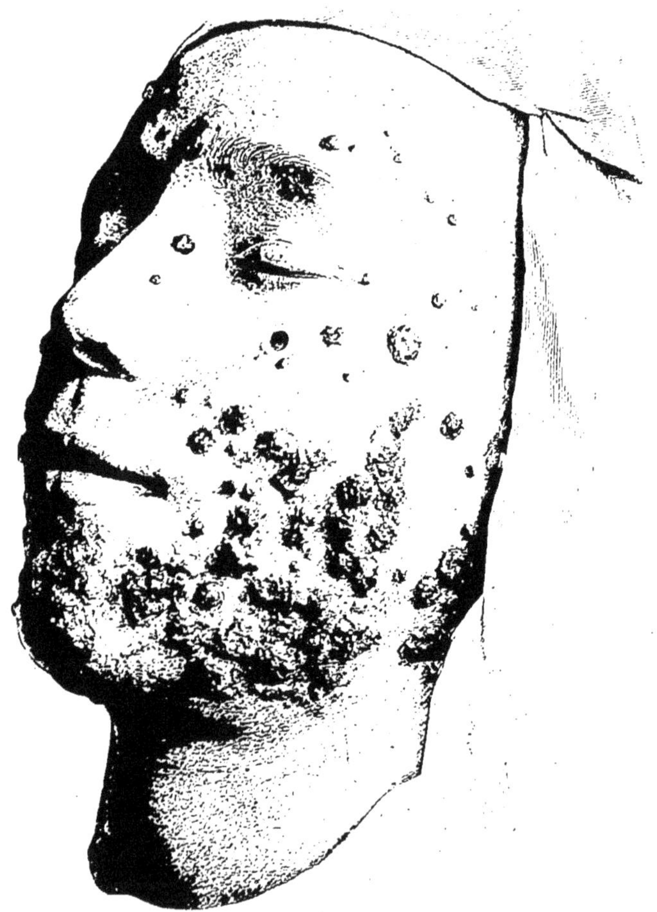

Fig. 84. — Impétigo confluent des joues et du menton. Éléments disséminés sur le reste du visage. (Musée de l'hôpital Saint-Louis, n° 17. Malade de Lailler.)

pourtour de l'ongle, on peut observer un soulèvement épidermique suivant la sertissure de l'ongle, et qui ressemble à une brûlure ; c'est la « tourniole » ou le « tournant » du langage populaire. Sur le dos des doigts, les mêmes lésions prennent la forme d'une cocarde; ce sont des phlyctènes rondes, vidées, aplaties, et le doigt ride à leur surface l'épiderme corné qui les recouvre.

Sur le reste du corps, on peut trouver, disséminées, de très rares lésions analogues, le plus souvent abortives, sauf aux chevilles et aux pieds, où elles se développent souvent comme aux extrémités supérieures.

Tel est dans son ensemble un cas un peu complet d'impétigo vrai, de ce que nos vieux auteurs appelaient la « gourme » vulgaire de l'enfant et qu'ils classaient la première des « dartres » humides du premier âge. C'est l'affection décrite par Willan sous le nom d'*impetigo figurata*. C'est l'affection cutanée à laquelle la dermatologie française donne unanimement le nom d'impétigo sans qualificatif d'aucune sorte.

96. ***L'impétigo au cuir chevelu.*** — Cette affection survient brusquement, *ab impetu*. En quelques jours, toutes les lésions sont faites; d'autres s'y ajoutent par places; du visage, les lésions passent au cuir chevelu, aux doigts, puis les croûtes séjournent, elles sèchent et tombent, laissant à leur place un épiderme tout neuf et rose. Au cuir chevelu, elles séjournent plus longtemps, feutrées par les cheveux; deux ou trois semaines plus tard, elles tombent avec les cheveux qu'elles enserrent, laissant des plaques nues, rondes, larges comme une pièce de monnaie, et qui en ont souvent imposé pour de la pelade : vraies épidémies de fausses pelades, disait Déhu.

97. ***L'impétigo est contagieux, épidémique, endémique.*** — Cette affection qui constitue l'impétigo n'existe pas que chez l'enfant, mais aussi chez l'adolescent, même chez l'adulte (fig. 84). Son caractère contagieux est évident, et les contagions familiales fréquentes. Souvent, trois ou quatre enfants d'une même famille sont pris à quelques jours d'intervalle. Les contagions scolaires se voient par douzaines, et l'épidémie terminée est sujette à des réveils; la maladie reste endémique. C'est que des lésions persistent en tels points où nous ne les recherchons pas : narines, plis rétro-auriculaires, qui en gardent la graine prête à des reviviscences inattendues. Certaines écoles primaires gardent des cas d'impétigo en permanence.

98. ***L'impétigo respecte le follicule pilaire.*** — Lorsque le dermatologiste connaît bien l'impétigo et les lésions qui en dérivent, et lorsqu'il les étudie avec soin, deux caractères cliniques le frappent tout d'abord.

Le premier est l'indifférence totale de cette infection pour le follicule pilaire. *Jamais* le streptocoque n'envahit le follicule, même au niveau de son orifice. Lorsqu'il siège sur le cuir chevelu, où les follicules pilaires abondent, jamais, sous la croûte, aucun follicule n'est infecté, aucun ne suppure. C'est une affection de surface, et de surface seulement. Ce caractère est à souligner d'autant plus qu'il s'oppose vraiment à ceux de l'infection staphylococcique, dont la localisation première à l'orifice folliculaire est de règle presque absolue.

99. — Le second est la ***prédilection de l'impétigo pour les plis naturels***. Nous verrons que l'intertrigo simple n'est qu'un impétigo des plis, et nous savons la fréquence de l'impétigo commissural, de l'impétigo rétro-auriculaire et de l'impétigo des narines.

Non seulement l'impétigo affecte une prédilection pour les plis naturels, mais il y montre une résistance aux traitements et une durée qu'on n'observe pas ailleurs. C'est là que demeurent les graines qui feront les réveils des épidémies et l'endémicité de cette affection dans les milieux populaires.

100. Sa lésion primaire est fugace. — Un troisième fait qu'il faut noter, parce qu'il est à l'origine de beaucoup d'erreurs, est la difficulté réelle pour l'observateur de rencontrer la lésion de l'impétigo à son début. On voit cent croûtes d'impétigo avant d'observer la lésion élémentaire qui leur donne naissance. Quand on la rencontre pour la première fois, c'est une découverte, un trait de lumière; beaucoup de dermatologistes ne l'ont jamais vue, beaucoup ne l'ont jamais recherchée.

101. L'impétigo est streptococcique. — L'impétigo résulte de l'inoculation intra-épidermique du streptocoque. Cependant plusieurs auteurs ont nié l'origine streptococcique de l'impétigo. C'est que, parmi eux, les uns ont pratiqué leurs cultures de façon à ne jamais obtenir celle du streptocoque; les autres ont étudié, sous le nom d'impétigo, la porofolliculite du staphylocoque: erreurs de technique ou erreurs de définition.

Une remarque est à faire ici : c'est que nous regardons toujours trop vite ce que nous voyons tous les jours; la fréquence ou, si l'on veut, la banalité de certaines dermatoses nous a toujours empêchés de les regarder intimement. C'est ainsi que nous connaissons toujours très mal ce que nous croyons savoir le mieux.

102. — Observons donc, un à un, tous les caractères de la ***croûte de l'impétigo*** telle qu'elle se présente à nous, par exemple sur le front ou la joue d'un enfant, quand elle est encore intacte, le lendemain du jour où elle s'est formée. Elle est orbiculaire, saillante, et, comme elle montre un centre plus plat que ses bords ourlés, elle donne l'impression d'un sceau de cire, d'où sa qualification de « sigillaire ». Sa couleur jaune varie depuis celle d'une résine presque transparente et cristalline à celle de

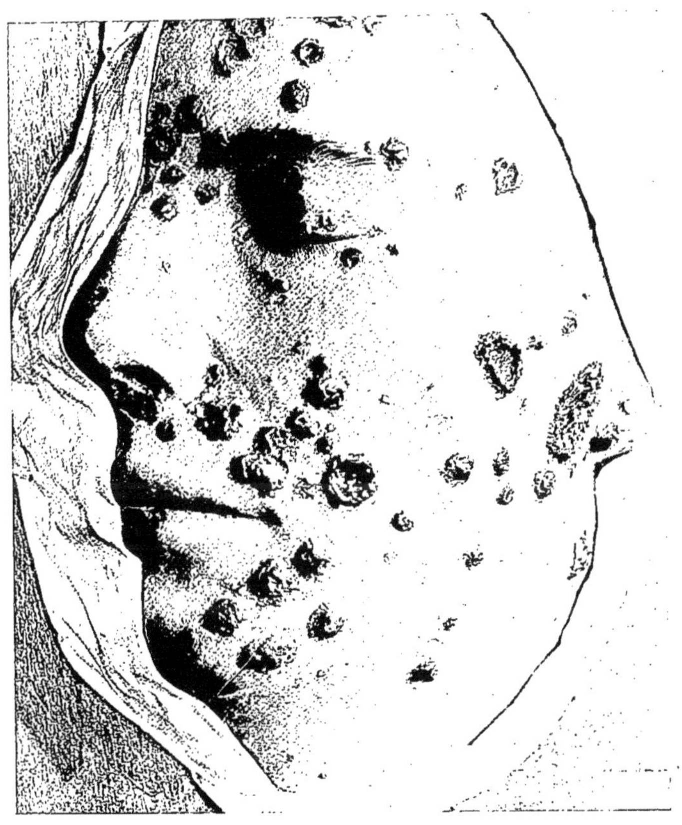

Fig. 85. — Impétigo du visage. Croûtes ambrées dites sigillaires. (Musée de l'hôpital Saint-Louis.)

l'ambre brouillé ou du miel d'abeilles, parfois brune par places, du fait d'une légère suffusion sanguine. Elle est adhérente à la peau, mais on peut pourtant la détacher d'une pièce sans la fracturer. Si on la brise, la cassure est nette comme d'un bloc de résine. Elle découvre un épiderme mouillé, rose, décortiqué, analogue à celui d'une brûlure superficielle faite par une goutte d'eau bouillante ou un vésicant.

103. La croûte de l'impétigo est produite par suffusion séreuse. — A la place de la croûte enlevée, surgit (quelquefois avec une strie de sang) une rosée séreuse, abondante au point de former une grosse goutte qui roulera sur la peau comme une larme. Celle-ci étanchée, il s'en fait une autre, et ainsi deux ou trois fois. C'est toujours un étonnement pour l'observateur de voir tant de liquide sortir d'une effraction si limitée. C'est cette effusion de sérum qui explique la croûte ; on la voit se reproduire sous ses yeux. En quelques heures, le sérum exsudé devient pâteux comme du miel en perdant de sa transparence (croûte mélitagrique). Puis elle se solidifie et devient semblable à une résine ou colophane.

104. Opposition des croûtes de l'impétigo et des porofolliculites. — Le mécanisme de formation de la croûte impétigineuse s'oppose donc de tous points à celui de la croûte staphylococcique. Celle-ci est la lésion même, solidifiée en sa forme, revêtue d'une double capsule épidermique comme un cristallin, et contenant du pus fait de leucocytes. La croûte impétigineuse est produite au contraire par l'effusion, au dehors, d'un sérum qui se coagule en surface, où elle fera un relief proportionnel à la masse du sérum exsudé.

105. Phlyctène circonférencielle à la croûte. — La croûte enlevée, si on assèche l'épiderme au-dessous d'elle, on voit la surface décortiquée recouverte d'un mince réticulum blanchâtre, adhérent, qui donne à l'épiderme mis à nu une couleur lilas clair.

En outre, si la croûte était toute récente, on voit qu'autour d'elle est un liséré de 2 à 5 millimètres de large, fait de l'épiderme corné, phlycténisé et décollé de la profondeur Sous cette collerette, adhérente à la peau saine par la périphérie, et maintenant libre de son adhérence à la croûte, on peut passer l'extrémité mousse d'un stylet ou la frange d'un pinceau. C'est qu'il s'agissait d'une lésion en accroissement, qui s'élargissait par ses bords sous la forme d'une phlyctène circulaire. Et cette phlyctène exsude aussi du sérum, et non du pus.

106. La lésion morte, la croûte tombe. — Si la lésion était plus ancienne, après six ou sept jours par exemple, la croûte est sèche ; c'est un carton. Autour d'elle, quand on la détache, on ne voit qu'une dentelle d'épiderme sec, en exfoliation ; et au-dessous d'elle aussi l'épiderme est sec. C'est une lésion qui va guérir. Néanmoins, et presque jusqu'alors, on trouvera au-dessous d'elle le lacis blanchâtre qui paraît un enduit passé au pinceau sur le fond rose de l'épiderme en rénovation.

107. Histologie et microbiologie de la croûte de l'impétigo. — Tels sont les phénomènes dont on est témoin quand on examine la croûte de l'impétigo et qu'on la détache. Examinons-la maintenant comme une pièce anatomique, fixée et débitée en coupes microtomiques, qui seront colorées comme d'usage.

Elle est friable et de coupe difficile. Il est rare d'en pouvoir obtenir des coupes entières. C'est qu'elle est uniquement faite par du sérum coagulé qui, à la coupe, se désagrège. A peine retrouve-t-on à sa surface quelques débris d'épiderme corné. Sa masse n'est découpée par aucun réseau cellulaire, c'est du sérum concrété. Si la croûte examinée ainsi a été prise au hasard, on est le plus souvent surpris de rencontrer dans son épaisseur des paquets de staphylocoques innombrables, agglomérés

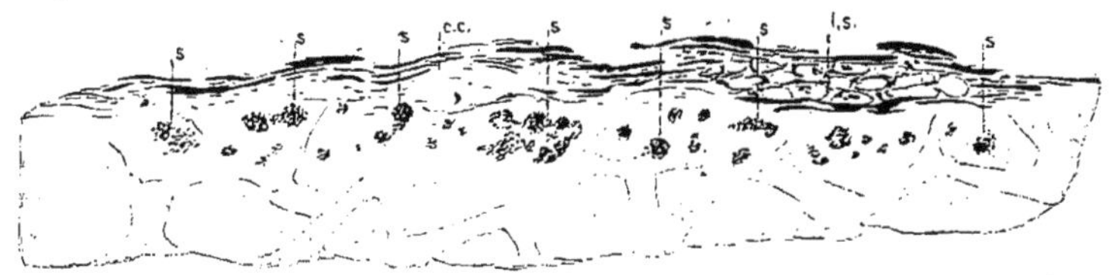

Fig. 86. — Coupe de la croûte séreuse d'un impétigo streptococcique.

c.c, couche cornée ; *l.s*, épanchement séreux intercellulaire, reste de la spongiose prévésiculaire ; *s*, *s*, *s*, amas staphylococciques nombreux pouvant faire croire à tort que le staphylocoque est la cause de la lésion.

en bancs horizontaux discontinus (fig. 86). Ces microbes en grains ronds, disposés côte à côte comme les œufs du frai de poisson, forment souvent des amas tels qu'ils en interceptent la lumière. Plus rarement, d'ailleurs, ce sont d'autres microbes, et par exemple un fin bacille en amas semblables.

La croûte de l'impétigo est donc souvent très microbienne et, le plus souvent, ce sont des staphylocoques en amas dont elle est farcie. Ce constat aide à l'intelligence de plusieurs faits très importants.

108. Conséquences des faits précédents. — D'abord, on comprend combien il était facile aux observateurs de prendre un microbe si abondant pour la cause même de la lésion et d'affirmer l'origine staphylococcique de l'impétigo.

Ensuite, on comprend sans peine que le staphylocoque multiplié au sein d'une croûte, pour lui milieu de culture parfait, soit devenu capable d'infecter à son tour la peau du voisinage et d'y semer ses propres lésions. Et cela est la vérité. Il est presque difficile de rencontrer un cas d'impétigo datant de plus d'une semaine et qui ne montre, entre ses croûtes discoïdes caractéristiques, quelques porofolliculites petites ou grosses, dont la forme, l'aspect et la localisation péripilaire témoignent de leur origine staphylococcique. On sait bien cliniquement que beaucoup d'impétigos laissent de la furonculose à leur suite ou des orgelets.

De là, pour les observateurs superficiels, une tendance à prendre ces lésions secondaires pour celles de l'impétigo à sa naissance et à dire que l'impétigo vrai naît d'une pustule, erreur expresse faite par beaucoup.

*109. **Comment on voit le streptocoque causal de l'impétigo.*** — Cependant, si on examine avec soin les coupes de croûtes de l'impétigo, dans leur profondeur, on trouve, à l'état d'unités séparées, des diplocoques oblongs, assez nombreux, réunis deux par deux en forme

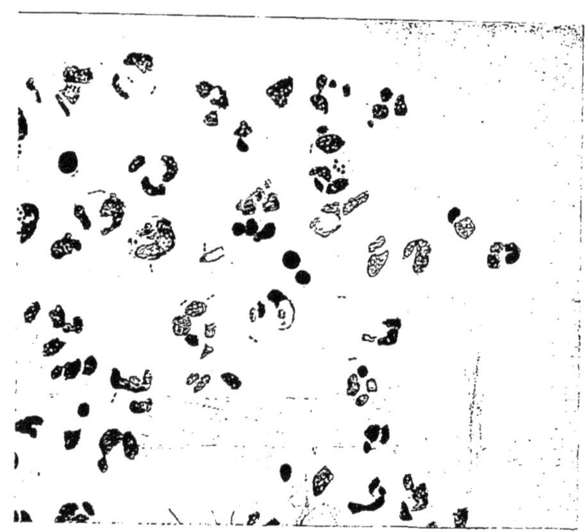

Fig. 87. — Examen direct de la sérosité louche de la phlyctène impétigineuse. Entre les globules blancs, dont quelques-uns contiennent des staphylocoques, on discerne les streptocoques libres sous forme de fins diplocoques oblongs. Gross. : 800.

de bissac, qu'un œil un peu habitué au microscope considérera aussitôt comme différents des staphylocoques en amas. Et même, dans les parties les plus profondes de la croûte, on rencontrera, très rares, de courts rubans sinueux de streptocoques dont les grains ordinairement hémisphériques sont accolés deux à deux.

Ces figures sont encore plus visibles et remarquables dans la couche blanchâtre sous-jacente à la croûte, adhérant à la peau, et qu'on en peut détacher au pinceau.

Et si, d'autre part, nous prélevons du sérum exsudé après ablation de la croûte et que nous l'examinions étalé sur une lame de verre, il ne montre presque plus de staphylocoques, mais seulement le diplocoque en unités doubles et rares (fig. 87).

110. — ***Résumons donc les faits qui précèdent*** et voyons les inductions qu'ils suggèrent.

1. La croûte de l'impétigo est produite par l'effraction d'une lésion antérieure à elle. Elle est faite de sérum coagulé.

2. Ce sérum devient très vite une culture de staphylocoques, mais, au moment de son effusion, il n'en contient pas.

3. Tandis qu'il contient, par éléments rares, le petit diplocoque en bissac que l'on retrouve distinct dans les parties profondes de la croûte, quelquefois sous la forme de courtes chaînettes.

4. Autour de la croûte jeune, se fait une lésion périphérique, et cette lésion est phlycténulaire. Elle ne contient pas de pus, mais un liquide séreux semblable à celui dont l'ablation de la croûte provoque l'effusion, et l'examen de ce liquide y montrera le même diplocoque.

On est donc porté à rechercher la lésion élémentaire de l'impétigo sous la forme d'une phlyctène claire, en éliminant d'emblée du sujet toutes les porofolliculites de voisinage, dues aux pullulations accessoires de staphylocoques.

111. La lésion primaire de l'impétigo est une phlyctène. — Alors, et si on maintient en observation étroite un cas d'impétigo en

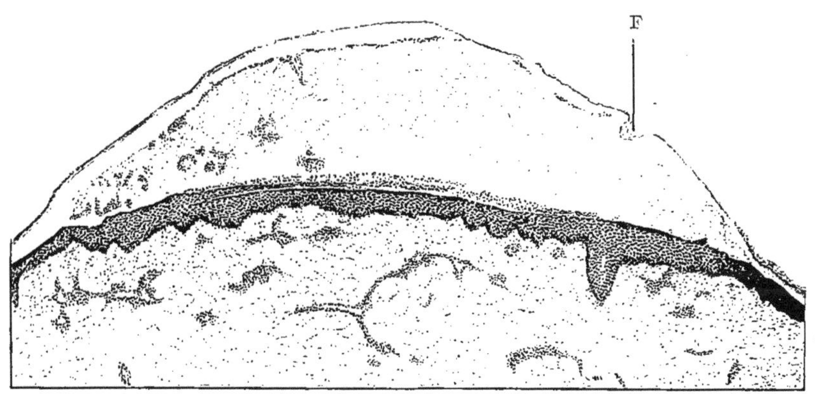

Fig. 88. — Phlyctène streptococcique sous-cornée, lésion première de l'impétigo. Elle ne contient que du sérum clair. Remarquer, à la surface de l'épiderme décortiqué, une litière de cellules épidermiques formant un smegma. En F, un ostium folliculaire, souvent microbien par avance, source des infections secondaires de l'impétigo. Gross. : 30.

voie d'extension, on trouvera une fois ou l'autre, entre les croûtes d'impétigo déjà formées, sur la région du cou, du front, des paupières, sous le menton, n'importe où, la petite phlyctène claire qui est la lésion princeps de l'impétigo.

Elle est de dimensions variables suivant son âge et l'épaisseur de la lame cornée de la région. J'en ai vu de grosses comme des perles et d'autres comme un petit pois. Il en est même de bien plus grosses, au niveau des épidermes cornés épais ; nous les retrouverons.

Sur le cou, le front, les paupières, ce sont de petites bulles minces, peu tendues, ridées, tremblotantes, ayant la forme d'un ballon mal gonflé, souvent irrégulières de forme, parce que bridées intérieurement par quelque tractus fibrineux ou par une corde de cellules cornées dissociées.

112. Infections secondaires rapides de cette phlyctène. — Au début, ces phlyctènes sont claires, mais elles deviennent troubles (fig. 92), et, quand elles sont situées sur un plan vertical, ce trouble se décante. Les globules blancs qui le constituent tombent au fond, au point déclive, pour y faire un ménisque jaunâtre. De même, on voit, dans l'hypopyon, un semblable dépôt de leucocytes sous la forme d'un croissant de lune à concavité supérieure, et, quand il y a plus de leucocytes, la phlyctène placée verticalement est comme partagée en deux moitiés, dont l'inférieure jaune et l'autre translucide.

Rien qu'à la vue, on se rend compte de la fragilité de cette bulle molle, qui n'a pour paroi qu'une couche cornée transparente. Et, si on la rompt volontairement, on voit s'effuser deux ou trois grosses gouttes de sérum de la surface décortiquée, qui n'a que quelques millimètres carrés de surface. Si on laisse ce sérum se coaguler, le lendemain, on se trouvera en présence de la croûte authentique de l'impétigo.

113. Biopsie de la phlyctène de l'impétigo. — Au lieu de rompre cette phlyctène, enlevons-la par biopsie, et voici ce que nous verrons (fig. 88). C'est une coupole surbaissée, dont la voûte mince est faite de la couche cornée décollée. La phlyctène est remplie d'un liquide clair (et cependant en un point de la coupole on voit la trace d'un orifice pilaire où, s'il s'était trouvé des grains staphylococciques, se seraient produites des cultures secondes).

Au-dessous de la coupole, quelques éléments cellulaires, moitié cellules épidermiques, moitié cellules migratrices ; de même, quelques leucocytes (sous la voûte de la coupole à gauche).

Le plancher de la lésion est constitué par un épiderme presque intact, dont fut détachée la seule couche cornée soulevée par la phlyctène. Les lésions du derme sont minimes : c'est un peu de congestion périvasculaire très légèrement indiquée... Tout cela correspond parfaitement à ce que l'examen clinique nous montre.

Si nous examinons (fig. 89) le plancher de l'épiderme, nous voyons seulement que ce qui paraît à sa surface comme un réticulum fibrineux est en réalité une sorte de smegma, fait de cellules épidermiques macérées, mélangées à quelques leucocytes à noyau tréflé.

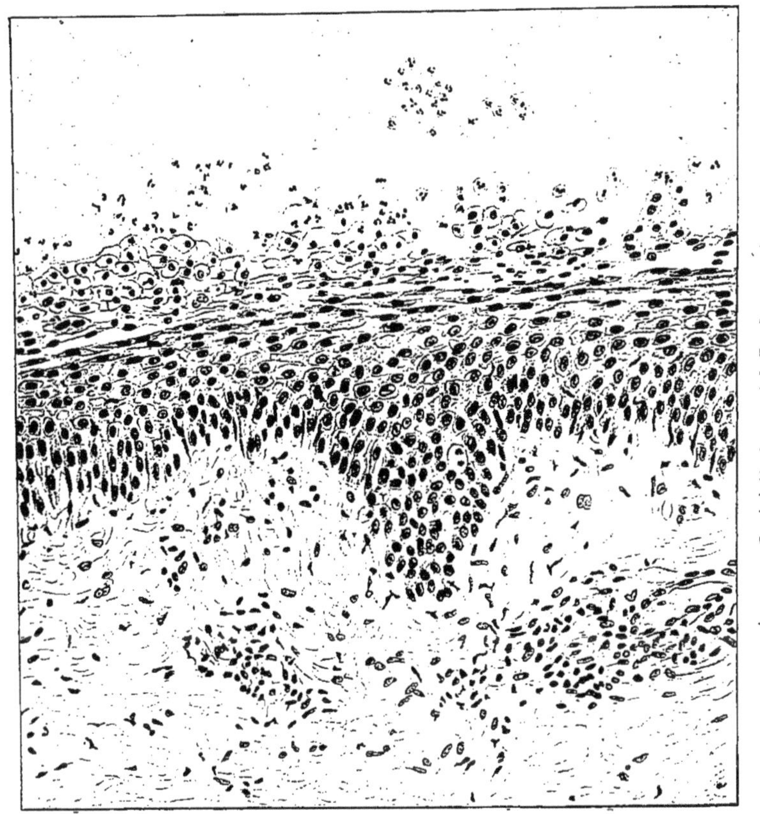

Fig. 89. — Le plancher de la phlyctène streptococcique. Il est recouvert de cellules épidermiques gonflées, constituant une sorte de smegma. Gross. : 300.

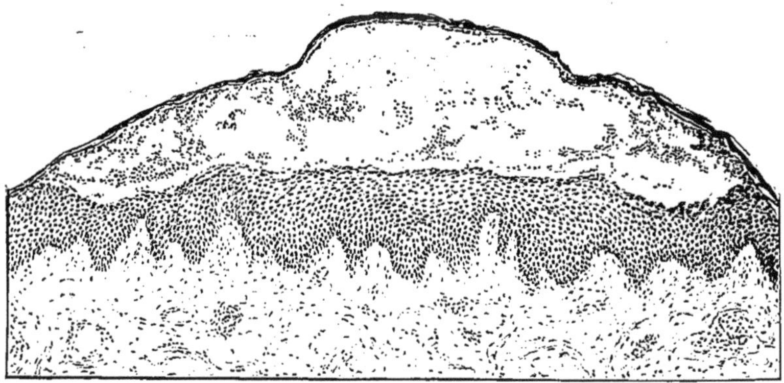

Fig. 90. — Phlyctène streptococcique de l'impétigo vrai, dont le contenu séreux commence à s'infiltrer de leucocytes. Gross. : 85.

Une phlyctène enlevée quelques heures plus tard nous montrera (fig. 90) sa cavité un peu plus peuplée de leucocytes, avec, par places, l'épiderme

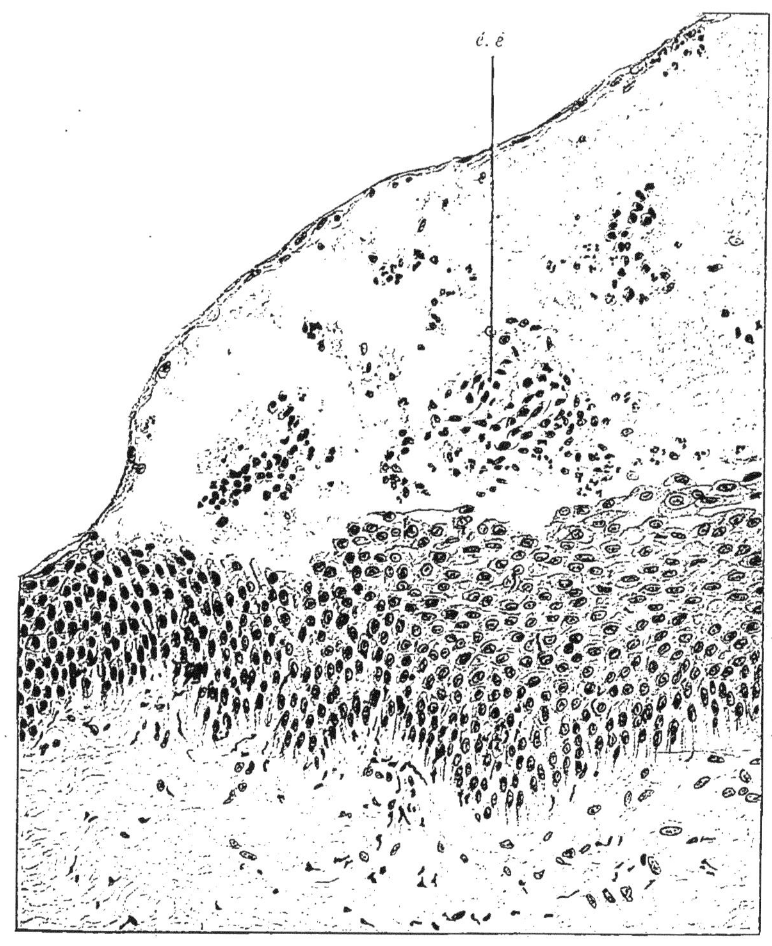

Fig. 91. — Phlyctène streptococcique de l'impétigo. Gross. : 350.

Dans le sérum de la phlyctène, on observe une quantité de cellules épidermiques détachées, flottantes (*é. é*), et des leucocytes.

sous-jacent moins intact. A un plus fort grossissement, l'épiderme du plancher de la phlyctène paraît à peine plus disloqué. Des cellules épidermiques flottent dans le liquide séreux en même temps que des leucocytes (fig. 91).

Une biopsie faite encore plus tard nous montrera l'invasion progressive des leucocytes, caractéristique de l'infection staphylococcique seconde (fig. 92). Et, au-dessous de l'épiderme qui garde son épaisseur,

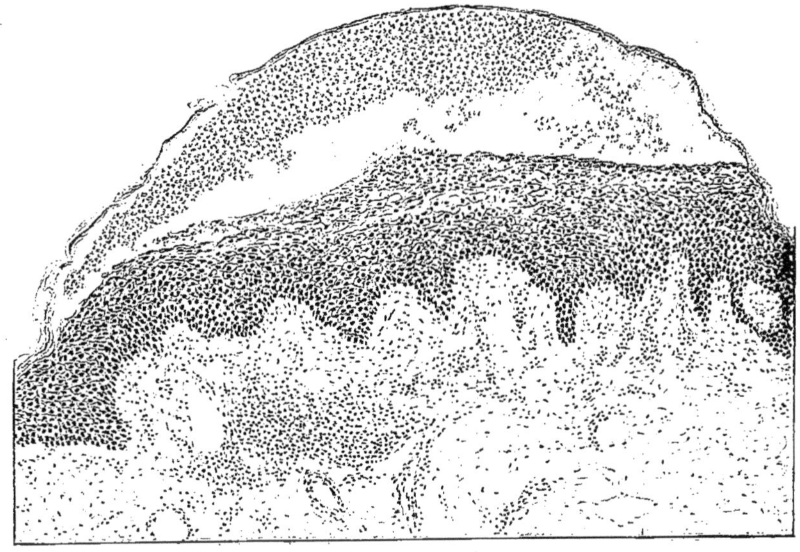

Fig. 92. — Phlyctène streptococcique séreuse dans laquelle les infections secondes amènent une infiltration leucocytaire de plus en plus abondante. Gross. : 100. Congestion du derme et afflux de cellules monocytaires.

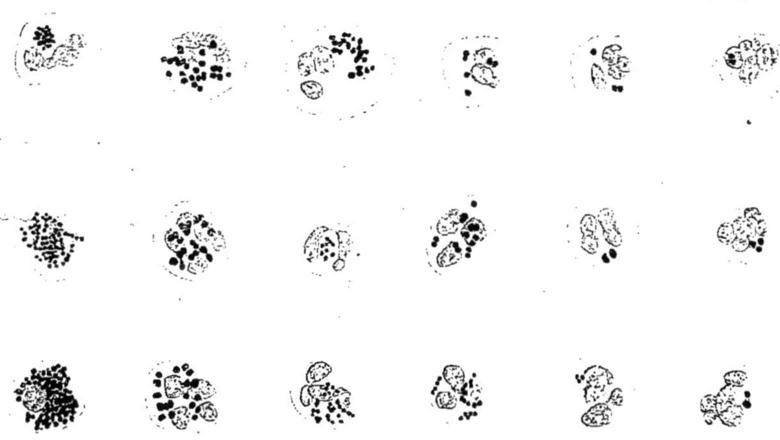

Fig. 93. — La phagocytose dans l'impétigo. Gross. : 1 000. Staphylocoques secondaires.

une dissociation des couches cellulaires superficielles infiltrées de leucocytes. La congestion dermique sous-jacente est beaucoup plus accentuée. En outre, si nous examinons les cellules immigrées à un plus fort grossissement, nous y rencontrerons de fréquents exemples de phagocy-

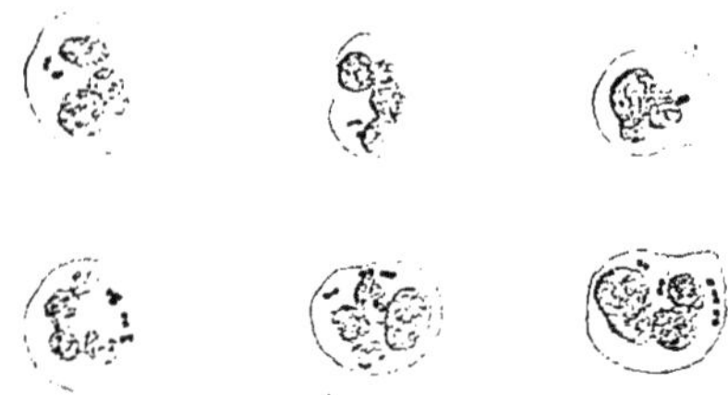

Fig. 94. — La phagocytose dans l'impétigo. Gross. : 1 000. Streptocoques primitifs.

tose (fig. 93). Et tantôt il s'agit de gros staphylocoques inclus dans les cellules, tantôt de points plus fins et diplococciques (fig. 94). Tout cela concorde pleinement avec les faits que nous connaissons déjà et éclaire l'observation clinique attentive.

114. Cultures du streptocoque de l'impétigo. — Voyons par comparaison ce que les cultures nous apprendront. La culture de l'impétigo est délicate, et c'est pourquoi tant d'auteurs y ont fait des fautes.

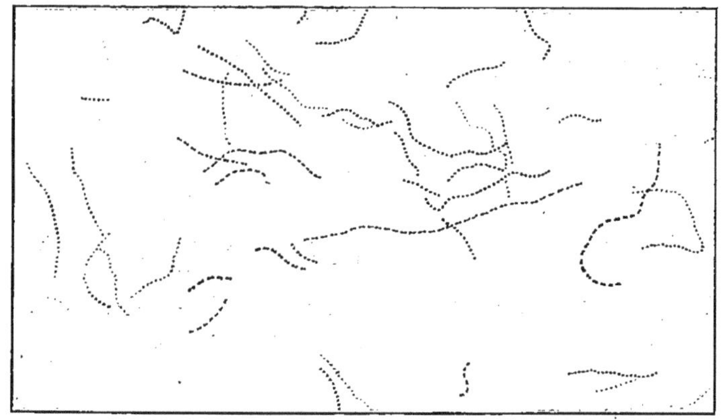

Fig. 95. — Examen après douze heures d'une culture en pipette en bouillon-sérum de la phlyctène impétigineuse. Gross. : 350.

Prenez le liquide exsudé ou des fragments de croûtes, ensemencez sans précaution, sur tous milieux banaux, vous y verrez, sans manque, pousser des cultures serrées de staphylocoques, même sur trois et quatre traits successifs du fil de platine. Il faudra des cultures en longue série faites sur du sérum coagulé, sans recharger la baguette d'ensemencement, pour trouver, entre les colonies staphylococciques opaques, mais devenues plus rares, les très petites colonies punctiformes translucides du streptocoque. La chose est aisée à comprendre : Vous avez côte à côte deux microbes de vitalité et de fragilité très différentes, d'une part le staphylocoque qui pousse très vite sur n'importe quoi,

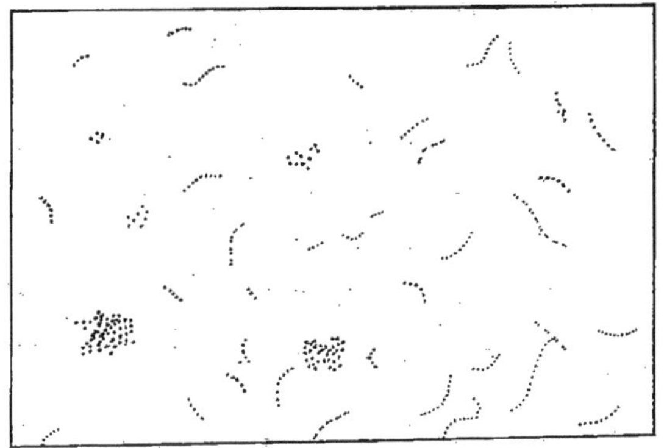

Fig. 96. — Examen après douze heures d'une culture en pipette en bouillon-sérum de la phlyctène impétigineuse surinfectée de staphylocoques. Gross. : 350.

d'autre part le streptocoque, bien plus fragile, de culture lente sur les milieux artificiels ; le premier recouvrira le second. Ainsi Unna et Mme Schwenter-Traschler ont-ils pu écrire un volume sur l'impétigo et en donner de très bonnes figures, sans en avoir identifié le microbe causal.

Mais si, au lieu de cultiver sans précaution le sérum effusé de la lésion ouverte, vous pratiquez, comme je l'ai dit, sur plusieurs tubes successifs de sérum coagulé, des traînées au fil de platine sans le recharger, vous pourrez obtenir la culture du streptocoque entre les colonies staphylococciques, toujours plus nombreuses sur les premiers traits.

115. Méthode de Griffon-Balzer. — Et puis, vous avez la très ingénieuse méthode inventée par Griffon. Recueillez le sérum effusé dans l'effilure d'une pipette à demi pleine de bouillon-sérum, et portez à l'étuve à 39°.

Après neuf ou dix heures, cassez l'effilure de la pipette : vous trouverez, dans les premières gouttes recueillies, du streptocoque pur en abondance, et, si vous examinez le liquide des régions hautes de la pipette, c'est du staphylocoque que vous trouverez. Vous avez recueilli avec le sérum les germes de deux microbes, mais l'un, aérobie exclusif, ne s'est développé librement qu'au contact de l'air.

Dans l'effilure qui fournit aux microbes des conditions de vie anaérobie relative, le streptocoque, anaérobie facultatif, a pu se développer aussi librement (fig. 95).

Mais, au lieu de faire cet examen après huit ou neuf heures, si vous le remettez au lendemain, certes le streptocoque y sera toujours visible, mais au milieu des masses du staphylocoque partout multiplié (fig. 96). Combien d'erreurs expliquent ces simples observations, qui donnent en même temps le moyen de les éviter !

116. Provenance des infections secondes de la phlyctène. — Plusieurs objections se posent naturellement quand on a lu ce qui précède. Et d'abord, comment le staphylocoque se trouve-t-il à point nommé pour infecter la lésion streptococcique primitive? C'est ici qu'il faut se rappeler un fait plus haut démontré, à savoir combien il est fréquent de rencontrer des graines de staphylocoques dans les orifices pilaires de la peau normale. En quelque point que se produise une phlyctène, elle soulèvera l'épiderme de plusieurs orifices folliculaires. S'il y existe un germe, il germera, et voilà constituée l'infection staphylococcique secondaire.

Et c'est aussi pourquoi cette infection est rare ou tardive quand la phlyctène streptococcique se produit à la pulpe du doigt, à la paume de la main, parce que, là, il n'y a pas de follicules.

117. L'impétigo est dû au seul streptocoque. — On pourra dire aussi : est-ce que l'impétigo ne résulterait pas d'une symbiose strepto-staphylococcique? Mais cette idée est démentie par les mêmes phlyctènes au niveau des épidermes cornés épais, puisque le streptocoque s'y rencontre seul, et c'est pourquoi la phlyctène reste claire.

La lésion épidermique du streptocoque est séreuse et celle du staphylocoque est suppurée. Le staphylocoque provoque l'*exocytose* et fait une pustule. Le streptocoque produit de l'*exosérose*, et c'est une phlyctène. L'afflux leucocytaire, quand il survient dans la phlyctène, est lié à la présence du staphylocoque.

118. Inoculations à l'animal. — D'après les expériences que j'ai faites, le streptocoque de l'impétigo serait toujours d'une très haute virulence. Injecté à faible dose dans la veine marginale du lapin, il l'a tué constamment en vingt-deux ou vingt-quatre heures. Mais ces expériences n'ont pas été assez longtemps poursuivies. Elles seraient toutes à reprendre. Elles élucideraient une foule de points qui nous restent encore inconnus. Elles nous diraient si le streptocoque de l'impétigo est ou non le streptocoque qui fait les septicémies, l'érysipèle, etc. ; à quel point il est spécialisé dans sa fonction...

L'étude des streptococcies cutanées est beaucoup moins avancée que celle des staphylococcies. C'est là un des sujets qui me semblent les plus propres à devoir tenter des dermatologistes jeunes qui auraient du temps et de la patience.

119. — Tout récemment, le Dr Haxthausen, de Copenhague, a préconisé la culture du streptocoque de l'impétigo en milieux liquides additionnés de un demi à 1 p. 100 000 de crystal-violet, cet antiseptique empêchant les staphylocoques plus que le streptocoque de se développer. Nous mentionnons ce travail, sans avoir eu le temps de répéter ces expériences. L'auteur semblé admettre que la méthode de culture du streptocoque en bouillon-sérum dans l'effilure d'une pipette est quelquefois plus fine et le décèle là où la sienne ne le démontre pas. Il est possible néanmoins que ce nouveau procédé rende plus facile la vérification des faits qui précèdent et que le Dr Haxthausen a pour la plupart confirmés (1).

(1) H. Haxthausen, Les streptococcies épidermiques étudiées par une nouvelle méthode de culture. (*Annales de dermatologie et de syphiligraphie*, sixième série, n° 4, avril 1927, p. 201.)

CHAPITRE II

DIVERSES FORMES SYMPTOMATIQUES DES STREPTOCOCCIES ÉPIDERMIQUES

120. *Les poussées d'impétigo varient spontanément de forme et d'intensité.* — 121. *Même chez l'enfant, l'impétigo peut se montrer sous des formes atténuées.* — 122. *Même chez l'adulte, on peut rencontrer un impétigo sérieux.* — 123. *Il y a des impétigos florides, de symptômes exceptionnellement accusés et spécialement contagieux.* — 124. *Les soi-disant pemphigus du nourrisson semblent des impétigos.* — 125. *Sous leur forme bénigne, ce sont les « syphiloïdes post-érosives circinées » de Sevestre et Jacquet.* — 126. *Il en existe des formes graves :* pemphigus épidémiques *aigus généralisés.* — 127. *Il en existe des formes ulcéreuses : ecthyma généralisé.* — 128. *Car l'impétigo peut devenir ulcéreux et nécrotique, c'est* l'ecthyma *de Rayer.* — 129. *Évolution de l'ecthyma.* — 130. *Histologie de l'ecthyma.* — 131. *Même aux membres inférieurs, tous les impétigos ne deviennent pas de l'ecthyma.* — 132. *On y voit même des impétigos en nappe que l'on observe plus fréquents en d'autres régions.* — 133. *Étiologie de l'ecthyma.* — 134. *Pouvoir nécrotique du streptocoque.* — 135. *Sur les mœurs du streptocoque.* — 136. *Impétigo scabieux.* — 137. *Impétigo pédiculaire ou granulata.* — 138. *L'impétigo diffère de lui-même suivant ses localisations régionales.* — 139. *Kératite phlycténulaire et leucomes.* — 140. *Rhinite antérieure impétigineuse.* — 141. *La perlèche.* — 142. *L'eczéma orbiculaire des lèvres.* — 143. *La tourniole.* — 144. *Impétigo de la face dorsale des doigts et des mains.* — 145. *Impétigo des jambes et des pieds.* — 146. *Bulles streptococciques des épidermes cornés épais.*

***120.* L'impétigo varie de formes et d'intensité.** — Le tableau clinique que j'ai présenté de l'impétigo (§ 95) concerne un cas déjà plus complet qu'on n'en rencontre d'ordinaire, car il est rare de voir l'impétigo montrer à la fois toutes les lésions qu'il peut créer. Je dois dire maintenant ce que sont les impétigos plus bénins, et aussi les impétigos florides, de symptômes beaucoup plus frappants, mais bien plus rarement observés.

***121.* Formes atténuées.** — On voit souvent des impétigos faits de quelques éléments : deux ou trois, trois ou quatre. Ainsi en est-il, par exemple, chez les derniers sujets contaminés d'une épidémie (fig. 97).

Au moins en général, plus le sujet est d'âge avancé, moins on observe de suintement ; alors la croûte est moins saillante ; elle reste jaune, mais prend un aspect papyracé. De même, plus une poussée d'impétigo marche à sa fin, plus les lésions nouvelles sont abortives : simples érosions à peine suintantes, de traitement facile ou qui disparaissent sans traitement.

122. Formes sévères. — Cependant, l'adulte même peut présenter un impétigo sévère. Si c'est un homme, et qu'il se rase, l'action fâcheuse

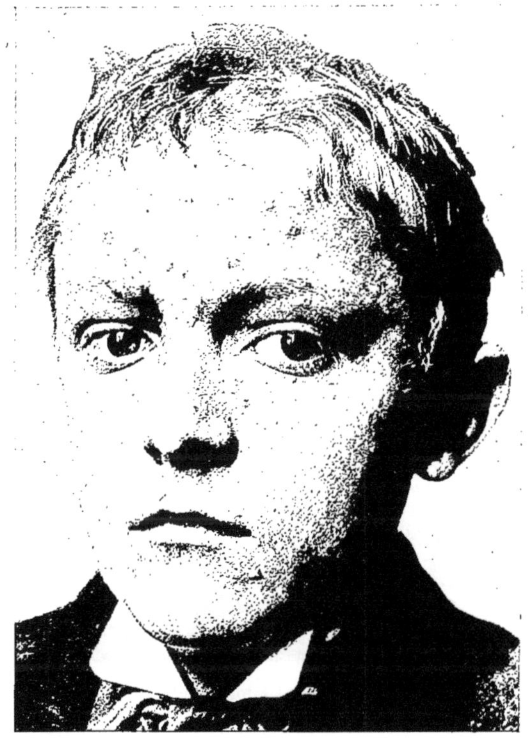

Fig. 97. — Impétigo de la face. Forme discrète à petits éléments. (Malade de Sabouraud. Cliché de Noiré.)

du rasoir est évidente ; toutes les régions rasées sont ensemencées de lésions nouvelles (fig. 98).

123. Formes florides. — Par exception, on peut, soit chez l'enfant, soit chez l'adulte, rencontrer des cas si aigus, de symptômes si amplifiés, que leur aspect fait hésiter le diagnostic. Non seulement cet impétigo revêt ainsi une forme inaccoutumée, mais sa contagiosité est telle qu'il détermine presque à coup sûr une épidémie familiale. Tels furent les cas observés par Tilbury Fox, et qu'il décrivit sous le nom nouveau d'*impetigo contagiosa*, ne pouvant croire qu'il s'agit du même impétigo commun décrit jadis par Willan.

Ce sont des cas exceptionnels, dont j'ai seulement rencontré quelques exemples, mais un entre tous si remarquable que j'en garde mémoire après trente ans. C'était chez un jeune ménage, de haute situation sociale, ayant quatre enfants en bas âge. Le père, la mère, les quatre enfants,

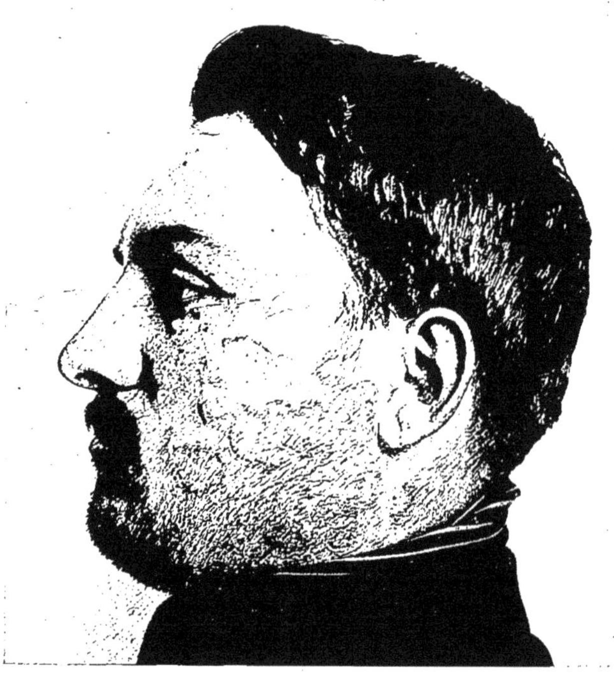

Fig. 98. — Impétigo de la face chez l'adulte. Lésions multipliées par le rasage et semi-confluentes. (Malade de Sabouraud. Cliché de Noiré.)

la nurse et la bonne furent contaminés à quelques jours d'intervalle, et les lésions se développèrent chez tous avec une brutalité incroyable. Entre les croûtes déjà faites, les phlyctènes initiales étaient si visibles que les parents eux-mêmes les signalaient comme le début des lésions nouvelles. Certaines bulles avaient plus d'un centimètre de diamètre un demi-centimètre de saillie. Les croûtes faites s'agrandissaient de jour en jour, par la naissance autour d'elles d'une phlyctène remplie de liquide séreux. Le lendemain, la phlyctène était remplacée par une croûte, circonférencielle à la précédente, et qui l'élargissait d'autant. Ces croûtes ostréacées montraient, séparées par une ligne de démarcation, les parties formées la veille des parties faites le lendemain.

Chose remarquable, plusieurs lésions guérissaient par le centre et progressaient par leur pourtour ; ainsi devenaient-elles annulaires, formant un médaillon de 3 ou 4 centimètres de diamètre. Chose rare aussi, les lésions avaient une tendance à creuser l'épiderme sous-jacent. Plusieurs laissèrent ainsi des traces roses, dénivelées par rapport à la peau du voisinage. Certaines ont dû laisser de légères cicatrices.

Comme dans les grandes épidémies de teigne tondante, tous les points saillants du visage et du cou étaient inoculés de préférence : le bout du nez, l'ourlet de l'oreille, la saillie de la septième vertèbre cervicale, etc. Beaucoup de ces lésions aux mains, aux doigts, sous la forme de tournioles, plusieurs sur les bords du cuir chevelu, et, chez un des enfants, dix ou douze lésions croûteuses de 3 centimètres de diamètre en plein cuir chevelu.

Toute la maison fut contaminée, même des gens de service qui ne soignaient pas les enfants. En tout, neuf personnes furent atteintes ; tout cela en dépit d'une hygiène habituelle parfaite. Si donc l'impétigo est surtout une maladie de sordidité, il ne faut pas croire que le manque de soins et de propreté soit toujours à l'origine d'une épidémie, et nécessaire à son développement.

124. Pemphigus épidémique. — A mon avis, c'est à des formes semblables de l'impétigo commun que doit être rattaché le soi-disant pemphigus épidémique des nourrissons, lequel survient surtout dans les services de crèche..., éruption plus ou moins extensive et généralisée de bulles, en toutes régions, mais dont le point de départ habituel est aux fesses. Partout il est signalé par une série de bulles claires qui deviennent louches, faciles à rompre, et que les soins de toilette déchirent automatiquement. La nature, l'origine et le traitement de cette affection ont donné lieu entre les médecins d'enfants à des discussions sans fin.

125. Ses formes rudimentaires. — A mon avis, on doit en considérer deux formes : la forme abortive et la forme extensive généralisée.

La *forme abortive* et rudimentaire du soi-disant pemphigus du nourrisson a été vue et bien décrite par Sevestre et Jacquet, mais sous le nom très mauvais de *syphiloïdes post-érosives circinées*. Le nom de « syphiloïdes » donné à ces lésions venait de leur ressemblance avec des plaques muqueuses cutanées, mais toutes les érosions épidermiques se ressemblent, et même celles de l'impétigo banal copient celles d'une brûlure ou d'un vésicant. Le qualificatif « post-érosives » signalait bien leur naissance par destruction d'une vésicule ou d'une phlyctène, et le mot « circinées » visait leur contour arrondi et leur disposition en arc de cercle.

Ces lésions, nées autour de l'anus, proviennent peut-être d'une première infection rectale, car cette localisation de début est presque constante. C'est toute une série d'érosions superficielles ressemblant à ce que produirait un fort coup d'ongle abrasant l'épiderme d'un côté plus que de l'autre. Ces cas sont plus connus des médecins d'enfants que des dermatologistes ; les rares exemples que j'en ai vus à l'hôpital étaient d'un impétigo des fesses, spécial seulement par sa localisation et son aspect toujours érosif, les fréquents lavages empêchant les croûtes de se produire.

126. — Le grand ***pemphigus infectieux épidémique*** des nourrissons ne me paraît le développement floride du type clinique précédent.

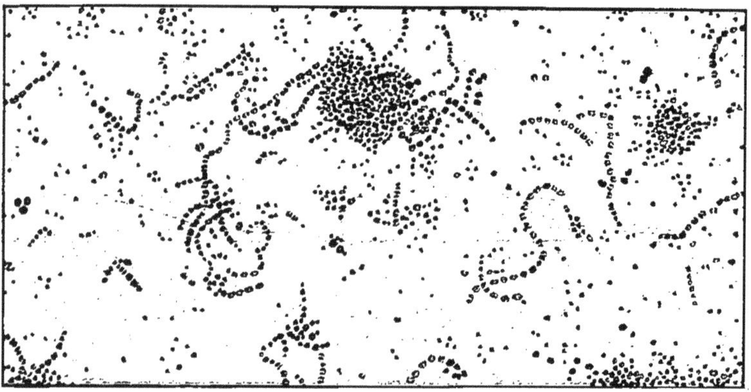

Fig. 99. — Culture de vingt-quatre heures, en pipette, en bouillon-sérum, de l'exsudat des bulles d'un pemphigus du nourrisson. Gross. : 1 200.

Il commence par un érythème vésiculeux de la région fessière, mais il se propage à distance et même à la face, et s'accompagne « notamment de périonyxis qui sont de véritables tournioles » (Lelorier).

Les médecins d'enfants ont des avis divers sur l'origine de cette maladie. Comme la surinfection staphylococcique est de règle dans les vésicules d'impétigo, ici comme ailleurs, plusieurs incriminent seulement le staphylocoque doré, mais ils ne disent pas qu'ils aient pratiqué la recherche du streptocoque dans les bulles, par le procédé de Griffon-Balzer, le seul qui donne des résultats véridiques. Or, dans les cas, rares, il est vrai, où j'ai été à même d'y recourir, c'est bien le streptocoque que m'ont donné la culture en pipette en bouillon-sérum et l'examen de son contenu dix heures après l'ensemencement (fig. 99). A mon avis, donc, et jusqu'à plus ample informé, le soi-disant pemphigus épidémique des nourrissons est la forme extensive d'impétigo que cet âge peut présenter.

127. — D'ailleurs on peut voir le soi-disant pemphigus aigu du nour-

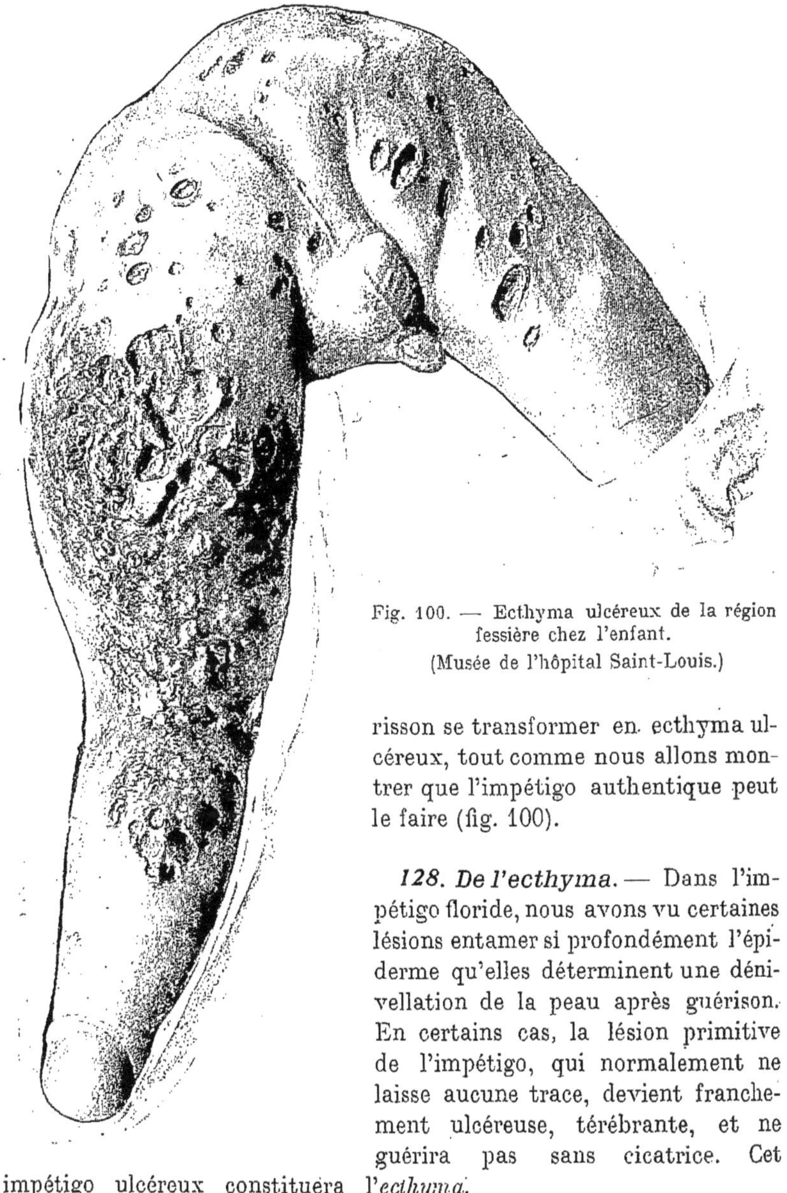

Fig. 100. — Ecthyma ulcéreux de la région fessière chez l'enfant. (Musée de l'hôpital Saint-Louis.)

risson se transformer en ecthyma ulcéreux, tout comme nous allons montrer que l'impétigo authentique peut le faire (fig. 100).

128. De l'ecthyma. — Dans l'impétigo floride, nous avons vu certaines lésions entamer si profondément l'épiderme qu'elles déterminent une dénivellation de la peau après guérison. En certains cas, la lésion primitive de l'impétigo, qui normalement ne laisse aucune trace, devient franchement ulcéreuse, térébrante, et ne guérira pas sans cicatrice. Cet impétigo ulcéreux constituera l'*ecthyma*.

Comme tous les vieux termes dermatologiques, au cours des âges, celui-ci a changé de sens. D'ailleurs, tous les vocables de la nosographie cutanée ont désigné d'abord un syndrome avant de désigner une maladie. On appelait ecthyma toute ulcération consécutive à une gomme dermique ou même à des furoncles ; ainsi appelait-on « ecthyma des cavaliers » ce qui n'est qu'une furonculose abortive ; et c'est Rayer qui a décrit l'ecthyma comme on doit le comprendre aujourd'hui.

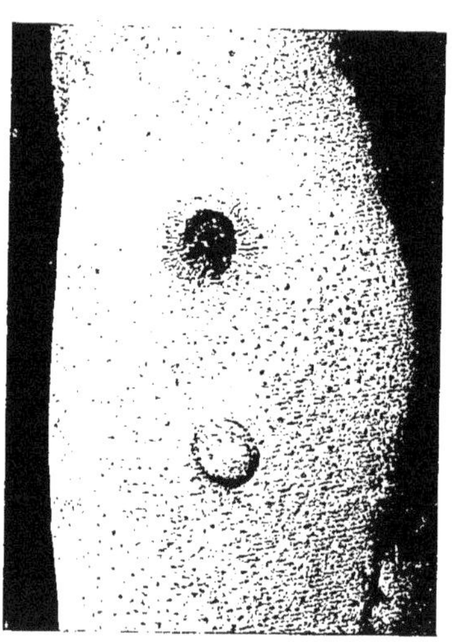

Fig. 101. — Ecthyma de la jambe. En bas, la phlyctène initiale de l'impétigo. En haut, la lésion ouverte demi-ulcéreuse. (Malade de Brocq. Cliché de Belot.)

Pour que l'ulcération d'un impétigo se produise, il faut un ensemble de causes générales ayant diminué la résistance physiologique du sujet. Il y a un ecthyma des vieillards et des cachectiques, mais c'est le plus souvent une lésion des jeunes gens surmenés, surmenés par des fatigues physiques avec une alimentation insuffisante. L'ecthyma chez les vagabonds est connu ; de même celui du soldat en manœuvres. Pendant la guerre, on en a vu maints exemples.

Toujours l'impétigo précède l'ecthyma. C'est un impétigo du visage ou des mains, ou des doigts, qui l'inoculent par grattage aux membres inférieurs, et, s'il y a pédiculose, on peut comprendre l'essaimage des lésions par tout le corps.

129. Évolution de l'ecthyma. — Pour Rayer, l'ecthyma vrai « idiopathique » avait une histoire en cinq actes : un premier, d'« injection sanguine » et de tuméfaction ; un deuxième, caractérisé par la vésicule plate, emplie de sérosité purulente ; un troisième, dans lequel la lésion ouverte laissait voir une pseudo-membrane. Au quatrième, correspondait l'ulcère en godet, à bourrelet dur. Le stade final de réparation était caractérisé par l'affaissement des bords et la cicatrice. Nous connaissons les trois premiers stades de l'ecthyma par l'impétigo (fig. 101), mais il faut examiner les autres (fig. 102 et 103).

Presque toujours, c'est aux membres inférieurs que l'ecthyma prend ses caractères les plus tranchés. Le plus souvent, quand la phlyctène a disparu par grattage, elle est remplacée par une croûte mince qu'un pli à la peau fait craqueler ; alors, la plaie sous-jacente laisse sourdre des gouttes de sérosité roussâtre, qui découlent au long du membre malade, si le patient est placé debout (fig. 102).

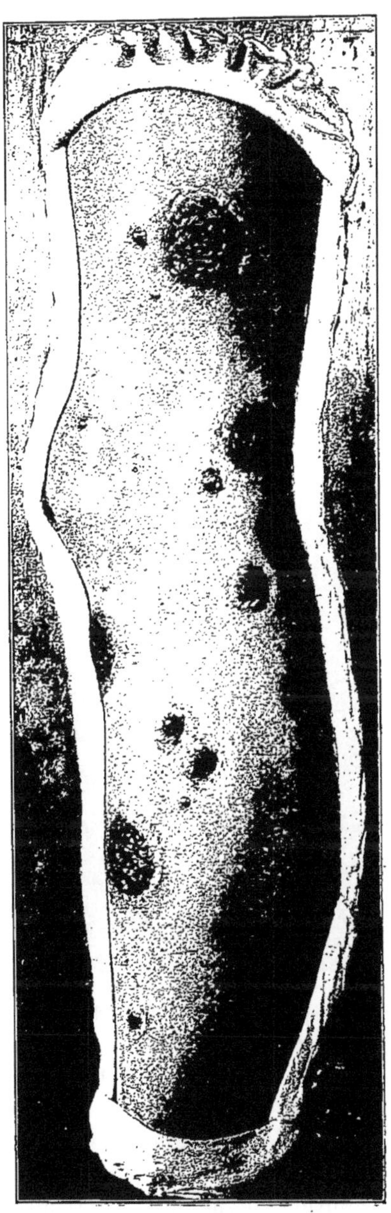

Fig. 102. — Ecthyma à la phase ulcéro-croûteuse : ancien *rupia* de Bateman. (Malade de Lailler. Musée de l'hôpital Saint-Louis.)

La croûte enlevée, apparaît l'ulcération (fig. 103). Elle semble plus creuse qu'elle n'est en réalité, à cause de la congestion de ses bords qui les surélève. Elle est sanieuse, de couleur rousse ou violâtre, par conges-

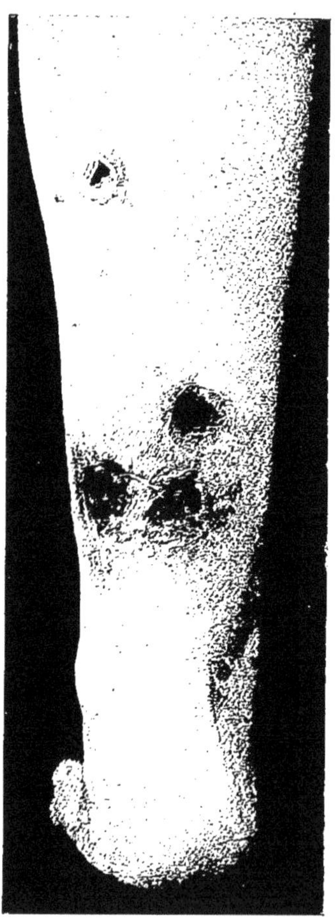

Fig. 103. — Ecthyma de la jambe : phase ulcéreuse. (Malade de Brocq. Cliché de Schaller.)

tion sous-jacente, revêtue de détritus sphacéliques adhérents au fond. (C'est la fausse membrane de Rayer.) On trouve ainsi, sur chaque jambe, de deux à dix lésions, les unes plus larges, les autres moins, mais très semblables entre elles.

L'ecthyma varie d'évolution suivant les cas. Il n'est sérieux que s'il vient compliquer un état général déjà sans remède. S'il survient chez un surmené jeune, le repos au lit, des bains, suffiront à décongestionner le membre malade; avec des traitements simples, les lésions marcheront vers la guérison.

Du reste, l'ecthyma montre peu de symptômes fonctionnels. Il est très sensible au toucher, aux contacts, mais par lui-même bien moins douloureux que le furoncle, et c'est le grand nombre des lésions qui détermine une impotence, en rapport avec l'œdème et la congestion du voisinage. Lorsque tous ces symptômes diminuent avec le repos et le traitement, le fond de l'ulcération se déterge et bourgeonne, en même temps que ses bords s'affaissent ; il ne reste qu'une ulcération plate qui s'épidermise. La cicatrice est souvent gaufrée et varioliforme, d'autres fois lisse, presque toujours pigmentée, brunâtre, et l'aréole pigmentée reste plus large que la cicatrice.

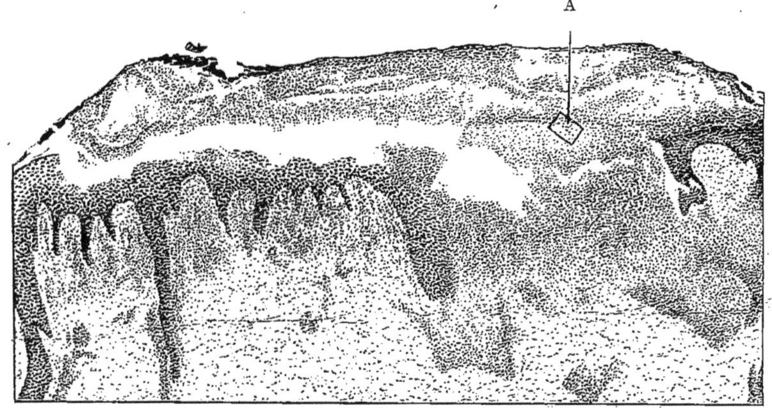

Fig. 104. — Ecthyma. Phase ulcéreuse. Gross. : 40.

L'épiderme est érodé sur toute la surface de la lésion. L'ulcération commence sous le point A.

130. Histologie de l'ecthyma. — Si l'on examine une lésion d'ecthy-

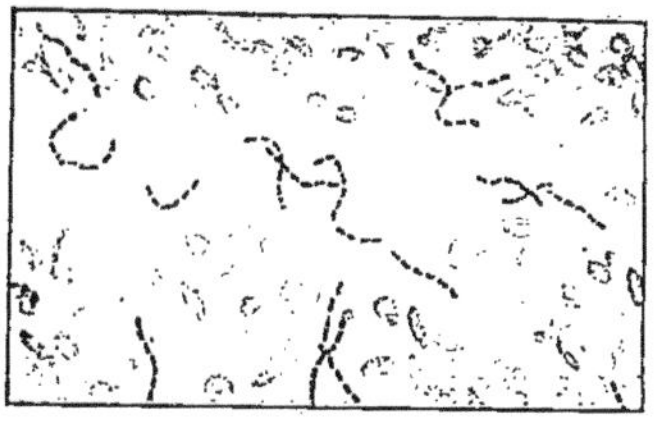

Fig. 104 *bis*. — Point A de la figure précédente. Gross. : 750.

ma après biopsie (et celle-ci ne peut guère porter que sur une lésion au début), on voit très bien l'érosion épidermique partout plus profonde que dans l'impétigo (fig. 103). Par places, elle disloque l'épiderme entier et atteint le derme. Dans la profondeur de l'ulcération, le streptocoque

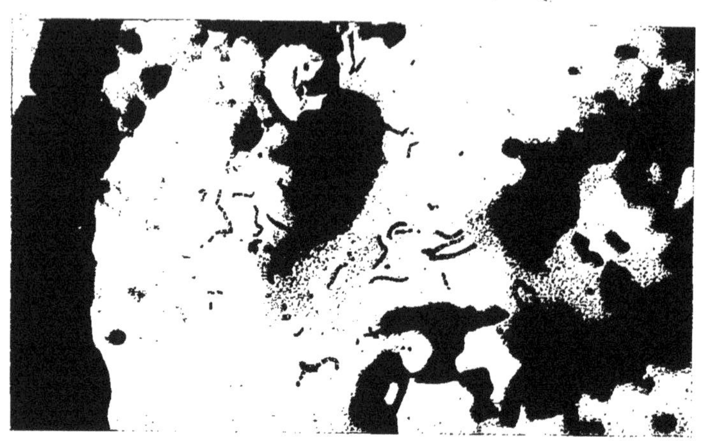

Fig. 105. — Microphotographie de Noiré montrant les courtes chaines streptococciques dans la couenne fibrineuse et nécrotique de l'ecthyma. Gross. : 600.

fourmille (fig. 104), et à côté de ses chainettes on ne voit point d'autres microbes (fig. 105). La culture de l'ecthyma donne les mêmes résultats que celles de l'impétigo, obtenues par les mêmes techniques (fig. 98).

131. Impétigo des jambes.—Il ne faudrait pas croire d'ailleurs que tous les impétigos des jambes donnent lieu à de l'ecthyma; on peut y observer des cas d'impétigo simple phlycténulaire, même confluent, qui guériront sans avoir passé par une phase ulcéreuse (fig. 106). Mais les conditions spéciales d'hydrostatique des membres inférieurs, favorisant la stase et la congestion passive, font que l'impétigo s'y montre souvent très sévère, les inoculations de voisinage transformant des éléments distincts en des placards plus ou moins larges et extensifs.

132. Impétigos en nappe.—Lorsqu'un impétigo confluent a envahi ainsi la surface de la jambe en totalité sans déterminer nulle part d'ulcération vraie, la surface malade, après le stade d'érosion et de suintement, passe par un stade d'exfoliation papyracée (fig. 107). Le fait peut se produire en toute région et, comme nous le verrons plus loin, beaucoup de ces impétigos en nappe sont considérés par les cliniciens comme des eczémas.

133. Étiologie de l'ecthyma. — Pourquoi l'impétigo devient-il parfois ulcéreux et nécrotique? C'est une question partiellement élucidée, partiellement obscure. L'importance causale d'un mauvais état général du patient dans la genèse de l'ecthyma est démontrée par la clinique ; l'importance de la stase veineuse et de l'œdème est prouvée par la fré-

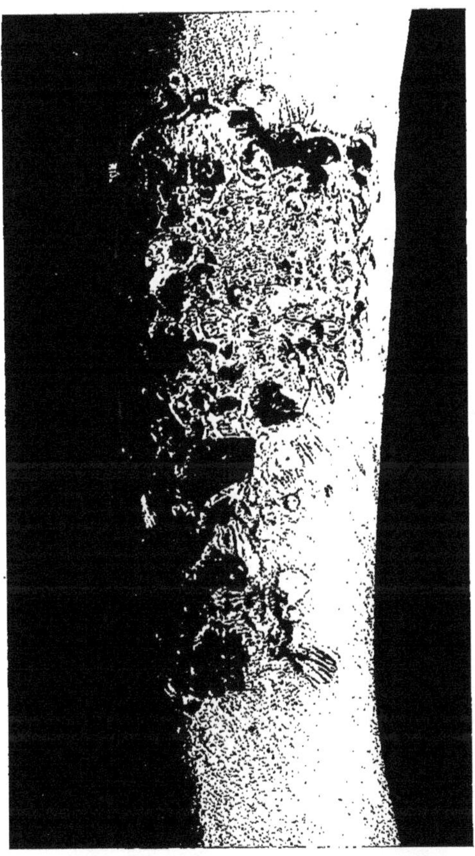

Fig. 106. — Placard d'impétigo streptococcique de la jambe. Remarquer au pourtour de ce placard les bulles disséminées qui représentent la lésion streptococcique initiale. (Malade de Brocq. Cliché de Schaller.)

quence de l'ecthyma limité aux régions déclives. Le même patient montre de l'impétigo aux mains et de l'ecthyma aux mollets. L'influence de la station debout, trop longtemps gardée, montre à l'évidence la valeur causale de ces conditions dans la transformation ulcéreuse de l'impétigo.

134. Pouvoir nécrotique du streptocoque. — Il y a pourtant des cas plus obscurs où l'on voit le soi-disant pemphigus du nourrisson

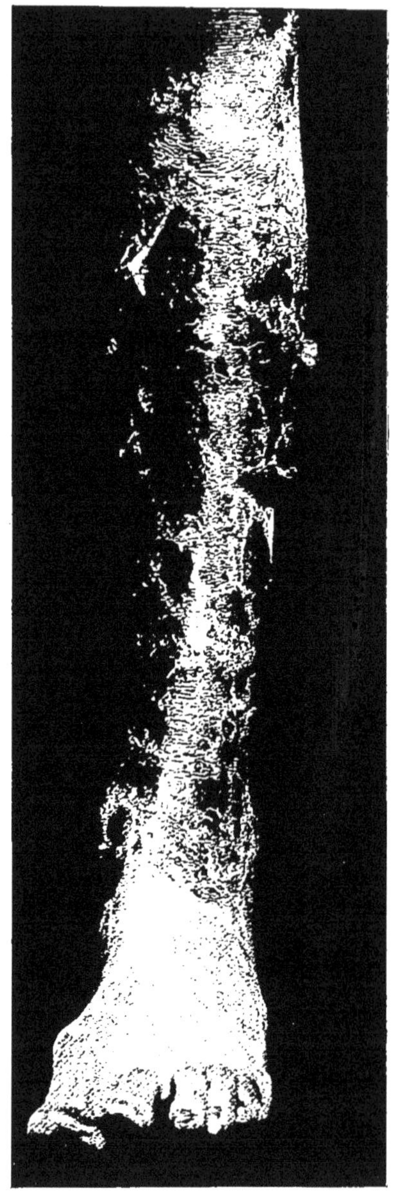

Fig. 107. — Épidermite streptococcique de la jambe. Phase de dessiccation parcheminée. (Malade de Brocq. Cliché de Schaller.)

devenir ulcéreux partout, en l'absence d'un état général fâcheux pour expliquer cette transformation (fig. 99). Il se peut que le streptocoque, de même que le staphylocoque, montre des variations de virulence favorisant ici la nécrose derrière la phlyctène.

D'ailleurs, à mon avis, tout n'a pas été dit sur le pouvoir gangreneux du streptocoque... Il y a des érysipèles gangreneux. J'ai étudié de près un cas de gangrène foudroyante des bourses, qui fit autrefois le sujet de thèse de mon collègue et ami le Dr Emery. Or les tissus sphacélés montraient exclusivement du streptocoque, en filaments innombrables, et sans autre microbe visible, de quelque forme que ce fût, partout où la dissolution des tissus n'était pas commencée. Je reste persuadé que, dans ces lésions, le streptocoque était l'agent causal de la gangrène et que, si d'autres microbes étaient venus s'adjoindre à lui, ce n'était que secondairement.

L'impétigo est ordinairement primitif (c'est celui que nous avons décrit), ou secondaire à des lésions antérieures sur lesquelles il est venu greffer les siennes. Laissons de côté les impétiginisations de l'eczéma, et celles des dermites traumatiques de larges surfaces; nous en reparlerons plus loin (§ 163). Nous n'envisagerons ici que les impétigos secondaires à la gale ou à la pédiculose.

135. ***Sur les mœurs du streptocoque.*** — En soi, les mœurs du streptocoque semblent assez particulières. Dans une lésion polymicrobienne, staphylo et streptococcique, on peut presque assurer d'avance que c'est le streptocoque qui a commencé, car il est difficile de trouver un cas où le streptocoque soit venu se surajouter au staphylocoque. Le streptocoque n'est vraiment le second d'aucun, alors que le staphylocoque peut être le second de tous.

Mais, tout au contraire, dans les cas de parasitisme *animal*, qu'il s'agisse de gale ou de pédiculose, presque toujours le streptocoque est le premier qui surviendra. L'impétigo scabieux ou pédiculaire revêt alors une physionomie spéciale, parce que ses localisations seront celles de l'affection à laquelle il vient s'adjoindre.

136. — L'***impétigo scabieux*** respecte la face ; il se voit aux doigts, aux mains, aux poignets, au sein chez la femme, aux aisselles dans les deux sexes, aux pieds chez le nourrisson, à la verge chez l'homme. Chacun de ses éléments est né sur un sillon de gale, et il en épousera la forme. C'est une phlyctène oblongue, ayant le sillon pour grand axe. La bulle est remplie d'un sérum louche ou purulent, très liquide, qui s'effuse comme partout quand la bulle est déchirée, donnant lieu à des croûtes impétigineuses. On peut voir des doigts et des mains couverts d'éléments semblables au point d'en amener l'impotence (fig. 108).

L'impétigo galeux est rare sur les lésions couvertes; sauf au sein, où

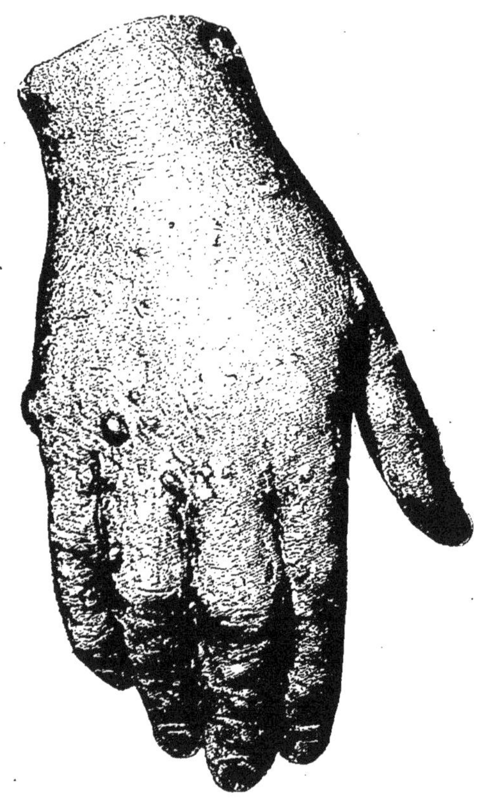

Fig. 108. — Impétigo streptococcique superposé à la gale. (Malade de Guibout. Musée de l'hôpital Saint-Louis, n° 391.)

il se localise au mamelon et à l'aréole. Ici, les éléments, d'abord distincts, fusionnent et finissent par constituer une large surface exulcérée qu'on appelait autrefois « eczéma impétigineux » et qui n'est qu'une streptococcie tenace et durable.

Ces localisations de l'impétigo, soulignant celles de la gale, en font faire le diagnostic. Tout impétigo du sein, des espaces interdigitaux des mains, de la face antérieure des poignets ou de la verge doit faire suspecter une origine acarienne. Le traitement de la gale peut guérir l'impétigo du même coup (Tenneson). Mais il est moins barbare de traiter l'impétigo d'abord, la gale ensuite. Spécialement au sein, chez la femme, on peut voir l'impétigo survivre à la guérison même de la gale et requérir un traitement vigoureux, surtout s'il s'agit d'une femme en état de grossesse.

137. **Impétigo pédiculaire.** — Tout impétigo localisé à la nuque doit faire soupçonner une origine pédiculaire. C'est Alibert qui décrivit cette affection le premier, sous le nom de *porrigo granulata.* On sait qu'à cette époque, et suivant une vieille tradition, on appelait porrigo au cuir chevelu ce qu'on appelait impétigo au visage. Nous disons *impetigo granulata.* D'ailleurs, la description d'Alibert était si fidèle qu'on la retrouve identique sous la plume de chaque auteur.

L'impétigo pédiculaire ne montre tous ses symptômes que sur les sujets à cheveux longs, donc chez la femme à tous les âges. Lorsqu'on

Fig. 109. — La lente. Œuf du *Pediculus capitis* fixé au cheveu. (Préparation de Sabouraud. Photographie de Noiré.)

regarde la nuque, elle présente d'abord, au-dessous de la région pilaire, quelques érosions indicatrices. Quant aux cheveux, ils sont, à leur base, plus ou moins feutrés par des croûtes morcelées, suintantes, superposées à divers étages. Elles sont le plus souvent brunâtres, par effusion d'un peu de sang ; elles exhalent à la fois l'odeur fade et nauséeuse des croûtes d'impétigo, et l'odeur plus nauséeuse encore des cuirs chevelus pouilleux.

C'est le grattage qui a divisé ces croûtes en petits morceaux ; le peigne en a dispersé les fragments au long des cheveux. Les croûtes granuleuses demeurent en place parce que plusieurs cheveux y sont inclus et qu'il faudrait les écraser pour libérer les cheveux qu'elles réunissent.

En outre, le grattage qui a détaché les croûtes a provoqué du suintement ; le sérum effusé a glissé le long des cheveux, il s'est fixé sur eux à toutes hauteurs, en larmes concrétées, adhérentes. Cet ensemble de lésions est tellement spécial qu'il permet le diagnostic de pédiculose avant qu'on n'ait vu ni poux ni lentes.

Si on soulève les croûtes encore collées au cuir chevelu, on retrouve, au-dessous d'elles, les érosions suintantes caractéristiques de l'impétigo. Bien qu'on puisse voir, là comme ailleurs, autour de l'impétigo vrai, quelques pustules péripilaires staphylococciques, elles sont toujours peu nombreuses. Je ne me rappelle pas avoir jamais vu un sycosis de la nuque consécutif à une pédiculose, si vieille et durable qu'elle ait été.

Il va de soi que, si la pédiculose est ancienne et abondante, l'impétigo, qui débute toujours à la nuque, a pu se disséminer sur le reste du cuir chevelu. Tous les cheveux sont pris à leur base dans un magma sordide de croûtes brunes d'une odeur infecte, très perceptible même à distance. Au travers de ce magma, on peut voir les poux circuler. Tous les cheveux à leur base sont couverts de lentes (fig. 109). Ce sont des faits qu'on n'observe plus que chez la femme errante ou vagabonde, faible d'esprit, alcoolique, demi-aliénée.

Dans le plus grand nombre des cas, il s'agit d'une pédiculose restreinte ; les croûtes sont plus visibles que les poux et les lentes, qu'il faut souvent rechercher. Les lentes sont comme de minuscules perles oblongues, brillantes, collées au long du cheveu, et qui lui adhèrent étroitement. C'est au pourtour des lésions impétigineuses, derrière les oreilles, qu'on les retrouve le plus facilement. Il n'y a point d'année où le dermatologiste professionnel ne soit consulté, pour un prurit de cause inconnue, par des femmes d'un rang élevé et d'habitudes hygiéniques telles que l'idée du parasitisme ne vient pas plus d'abord à l'idée du médecin qu'elle n'est venue à l'idée de la patiente. Les lésions sont alors si minimes que le diagnostic est hésitant ; l'impétigo est certain, mais son origine reste douteuse ; sa localisation seule est indicatrice. Dans ce cas, chercher les lentes avec le plus grand soin, et ne porter le diagnostic qu'à coup sûr. Il faut au médecin du tact et une bonhomie souriante pour expliquer à la patiente ce qui lui est arrivé. Épargner la pudeur et la confusion de la malade ; personne n'est à l'abri de telles contaminations.

138. *L'impétigo varie comme symptômes suivant ses localisations.* — L'impétigo varie donc en ses symptômes par les localisations que lui impose un parasitisme préalable auquel il est venu s'ajouter. Mais l'impétigo, même spontané, diffère de lui-même suivant les localisations qu'il affectera.

Sur le même sujet, à quelques centimètres de distance, l'impétigo n'est pas identique. Sur la joue, par exemple, aux commissures des lèvres ou derrière l'oreille. Il différera bien plus encore autour de l'ongle, sur le dos ou la paume de la main. Les différents aspects qu'il peut prendre en tous sièges demandent donc quelques détails.

139. *Kératite phlycténulaire.* — D'abord, certaines de ses localisations ont une gravité particulière du fait même de la région où elles se rencontrent et des suites qu'elles peuvent engendrer. Ainsi, l'impétigo de la cornée transparente, la kératite phlycténulaire, capable de déterminer après elle des troubles de la vision qui seraient définitifs.

Au cours d'un impétigo du visage, souvent vieux de plusieurs semaines, on s'aperçoit que l'enfant cligne d'un œil et penche la tête du côté malade. Si l'on veut l'examiner, il se débat et il crie. Il faut écarter les paupières de force. Alors, on voit (et toujours mieux à la lumière oblique) une petite surface de la cornée, dépolie et granitée, limitée par un arc de cercle en coup d'ongle. C'est une lésion durable; elle peut se prolonger des semaines, des mois, et souvent, à côté d'une lésion qui se répare, on en voit une autre se faire, toujours au niveau de la cornée transparente.

Je n'ai jamais vu s'ensuivre une panophtalmie, mais souvent un hypopyon. Ce qui rend surtout sérieux le pronostic, c'est que plus cette lésion tarde à guérir, plus elle entraîne à coup sûr l'opacité cornéenne. C'est le leucome des ophtalmologistes; et ces opacités, siégeant toujours au-devant de l'iris et de la pupille, entraînent une réduction parfois considérable de l'acuité visuelle. Une fois faites, elles ressemblent à un coup de pinceau donné en surface avec de la peinture blanche, aspect bien différent du tableau de la kératite interstitielle hérédo-syphilitique, laquelle ressemble à un dépôt de nitrate d'argent déposé par granulations dans l'épaisseur de la cornée. Cet impétigo de la cornée est par essence récidivant. L'enfant garde son aspect dolent, son œil demi-fermé et sa tête inclinée du côté malade, pendant plusieurs mois, quelquefois plus d'un an; et, quand il guérira, on trouve deux, trois, quatre leucomes, dont certains en plein milieu de la pupille. Ils peuvent être assez nombreux ou assez larges pour empêcher même de tenter entre eux une section de l'iris et une pupille artificielle. Même sur un seul œil, la chose est grave; elle le devient bien davantage quand les deux yeux sont touchés, ce qui est fréquent.

Je n'ai jamais tenté la culture du streptocoque en prenant comme matériel le produit de raclage de la cornée, ne me fiant pas assez à mon habileté manuelle. Mais la coexistence fréquente de l'impétigo concomitant, sa constance même, au début de la kératite phlycténulaire sont telles que les anciens cliniciens n'avaient pas hésité à en faire un impétigo de la cornée. L'aspect des lésions en coup d'ongle et leur surface érodée sont, on peut dire, identiques à celles des petites lésions impétigineuses érosives de la face ou du corps.

140. **Rhinite impétigineuse.** — Au cours d'un impétigo du visage, on voit fréquemment les narines encombrées de croûtes mielleuses accumulées que l'enfant mouche incomplètement; cela, c'est de l'impétigo aigu. Mais les symptômes en diminuent souvent, sans disparaître; alors, il reste au pourtour de la narine une sorte d'érosion superficielle parsemée de croûtelles qui semblent de la poussière de résine. A cet état, l'impétigo peut durer des mois, paraître guérir et récidiver. Je n'hésite pas à croire que là est la source de beaucoup d'épidémies scolaires.

A la suite de cet impétigo narinaire, l'angle antérieur de la narine peut présenter une fissure récidivante, lente à guérir, obligeant à des cautérisations énergiques, et laissant derrière elle une cicatrice angulaire visible à un examen attentif.

141. **La perlèche.** — Il y a des cas, même épidémiques, où l'impétigo affecte uniquement la forme de la perlèche, avec peu ou pas de lésions impétigineuses franches du voisinage. C'est ainsi que la perlèche a pu être décrite par Lemaître (de Limoges) comme une maladie spéciale, distincte de l'impétigo.

C'est que son aspect est particulier, et même ses allures torpides et demi-chroniques l'éloignent de l'impétigo commun. Dans une école, un ou deux enfants sont d'abord atteints, puis dix ou quinze ; l'épidémie dure deux ou trois mois, et finit par disparaître.

Les lésions du coin des lèvres sont habituellement symétriques, mais unilatérales quelquefois. Leur siège est à la commissure, mais leur développement autour de la commissure est inégal. Il se fait moins en dessus qu'au-dessous d'elle. Par la forme, on dirait un éventail dont le pied serait fixé au coin des lèvres. C'est une lésion radiée, divisée en secteurs par de petits plis. La surface malade est d'un rose orange, parsemée de petites croûtelles jaunes qui ressemblent à de la résine; plus rarement, la croûte est impétigineuse et recouvre la lésion. Parmi les plis radiés qui la divisent, les uns sont peu marqués, d'autres plus profonds. Même les moins profonds sont plus rouges que la peau intercalaire. Les plus accusés sont couenneux et revêtus de l'exsudat blanchâtre, commun sous les croûtes de l'impétigo. A la commissure même, on trouve une fissure exulcérée, douloureuse quand on en écarte les bords, et ces bords un peu surélevés forment un bourrelet analogue à celui qu'on voit aux commissures du bec des petits oiseaux. Ces lésions, éminemment contagieuses, se transmettent entre écoliers par le prêt de porte-plumes mâchonnés. Aussi voit-on dans les écoles de très nombreuses contagions. J'ai retrouvé le streptocoque, même dans la salive, et surtout dans l'exsudat couenneux des enfants atteints de cette affection. Lemaître l'avait signalé d'abord, et même avait cru à un streptocoque spécial qu'il avait qualifié *plicatilis*, opinion qui ne paraît pas justifiée.

Comme toutes les épidémies d'impétigo, celle-ci tend à l'endémicité, avec des réveils épidémiques, et le traitement, qui comporte des bains de bouche, est difficile à faire suivre aux enfants. Chez l'adulte, cette localisation est rare et ordinairement passagère.

142. — L'**eczéma orbiculaire** des lèvres n'a pas été assez étudié pour certifier qu'il a toujours la même origine, mais un certain nombre de cas que j'ai pu suivre me porteraient à le croire. C'est une affection qu'on voit le plus habituellement chez la jeune fille, même chez la femme. Elle a les mêmes symptômes objectifs que la perlèche, mais non pas la même localisation commissurale. Elle fait le tour de la bouche, mi-partie sur

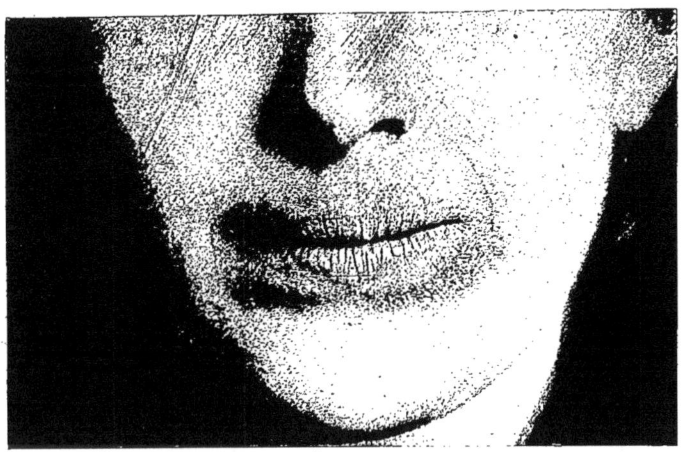

Fig. 110. — Soi-disant eczéma orbiculaire des lèvres. Streptococcide eczématiforme. (Malade de Louste. Cliché de Schaller.)

le rouge des lèvres, mi-partie sur la peau voisine, avec la même rougeur de fond, les mêmes plis accusés, les mêmes croûtes parcellaires séreuses et cristallines. On voit certains eczémas orbiculaires des lèvres durer des mois et faire le tourment des malades qu'ils attristent et défigurent (fig. 110).

Je décris cette affection après la perlèche, à cause de ses évidentes affinités avec elle, mais sans doute sa place logique dans la nosographie serait-elle mieux parmi les impétigos chroniques et les soi-disant « eczémas impétigineux » dont nous aurons à parler plus loin (voir § 175).

143. — La *tourniole* est la forme la plus fréquente de l'impétigo des doigts. Elle naît sous l'épiderme corné de la sertissure de l'ongle; sa forme la fait ressembler à une brûlure. C'est un soulèvement phlycténulaire de forme oblongue, qui s'allonge en contournant le pli hémicirculaire où l'ongle se trouve enchâssé ; elle peut finir par en faire le tour. Cette phlyctène est claire d'abord et devient louche. Jamais elle ne contient du pus vrai, crémeux, « bien lié », mais toujours un pus très liquide, fait de sérum, jauni seulement par l'arrivée ultérieure d'un certain nombre de leucocytes. Lorsqu'on résèque l'épiderme corné décollé, on découvre un épiderme rosé, comme sous la « cloque » d'une brûlure. Cette lésion peut se produire autour d'un ongle ou de plusieurs. Ordinairement, elle ne s'allonge pas jusqu'au-dessous du bord libre, mais le fait peut se produire. D'habitude, elle se limite à la sertissure de sa face dorsale.

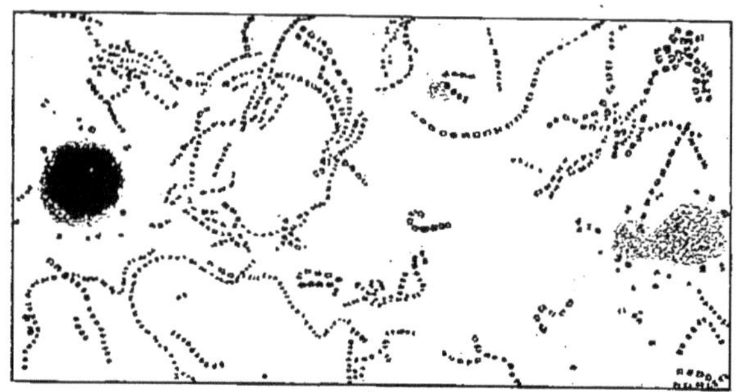

Fig. 111. — Culture du pus séreux de la tourniole dans l'effilure d'une pipette de bouillon-sérum. Examen après dix heures. Gross. : 600.

144. — A la face dorsale des doigts et des mains, l'impétigo affecte une forme qui peut en imposer d'abord pour un érythème polymorphe. Mêmes cocardes au pourtour d'un rose violâtre, même surface centrale livide, même figuration arrondie. Mais un symptôme essentiel impose le diagnostic : l'épiderme corné du centre des cocardes est flétri ; un doigt posé à sa surface le ride en divers sens. Il est décollé ; c'est une phlyctène vide, mais c'est une phlyctène. Il n'est pas rare d'en rencontrer quelqu'une, encore boursouflée de liquide sur ses bords, et, quand elle n'est vidée que partiellement, on voit, par transparence, du liquide séreux mélangé de bulles d'air, que la pression du doigt fait voyager sous ses bords dégonflés.

145. Impétigo des jambes et des pieds. — Chez les enfants habitant la campagne, marchant les jambes et les pieds nus, les inoculations à la cheville et au cou-de-pied sont fréquentes, sans doute par inoculation d'un impétigo à des égratignures préalables. Le fait n'a pas d'autre importance clinique, et le diagnostic s'en fait aisément. Mais, comme l'impétigo peut affecter aussi, en ces régions, l'aspect en cocarde de l'érythème polymorphe, l'erreur devient plus facile lorsque l'impétigo montre les mêmes localisations symétriques aux extrémités, familières à cet érythème.

146. Bulles streptococciques des épidermes cornés épais. —

L'impétigo peut s'observer en des régions où l'épiderme corné est épais ; il y prend alors des formes inattendues qui peuvent dérouter le diagnostic. D'abord, on peut en voir survenir une ou plusieurs lésions au cours d'un impétigo des doigts ou d'une péri-onyxis streptococcique, mais aussi bien en dehors de tout impétigo concomitant. C'est souvent même un élément solitaire, une bulle oblongue dont l'épiderme soulevé a la couleur grise et terne d'une « ampoule ». Elle peut être grosse comme

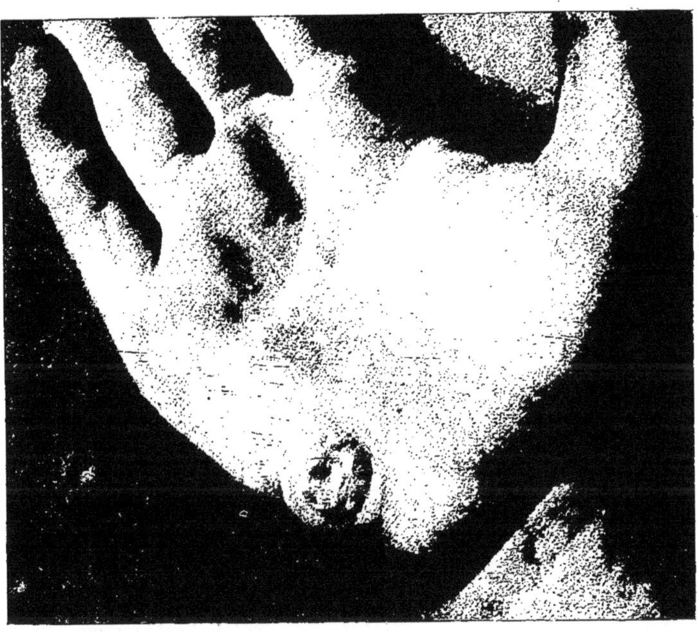

Fig. 112. — Impétigo vrai, phlycténulaire de la paume de la main. (Malade de Brocq. Cliché de Sottas.)

un haricot, comme une noisette, ou davantage, siéger à la face palmaire d'un doigt ou sur la paume de la main, aux pieds de même.

Son apparition s'accompagne de quelques symptômes fonctionnels : cuissons, démangeaisons, mais souvent elle est plus gênante que douloureuse. Souvent aussi le sujet lui-même l'ouvre avec une aiguille. Il s'en écoule un liquide clair, un peu visqueux, étonnamment analogue au liquide synovial. La piqûre demeure ouverte, et par ce pertuis s'écoule par intervalles un peu du même liquide. Sur la région où il s'étale, il se fait un secteur de peau plus blanche et comme nacrée.

Quand la bulle est restée entière, un peu du liquide pris à la pipette, étalé sur une lame de verre, montre les plus beaux exemples de chaînes streptococciques que l'on puisse voir. Certaines traversent le champ entier de l'objectif, les unes formées de petits points ronds à égale distance, les autres faites de diplocoques à grains hémisphériques, accolés deux à deux, et séparés des autres par un intervalle un peu plus grand (fig. 113).

Ces grosses bulles montrent donc la lésion initiale de l'impétigo dans toute sa pureté. Elles ne sont pas souillées d'emblée de cultures secondes,

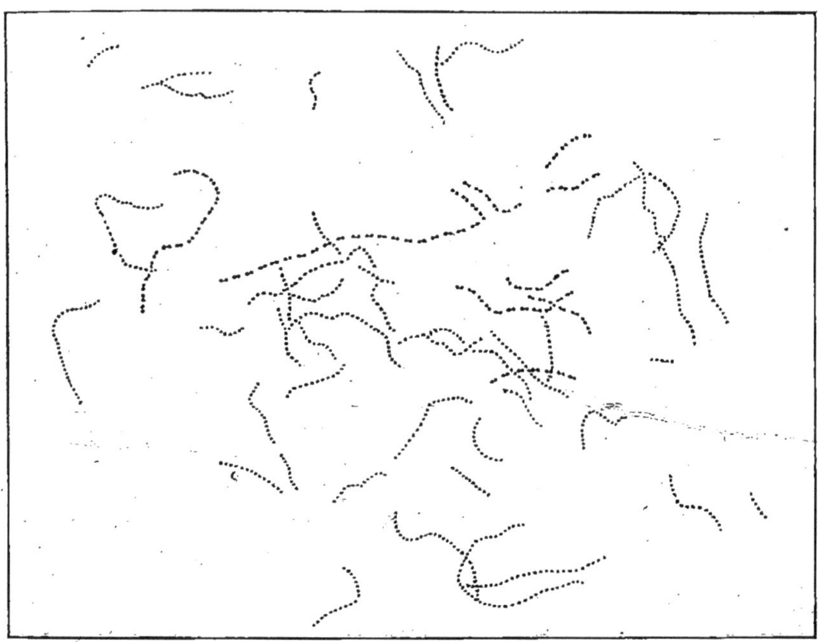

Fig. 113. — L'examen microscopique direct, Gross. : 400, du liquide d'une bulle streptococcique de la paume de la main montre de longues chaînettes identiques à celles des cultures de phlyctènes de l'impétigo, non surinfectées.

parce qu'elles ne soulèvent aucun ostium folliculaire, réceptacle de graines. Plus tardivement que partout ailleurs, les bulles s'infectent ; le liquide devient louche et le microscope y montrera, mélangés aux chaînes streptococciques, des pelotons de staphylocoques en groupes mûriformes.

Ces bulles ne s'observent pas exclusivement sous les épidermes cornés épais. J'en ai observé une, géante, à la cheville ; je crois qu'on peut en rencontrer accidentellement partout, mais la paume de la main, la plante du pied, la face palmaire des doigts est leur lieu de prédilection. Une piqûre intra-épidermique sale peut donner lieu à une telle bulle unique, sans impétigo en d'autres régions.

CHAPITRE III

STREPTOCOCCIES CUTANÉES SUBAIGUËS ET CHRONIQUES

147. *Beaucoup de streptococcies chroniques restent inconnues des dermatologistes.* — 148. *Ainsi les intertrigos streptococciques.* — 149. *On a d'abord différencié des intertrigos* l'Erythrasma. — 150. *Hébra, ensuite, en différencia l'*Eczema marginatum. — 151. *Plus récemment, on a montré que tous les intertrigos des pieds étaient mycosiques.* — 152. *Ainsi que beaucoup de dysidroses des doigts.* — 153. *Et, plus récemment encore, on a différencié des intertrigos, des oïdiomycoses dues à des levures.* — 154. *L'étude des intertrigos a beaucoup contribué à l'émiettement de l'ancien eczéma.* — 155. *Le plus fréquent des intertrigos est rétro-auriculaire.* — 156. *Fréquent aussi est l'intertrigo inguinal.* — 157. *L'intertrigo interfessier.* — 158. *Dont le prurit anal est la forme rudimentaire.* — 159. *Intertrigo des aisselles.* — 160. *Intertrigo sous-mammaire.*

147. Beaucoup de streptococcies chroniques restent méconnues. — Depuis mes premiers travaux sur la streptococcie cutanée (1897-1900) et les études confirmatives de Lewandowsky (1909-1910), presque tous les dermatologistes admettent désormais ce qui précède; beaucoup n'admettront pas sans restrictions ce qui va suivre; et cela est naturel.

Notre première instruction est faite par la clinique, laquelle s'attache d'abord à l'*aspect objectif* des lésions, ensuite à leur *évolution*, car « les dermatoses, disait Besnier, sont aussi bien et mieux caractérisées par leur évolution que par leurs symptômes ».

Le clinicien distinguera donc toujours entre deux types dermatologiques, l'un qui sera d'évolution aiguë et passagère, l'autre d'évolution lente et durable, et d'abord il en fera deux maladies. La médecine a eu la plus grande peine à concevoir l'origine commune des tuberculoses viscérales aiguës et des tuberculoses cutanées chroniques, de même que les vétérinaires voulaient séparer la morve du farcin.

Encore aujourd'hui, beaucoup de streptococcies chroniques subaiguës, locales ou généralisées, ne sont pas rattachées aux impétigos comme à leur souche originelle. En se basant sur leur évolution, on les apparente aux dermatoses chroniques sous le nom commode d'eczéma, qui devient de plus en plus vague.

Cependant, nous avons vu déjà la perlèche et surtout la kératite phlycténulaire durer bien plus longtemps que l'impétigo, de même souvent la tourniole.

A bien dire, ces trois types morbides ont ce caractère commun d'avoir pour siège un pli naturel, qu'il s'agisse de la conjonctive oculaire, ou du coin des lèvres, ou de la sertissure de l'ongle ; ce sont là déjà des intertrigos. Ces trois types morbides offrent cette particularité d'être lents à guérir ; c'est un caractère que nous retrouverons dans l'évolution de tous les intertrigos streptococciques.

Pour expliquer leur chronicité, la médecine ancienne invoquait, au-dessous de la kératite phlycténulaire, l'existence d'une diathèse : *la scrofule* ; de même au-dessous de la perlèche et des blépharites chroniques ; et, aussi, l'*arthritisme* au-dessous des intertrigos. Cela veut dire seulement que le pourquoi de leur longue durée nous échappe.

L'étude des intertrigos streptococciques va nous montrer plusieurs lésions nouvelles, de cause encore mal définie aux yeux de la plupart. Mais d'abord, pour bien comprendre le sujet, il nous faut séparer les streptococcies intertrigineuses des autres lésions de même siège aujourd'hui différenciées.

148. ***Les intertrigos.*** — Autrefois, la dermatologie réunissait sous le nom d'*intertrigo* toute dermatose passagère ou durable, dès lors qu'elle habitait au fond des plis. Dans leur forme commune, on les observe surtout au niveau des plis qui restent fermés pendant la station assise, chez les gens de profession sédentaire et qui sont gras.

Un peu implicitement, la médecine admettait qu'au fond des plis mal aérés de la peau, il se faisait une sorte de macération épidermique décollant la couche cornée, sous la forme d'un smegma. Sous ces détritus blanchâtres, on trouvait l'épiderme rose et mouillé ; au fond du pli, souvent une fissure. Et l'abrasion de la couche cornée se faisait de part et d'autre du pli, de façon homologue, constituant une lésion en feuillet de livre dont les parties décortiquées se superposaient exactement lorsque le pli était fermé. C'est là l'intertrigo type. Il peut être plus ou moins accentué, et vif en ses symptômes, mais il reste toujours assez semblable à lui-même pour être reconnaissable.

149. ***En excepter l'érythrasma.*** — Au cours des générations, on s'aperçut cependant qu'en dehors des intertrigos, et ayant pour lieu d'élection des régions semblables ou circonvoisines, il existait certains types morbides spéciaux qui demandaient à en être différenciés. Le premier différencié fut l'*Erythrasma*, plaque oblongue ovalaire, de contours nets, à grand axe dirigé suivant le pli inguinal, mais placé au-dessous de lui, au niveau du contact des bourses. Sa couleur est plutôt bistrée que rouge, malgré son nom ; la surface de la plaque finement squameuse au grattage. Les squames, examinées au microscope à un fort grossissement (300), montrent un parasite mycélien fait de fines brindilles accolées, décrit par Barænsprung sous le nom de *Microsporum minutissimum*.

150. L'Eczema marginatum. — Plus tard, Hebra préleva encore sur l'ensemble des intertrigos un deuxième type clinique sous le nom d'*Eczema* (?) *marginatum*. Nous l'avons décrit dans le troisième volume de cette série, et nous prions le lecteur de vouloir bien se reporter à sa description. En bref, c'est une lésion circinée ou polycircinée siégeant sur la racine de la cuisse, au-dessous du pli de l'aine, et dont le pourtour est, sur 5 à 10 millimètres de large, cerné par une bande érythémateuse au niveau de laquelle se trouvent des vésiculettes à peine perceptibles à l'œil nu.

Reprenant la question, Kaposi montra qu'il s'agissait d'une mycose et en attribua l'origine au seul trichophyton que l'on connût alors. Je démontrai plus tard qu'il s'agissait d'un épidermophyton très spécial qui reçut le nom d'*Epidermophyton inguinale*.

151. Les épidermophyties. — Hebra avait déjà signalé que son *Eczema marginatum* pouvait coexister aux pieds et aux mains, en même temps qu'au pli de l'aine; je l'y retrouvai et montrai que *tous* les soi-disant intertrigos des pieds étaient mycosiques. Le nombre des parasites qui peuvent déterminer un tel syndrome n'a pas cessé d'augmenter depuis lors. Bang et Castellani, Witfield, et mon laboratoire avec les travaux de Sicoli et de Lee Mac Carthy en ont étudié et cultivé sept.

152. Les hyperidroses mycosiques. — Mais aux mains, où le syndrome de l'*Eczema marginatum* fut retrouvé, il ne constitue pas non plus la seule épidermophytie de ces régions.

Un très grand nombre de processus dysidroïques ou eczématiformes des doigts et des deux faces de la main relèvent de parasites analogues dont la présence fut signalée par Darier et Mlle Eliascheff. Ils furent étudiés et classifiés par Mac Carthy.

A l'heure présente, le fait n'est plus en discussion. Ce qui reste plutôt à déterminer, c'est le nombre, la fréquence et les caractères spéciaux des affections de ces régions qui ne relèvent pas d'une origine mycosique.

153. Les oïdiomycoses. — Enfin, au cours de ces dernières années, plusieurs travaux, spécialement ceux de notre école de Bordeaux, avec Dubreuilh, Petges et Joulia, ont démontré l'existence d'intertrigos dus à des levures, donc des *Oïdiomycoses.*

Ici, le mycélium qu'on trouve dans les squames est plus fin et plus rectiligne. Il porte des spores latérales et, à côté des filaments, on trouve des groupes de levures à double contour.

Les oïdiomycoses sont encore peu connues de la plupart des dermatologistes. Leur diagnostic est délicat et peut prêter à confusion. Cependant, quand on en a rencontré un type bien net, par la suite le diagnostic hésitera rarement. Les oïdiomycoses, nées au fond d'un pli, le débordent largement et peuvent envahir à côté de lui de grandes surfaces. Nées sous le sein, elles descendront jusqu'au flanc. Nées dans le pli de l'aine, elles envahissent tout le mont de Vénus, etc.

Les lésions de ce type sont toujours très congestives, d'une couleur vineuse, exsudatives, et semées de papules qui ressemblent à des furoncles abortifs et qui ne suppurent jamais. Leur durée, surtout en l'absence d'un traitement bien dirigé, peut être fort longue.

154. Tous ces types morbides étaient confondus dans les eczémas. — Ainsi, de l'ancien intertrigo des vieux auteurs, plus ou moins explicitement rattaché à l'eczéma par nos maîtres, sont sortis définitivement plusieurs types dermatologiques maintenant définis et distincts les uns des autres.

D'ailleurs, la plus grande part des notions nouvelles acquises sur le vieux sujet de l'eczéma nous sont venues par l'étude de l'intertrigo. Comme la dermatologie devait s'y attendre, le bloc de l'ancien eczéma s'émiette par ses bords.

155. Intertrigo rétro-auriculaire. — Ceci dit, revenons à l'intertrigo et à l'étude des lésions impétigineuses chroniques qui nous occupe particulièrement ici. On reconnaîtra, chemin faisant, que le résumé qui précède était nécessaire à l'intelligence de ce qui va suivre.

Le plus commun et le plus connu des intertrigos impétigineux est l'*impétigo rétro-auriculaire*, qu'il soit né à l'occasion d'un impétigo du visage chez l'enfant, ou qu'on l'observe lui tout seul, même chez l'adulte. Il est plus fréquent chez l'enfant à l'âge scolaire, mais on l'observe encore chez l'adolescent, et plus tard encore, surtout chez la femme. Il est si fréquent dans le jeune âge que, sur cent enfants d'une école, il est presque difficile de n'en pas rencontrer quelque cas.

Plus jeune est le sujet, plus l'aspect de la lésion restera purement impétigineux. Elle peut être localisée en haut du pli, entre l'oreille et la région temporale, et limitée à un centimètre de longueur, ou s'étendre au contraire à tout le pli rétro-auriculaire jusqu'au-dessous du lobule. Dans sa forme normale, ordinaire, la lésion est croûteuse, et la croûte a tous les caractères de celle de l'impétigo. Sa forme est curviligne comme le pli auquel elle se superpose ; souvent, elle est étroite de quelques millimètres, mais elle peut déborder sur la peau voisine, surtout du côté de la tête, où elle peut recouvrir une surface arrondie.

Si l'on tire sur l'oreille et qu'on l'écarte, on décolle cette croûte et l'on fait apparaître au-dessous d'elle un pli mouillé, au fond duquel paraît une fissure rouge saignant facilement, et qui semble d'autant plus profonde que la peau œdémateuse de part et d'autre forme deux petits bourrelets parallèles. Il semble qu'en tirant davantage, on va décoller l'oreille; aussi, la peur de faire du mal empêche le patient, et souvent même le médecin, de traiter cette lésion comme elle le doit être.

Si on enlève cette croûte, ce qui est facile, on trouve au-dessous d'elle la peau moite et rose, légèrement couenneuse en surface, comme sous la croûte de l'impétigo.

La lésion existe le plus souvent des deux côtés, mais elle est souvent plus prononcée derrière une des oreilles, moins derrière l'autre: à gauche, l'intertrigo sera nettement impétigineux, à droite, il copiera l'intertrigo vulgaire du pli de l'aine chez les obèses : la couche cornée a disparu, la peau est humide, le pli mouillé, la lésion en feuillet de livre, très limitée au fond du pli, sans croûte et sans tendance à l'extension.

En dehors de sa forme impétigineuse, l'intertrigo rétro-auriculaire peut donc, et souvent chez le même malade, montrer le type de l'intertrigo banal. Or la culture, pratiquée suivant nos méthodes habituelles, montrera chez l'un comme chez l'autre de ces deux intertrigos la même flore streptococcique. Hormis les intertrigos mycosiques, de caractères spéciaux, et je ne les ai jamais rencontrés aux oreilles, partout l'intertrigo banal est un impétigo des plis.

156. — C'est ce que nous démontre l'***intertrigo inguinal*** des « peaux qui se coupent facilement » chez les obèses ou demi-obèses, cas si fréquents en clinique et si peu étudiés. Même type de lésion ayant le fond du pli pour grand axe, même forme en feuillet de livre ou, plus exactement, en feuille de laurier, pliée sur son axe suivant sa longueur. Même surface mouillée, même fissure axiale saignante, quand on ouvre la lésion un peu vivement, et la même flore à la culture.

Voilà une lésion humide, mais non véritablement suintante, qui peut durer plusieurs mois et se reproduire par intervalles pendant des années. Les intertrigos impétigineux ont donc perdu leur suintement abondant et leur croûte habituelle ; ils ont changé leurs allures aiguës en allures chroniques.

157. — C'est ce que nous montrera de même l'***intertrigo du pli fessier*** identique à l'intertrigo inguinal et encore plus fréquent que lui. De même, on l'observera plus chez l'adulte que chez l'enfant; souvent, il est prurigineux. Tantôt il occupera seulement une petite longueur du pli, ou toute sa longueur au contraire. La lésion se termine en pointe aux deux

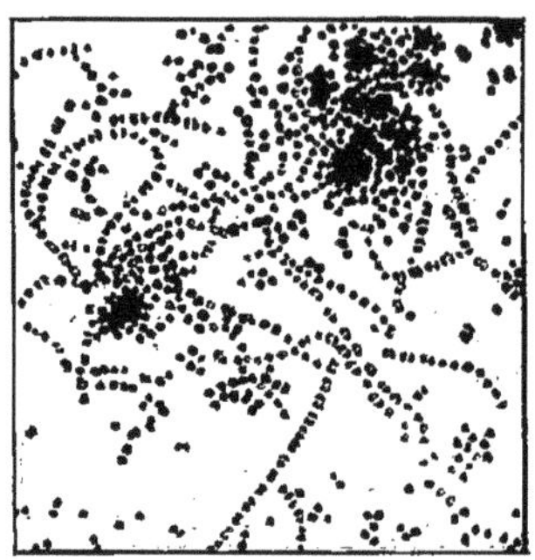

Fig. 114. — Culture de douze heures, en pipette, en bouillon-sérum, de l'intertrigo périanal. Gross. : 600.

bouts, constituant, lorsqu'elle est ouverte, un ovale allongé de surface moite, souvent bordé d'un liséré d'exfoliation épidermique en collerette. Elle peut n'être visible qu'au-dessus de l'anus ou se poursuivre au-dessous de lui.

Cet intertrigo montre des formes tout à fait bénignes, d'autres un peu plus aiguës. Dans ce cas, l'anus et son pourtour, très cuisants et prurigineux, montrent les plis radiés un peu tuméfiés, roses et humides; l'anus souvent semble intact, mais il est prurigineux.

158. ***Prurit anal.*** — En certains cas, l'intertrigo du pli fessier est réduit au minimum, alors que le prurit anal reste intense. C'est là un type clinique connu de tous les dermatologistes. Je ne sais si, dans tous, l'infection streptococcique de l'épiderme est en cause. Ce que je sais, c'est que de très minimes lésions, même presque sèches, et squameuses légèrement, montrent le streptocoque à la culture; et l'on peut se demander si la cause universelle du prurit anal n'est pas une streptococcie épidermique, de signes réduits (fig. 114).

On se le demande surtout quand on sait que le traitement du prurit anal et celui des intertrigos sont de tous points identiques.

159. — L'impétigo peut prendre pour siège tous les plis. On peut donc le rencontrer dans ***les aisselles***. Il y affecte la même forme rose, exulcérée, suintante, avec le fond du pli plus rouge que la surface mouillée. Il peut siéger d'un seul côté ou des deux côtés, être plus marqué de l'un que de l'autre.

160. — On peut observer de même l'intertrigo streptococcique *sous les seins* chez la femme, sous un sein ou sous les deux. Né manifestement au fond du pli, il s'étend de part et d'autre de lui, avec une surface d'extension quelquefois plus large que la main. Cette surface est rouge, mais elle n'est souvent suintante que dans sa région axiale, le pli sous-mammaire. A son pourtour, la lésion est rouge, sèche et semée de fines vésico-pustules staphylococciques qui représentent des infections secondaires comme dans l'impétigo vrai.

Bien remarquer néanmoins que le diagnostic n'est pas toujours facile entre l'intertrigo sous-mammaire streptococcique et les oïdiomycoses de Dubreuilh et Joulia quand elles affectent le même siège. Mais, ici, l'extension de l'éruption se fait plus vite, elle déborde plus ou moins largement le pli. Le fond de la peau est d'un rouge plus vineux, et la surface de la peau comme vernissée.

L'examen microscopique lèverait les doutes (1).

(1) Pour les oïdiomycoses comme pour toutes les épidermophyties ou trichophyties, cet examen se fait au moyen de préparations extemporanées, par demi-dissolution du produit de raclage de l'épiderme dans une solution de potasse à 30 p. 100.

CHAPITRE IV

STREPTOCOCCIES CUTANÉES CHRONIQUES DE GRANDE SURFACE

161. *Il existe d'autres streptococcies chroniques encore nommées eczémas.* — 162. *Ainsi le soi-disant eczéma pariétal, extension de l'intertrigo rétro-auriculaire.* — 163. *Ainsi l'impétigo chronique en nappe nommé* scabida *par Alibert.* — 164. *Il est à distinguer de la teigne amiantacée du même auteur.* — 165. *Ces impétigos chroniques en nappe semblent des maladies de carence.* — 166. *Ces impétigos en nappe, plus fréquents au cuir chevelu, peuvent commencer par la face ou par un intertrigo du corps.* — 167. *Au cuir chevelu, la stagnation des croûtes peut déterminer des cicatrices.* — 168. *L'eczéma impétigineux du sein est une streptococcie chronique.* — 169. *Il existe même des streptococcies épidermiques subaiguës généralisées à tout le corps.* — 170. *Elles se terminent par une phase desquamative sèche où la pullulation du streptocoque se perpétue.* — 171. *Résumé des observations précédentes.* — 172. *Obscurités qui demeurent dans le sujet.*

161. **Streptococcies de large surface confondues parmi l'eczéma.** — Avec les formes morbides dont la description précède, nous avons passé en revue déjà plusieurs des lésions classées par nos maîtres parmi les dermatoses diathésiques, et qui sont pourtant : ou mycosiques ou microbiennes. Avec les suivantes, nous empiéterons bien davantage sur le territoire ancien de l'eczéma. Certains de ces processus, récemment encore, étaient considérés comme résultant de l'impétiginisation secondaire d'un eczéma préalable, c'est-à-dire comme l'infection streptococcique en surface d'un eczéma déjà constitué; nous montrerons qu'elles ne sont qu'un impétigo en nappe de durée longue.

Est-ce à dire que l'état diathésique du sujet est d'importance nulle dans l'apparition et la durée de ces impétigos? Nous ne le croyons pas nous-mêmes, et nous soulignerons les conditions d'état général du malade dans lesquelles on voit s'établir ces impétigos chroniques. Il n'en reste pas moins qu'à notre avis, ces lésions sont primitivement microbiennes et qu'elles le demeurent. C'est pourquoi, sans doute, les topiques externes ont un si grand rôle dans leur guérison.

162. **Soi disant eczéma pariétal.** — Pour le prouver, nous reviendrons à l'intertrigo rétro-auriculaire; nous avons étudié tout à l'heure ses formes moyennes, ordinaires, et ensuite sa forme réduite, très fréquente aussi. Nous en étudierons maintenant les formes extensives et durables.

La lésion impétigineuse du pli derrière l'oreille peut affecter des formes plus étendues de part et d'autre de leur axe. Ordinairement, elles sont couvertes de croûtes d'un blanc jaunâtre, encore impétigineuses, mais papyracées. Dans d'autres cas, la lésion, née de même, s'étend vers le cuir chevelu et l'envahit jusqu'à constituer un placard de 2 à 10 centimètres de large qui continue de progresser peu à peu. Il est recouvert

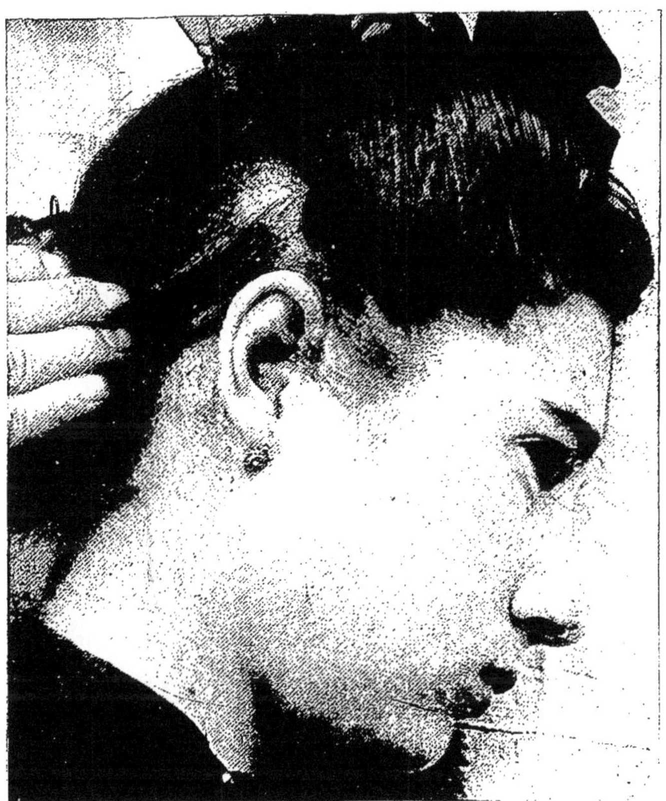

Fig. 115. — Impétigo rétro-auriculaire et fausse teigne amiantacée périphérique. (Malade de Darier. Photo Schaller.)

d'une croûte mince, légère aux doigts, et dont la face profonde est d'un jaune d'ocre. Elle recouvre une surface perpétuellement mouillée, et par places même suppurante. Malgré l'adhérence que les cheveux donnent à la croûte qu'ils traversent, on la décolle assez facilement. Elle se détache comme une coque d'œuf, et il n'y a pas jusqu'à sa face profonde qui n'y ressemble, avec sa couleur d'un jaune sale.

La lésion ainsi faite prend des allures torpides et chroniques. A la vérité, elle augmente encore par poussées, mais, entre les poussées, elle demeure inerte (fig. 115).

On la confondait et on la confond encore parmi les eczémas impétigineux (?) ou même on l'appelle eczéma séborrhéique, par une impro-

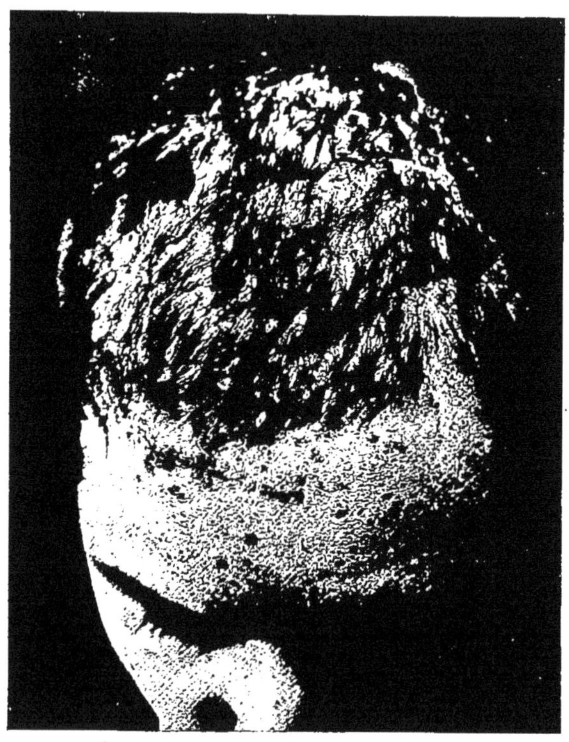

Fig. 116. — Impétigo subaigu en nappe, chez l'adulte, ancien *porrigo scabida* d'Alibert. (Malade de Milian. Cliché de Schaller.)

priété de termes flagrante. Ce n'est en réalité qu'un impétigo chronique, comme le prouvent le microscope et la culture.

De l'un ou des deux côtés, et toujours d'un côté plus que de l'autre, ces lésions demeurent sur place de longs mois ; elles peuvent très lentement rétrocéder et s'éteindre; mais, d'autres fois, et brusquement, elles peuvent s'étendre et recouvrir tout le cuir chevelu. La même lésion peut naître et se développer à la région de la nuque sans que la pédiculose s'observe à son origine, et donner lieu subitement à une même poussée extensive.

163. L'impétigo en nappe du cuir chevelu (Impetigo scabida d'Alibert). — La chose peut se faire d'un seul coup. Après une nuit marquée par une cuisson légère et des démangeaisons, le sujet, qui est le plus souvent une femme, se réveille la tête moite. Le grattage mouille les doigts de la patiente. En écartant les cheveux, on trouve de larges surfaces exsudatives d'où s'écoule un sérum liquide, mais poisseux, qui coule en larmes au long des cheveux, et qui se concrète en croûtes jaunes assez minces. Ces surfaces, toujours larges de 5 à 10 centimètres au moins, s'étendent et se fusionnent ; elles peuvent envahir le cuir chevelu tout entier. Elles le débordent même quelquefois.

Après cette phase exsudative, au cours de laquelle le cuir chevelu exhale de partout une humeur fluente d'odeur fade et écœurante, survient très vite l'apparition de la croûte. C'est une carapace mince et blanchâtre qui englobe le cuir chevelu tout entier. Dans une récente et remarquable observation, le Dr Milian a montré qu'alors, tout autour du cuir chevelu, sur le visage, le cou et même le torse, mais en moins grand nombre, à mesure qu'on s'éloignait du centre de l'éruption, il survenait une multitude de petites efflorescences cutanées, moins larges que l'ongle, de surface rose, exfoliées, à squames grasses, non suintantes, ou à peine, et qui étaient visiblement des inoculations innombrables de la même affection à son début, rudiments de la lésion centrale.

Au cuir chevelu, c'est là le type de l'impétigo en nappe décrit par Alibert sous le nom de *porrigo scabida*, en écorce d'arbre.

Le plus souvent, le médecin ne voit la patiente que quand la croûte est déjà faite, comme dans l'impétigo commun. Elle est de la couleur d'une laine blanche un peu écrue ; sous la pression des doigts, elle se fend, et par les fentes on voit sourdre une sérosité un peu louche. On peut décoller cette croûte par grandes plaques, malgré l'obstacle des cheveux, et en retirer de grands lambeaux intacts, si les cheveux sont courts. A l'œil, cette croûte en place semble faite d'une couche de coton humide qu'on aurait pressée sur la tête et qui aurait séché sur elle. Détachée, elle est bien plus mince encore qu'on ne l'aurait cru, et très légère; entre les doigts, elle ne pèse rien. La disparité de sa couleur sur les deux faces rappelle exactement la coque de l'œuf que le poussin vient de quitter. Autour du cuir chevelu, la croûte rejoint la peau saine par une transition insensible, mais un pli fait à la peau la casse et l'on voit apparaître un trait de clivage. Suivant que la croûte est récente ou vieille, sa face profonde est mouillée ou sèche, de même la peau au-dessous d'elle. Car cette lésion se dessèche et guérit ainsi. La croûte se détache parce que l'épiderme corné s'est refait au-dessous d'elle.

Cette affection, à laquelle on doit restituer le nom que lui avait donné Alibert, était son *impetigo scabida*.

164. *L'impetigo scabida d'Alibert n'est pas la teigne amiantacée.* — Notez qu'il ne s'agit pas de l'affection décrite par le même auteur sous le nom de *teigne amiantacée.* Dans celle-ci, en soulevant les cheveux couchés, on soulève une écaille *épidermique* semblable à

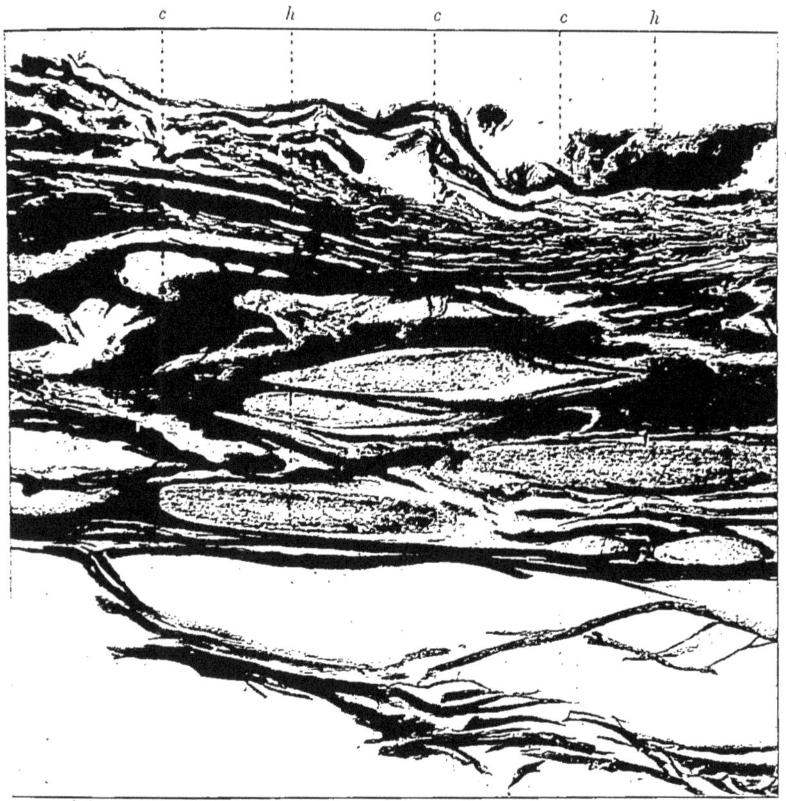

Fig. 117. — Coupe oblique de la squame-croûte dans la fausse teigne amiantacée d'Alibert. *c*, *c*, *c*, coupes obliques des cheveux compris dans la squame; *h*, *h*, hyperkératose.

une écaille de poisson, qui aurait recouvert les cheveux en les couchant au-dessous d'elle (fig. 117).

Ces deux types morbides de l'impétigo en nappe d'une part, et de la teigne amiantacée, sont à distinguer d'autant plus précisément l'un de l'autre qu'on les observe souvent côte à côte et sur le même malade. Ainsi, on peut voir un impétigo en nappe rétro-auriculaire typique se continuer à travers le cuir chevelu par une zone de teigne amiantacée. C'était le cas chez la malade de Darier que représente la figure 117.

Le plus souvent, ces deux types morbides s'observent séparément, mais il est intéressant de voir qu'ils se conjuguent quelquefois.

Or, je n'ai jamais pu mettre en évidence au microscope un élément microbien quelconque dans la teigne amiantacée, et la culture ne montre que le développement des cocci polymorphes de sa surface. Autant que je puis l'affirmer, la teigne amiantacée est donc amicrobienne. Elle se présente à moi comme une réaction à distance de la peau à une cause d'irritation locale ou de voisinage, peut-être comme une lésion toxi-microbienne, mais non microbienne en soi. Sa squame, d'ailleurs, est faite d'hyperkératose tandis que la croûte de l'*impétigo en nappe* est d'origine exsudative.

Dans l'impétigo en nappe, quand on soulève les cheveux couchés, on ne soulève pas la croûte en feuillets, on la morcèelle et l'on voit apparaître un peu de sa face profonde, dont la couleur jaune d'œuf tranche sur la blancheur de sa surface.

Sous la croûte, quand la lésion est encore active, on trouve, je l'ai dit, une mince nappe séro-purulente, et, par places, des points qui semblent un peu plus creux, qui contiennent une trace de pus vrai. Dans le liquide et même dans le pus, on ne trouve que des chaînes streptococciques, et en abondance.

Lorsque la croûte est vieille et sèche, elle tombe, en emportant le plus souvent avec elle, et en grand nombre, les cheveux de la région pour laisser la peau presque nue. En certains cas, rares, l'alopécie peut être aussi complète que celle d'une pelade généralisée. La repousse du cheveu s'effectue d'ailleurs spontanément et sans grand délai. D'autres fois, l'alopécie est diffuse et moins complète; elle laisse en place une demi-chevelure. Mais les cheveux tombés repoussent toujours.

165. L'impétigo en nappe est une maladie de carence. — L'*impétigo en nappe* que je viens de décrire survient sous la forme d'une poussée aiguë, au cours d'un impétigo chronique des régions pariétales ou occipitales, lequel durait depuis déjà plusieurs mois. Or ces impétigos chroniques ne s'observent guère que chez la jeune ou la vieille fille et me semblent être en rapport avec un état d'anémie particulier. Ils semblent avoir presque toujours pour cause une existence semi-cloîtrée de la patiente, et une mauvaise hygiène physique et mentale, continuée depuis des années. Ce sont des affections fréquentes chez les jeunes filles insuffisamment aérées, incomplètement développées, à thorax étroit et plat, qui ne font aucun exercice physique, qui, devant le médecin, gardent un air contrit et souffreteux, qui ont une vie de Cendrillon. Chez les mêmes sujets, on remarque souvent les épaules voûtées avec de la cyphose, et les ongles montrent des taches de leuconychie.

Il est certain que le seul traitement local suffit à guérir de telles malades, mais le médecin doit donner des indications formelles concernant une meilleure hygiène et une autre vie. En disant que ces affections sont des maladies de carence, je ne veux pas dire qu'elles relèvent d'une avitaminose, mais seulement d'une insuffisance d'exercices physiques au grand air et d'un manque d'hygiène rationnelle.

166. Variétés de début des impétigos en nappe. — On peut observer des cas semblables à ceux que je viens de décrire, mais de marche inverse. L'éruption commence par le visage ou par le tronc; elle est faite d'une multitude de taches furfuracées de moins d'un centimètre de diamètre, chacune marquée par une exfoliation, grasse au toucher, et, sous les squames, on rencontre une moiteur. Le siège majeur de l'éruption est alors au visage; elle s'y fait suintante et croûteuse, par confluence des taches élémentaires. L'exsudation devient de plus en plus manifeste et les croûtes, impétigineuses, sans que pour cela ni l'aspect d'ensemble ni l'évolution copient en aucune manière une éruption vraie d'impétigo authentique. D'autres fois, quand elles s'observent sur le tronc, l'éruption est partie d'un pli où se voient les lésions maximales et extensives, de forme identique à celle que j'ai décrite plus haut au cuir chevelu et que je viens de décrire au visage. Couramment, ce sont des cas baptisés eczémas impétigineux et qui sont des streptococcies épidermiques tendant à la généralisation. C'est ce que démontrent et l'examen microscopique direct et les cultures.

167. Impétigo en nappe dans la première enfance, ses cicatrices. — Chez le nourrisson et chez l'enfant de deux à cinq ans, existe du reste une autre forme du même *impetigo scabida*, moins extensive et plus limitée, de larges placards croûteux, de 4 à 10 centimètres de diamètre, irréguliers, asymétriques, qui siègent le plus souvent au vertex, en plein cuir chevelu.

Ce sont des lésions qu'en certaines contrées des superstitions populaires empêchent de traiter, et que l'enfant conserve sur place pendant de longs mois. Avec quelque précaution, on peut enlever la croûte tout d'une pièce. Elle a le même aspect que celles que nous avons décrites : la même surface externe blanche et la même couleur jaune foncé de sa face profonde. Sous elle, on trouve une sérosité qui baigne tout le cuir chevelu et, par places, les mêmes petits points purulents disséminés. Dans cette mince couche de liquide, les streptocoques foisonnent, et leurs chaînes pullulent. Même dans le pus, on ne voit qu'eux. A la longue, cette suppuration sous la croûte entraînera la destruction plus ou moins accentuée de la chevelure. C'est le mécanisme qui a créé tant de cicatrices que des jeunes filles de la classe ouvrière viennent montrer plus tard au médecin pour lui demander la repousse des cheveux détruits, repousse impossible, car il s'agit alors d'une alopécie cicatricielle.

168. Impétigo chronique du sein. — C'est aussi la même infection qui crée ce qu'on appelait autrefois l'eczéma aréolaire du sein, plus fréquent chez la femme enceinte ou nourrice. C'est une streptococcie souvent durable, qui ne diffère des précédentes que par une exsudation plus marquée et des croûtes plus franchement impétigineuses qui tombent et se renouvellent plus fréquemment. La flore est la même. Cet exemple aidera à mieux comprendre les modalités chroniques de l'impétigo en nappe, parce qu'il ressemble plus à l'impétigo vrai. C'est un type de transition entre les impétigos vrais et les streptococcies chroniques de grande surface.

169. — Enfin, on peut voir des ***épidermites impétigineuses aiguës généralisées*** dont la durée, pour les cas que j'ai pu suivre, est comprise entre cinq et six mois.

La première observation que j'en recueillis date de trente ans ; j'en ai vu d'autres cas depuis, mais ils sont rares, et le premier est resté le plus complet. J'avais été appelé auprès d'un confrère dont je me trouvai le troisième médecin. Je n'avais pas assisté aux débuts du mal, et je ne puis pas dire sur quels plis il avait débuté.

Il s'agissait d'un homme ayant passé la cinquantaine, déjà fatigué, et qui mourut d'ailleurs, deux ans plus tard, d'une maladie que j'ai toujours ignorée...

Quand je vis le patient, la dermite était déjà presque généralisée. Il ne demeurait que quelques larges îlots de réserve sur le thorax et sur les flancs. Là, on pouvait voir la maladie débuter par de petites taches très analogues à celles du pityriasis à squames stéatoïdes. L'observation de Milian citée plus haut en a bien souligné toute la valeur. C'était par ces petites taches squameuses que l'éruption débutait, et c'était la confluence de ces taches qui généralisait l'éruption.

Mais, sur les régions où la dermatose était dorénavant établie, elle était suintante, phlycténulaire par places et faisait penser au pemphigus foliacé. Sur l'épiderme trop rose et mouillé, partout se reproduisaient des sortes de bulles plates aussitôt ouvertes et flétries. Les quatre membres étaient pris, et seules la paume des mains et la plante des pieds avaient gardé leur épiderme intact, rongé seulement par les bords et qui ressemblait à des semelles décousues.

Les lésions étaient surtout marquées aux plis, qui étaient macérés, rouges, suintants, avec des débris épidermiques formant smegma.

Le visage et le cuir chevelu avaient été pris de même, et, sur ces régions, le processus évoluait vers la dessiccation. Le cuir chevelu était recouvert des larges croûtes blanches, plates et légères de l'*impetigo scabida*. Sur le visage, il n'y avait plus qu'une desquamation lamelleuse d'apparence grasse et qui devint par la suite furfuracée.

Au début de la maladie, la température était montée jusqu'à 39°, mais il n'y avait plus alors que 38° le soir.

Je pratiquai l'examen des squames, des liquides d'exsudation, des bulles et phlyctènes non ouvertes, des croûtes ; partout, les résultats furent identiques. Des streptocoques par myriades, visibles au premier examen direct de tous les produits.

Je passe sur les détails. L'affection avait débuté six semaines auparavant et n'avait pas cessé d'empirer. Elle se généralisa complètement ; aucune surface du corps ne fut préservée, et nous assistâmes à l'exfoliation des mains et des pieds par lamelles énormes, comme après la scarlatine.

Traité par les enveloppements de liniment oléo-calcaire et les bains de sulfate de cuivre à 1 p. 10 000, le malade guérit peu à peu ; la dessiccation se fit progressivement et la peau se couvrit de squames sur un épiderme trop rose. Ces squames lamelleuses devinrent de plus en plus fines. Les croûtes du cuir chevelu tombèrent avec les cheveux, laissant une chevelure ravagée.

Quelques ongles tombèrent de même, et les autres gardèrent pendant six mois le sillon décollé qui marquait l'infection de leur matrice. Enfin, tout s'apaisa et il ne resta plus qu'un furfur à peine perceptible sur toute la surface du corps.

Le malade guérit donc et reprit même ses occupations ; mais, six mois après, j'eus occasion de le revoir et, ayant remarqué la fine desquamation du visage, j'eus l'idée de l'examiner microscopiquement et d'en faire la culture. Or non seulement la culture, mais l'examen microscopique lui-même démontraient la présence du streptocoque en quantité innombrable et sans infection secondaire marquée.

Voilà donc une dermite subaiguë généralisée, impétigineuse, avec symptômes généraux sérieux et durables, qui évolua en quelques mois sur la surface entière de la peau, élimina la totalité de l'épiderme corné, même à la paume des mains et la plante des pieds, y compris les cheveux et les ongles, et se termina par la guérison, mais laissa derrière elle, pendant six mois au moins, et peut-être davantage, une épidermite sèche desquamative gardant la même cause microbienne.

D'autres cas moins complets de la même infection m'ont convaincu que, si l'on voulait systématiquement étudier, par les mêmes techniques, toutes les dermites rouges suintantes, on trouverait que plusieurs, dont on ne sait pas l'origine, ont la même cause. Ainsi pourrait-on compléter le tableau symptomatique de la maladie de façon qu'à l'avenir on pût la reconnaître à coup sûr.

170. — La ***terminaison de ce processus par une phase desquamative***, elle-même durable et toujours microbienne, est aussi à ne pas oublier. Elle se présente comme l'homologue de celle que nous verrons dans les écoles suivre les épidémies d'impétigo sous la forme de « dartres volantes » (§ 195). Ce sont des faits qui expliquent bien des contagions dont la cause est insoupçonnée. Il est évident que le toucher même de ce médecin, en apparence guéri, eût été dangereux pour une accouchée. Je n'insiste pas.

171. ***Résumé des observations précédentes.*** — Si l'on voulait résumer les observations précédentes, on pourrait dire d'abord qu'il y a des épidermites impétigineuses, streptococciques, extensives, que la clinique ne nomme pas de leur vrai nom et qui restent encore confondues parmi les éruptions d'origine interne.

1. Les unes ont leur point de départ au sillon rétro-auriculaire; elles envahissent tout ou partie du cuir chevelu. La phase phlycténulaire manque ou passe inaperçue ; la phase suintante survient du jour au lendemain. Très vite, le suintement est remplacé par une mince croûte blanche plus durable, et sous laquelle la pullulation streptococcique est facile à mettre en évidence.

2. Au même type appartiennent beaucoup de croûtes stagnantes au cuir chevelu du premier âge ou de l'âge scolaire, et dont la persistance amènera des cicatrices et une alopécie définitive.

C'est l'*impétigo en nappe*, l'ancien *impetigo scabida* d'Alibert.

3. Au cours de ces éruptions, qui ont une tendance manifeste à se généraliser, on voit apparaître, autour du foyer primitif, une foule de lésions roses, squameuses, grasses ou croûtelleuses, tout à fait analogues à des points isolés de pityriasis stéatoïde. Ces lésions sont streptococciques d'emblée ; elles peuvent se multiplier et s'étendre et s'impétiginiser à leur tour.

Ces lésions, plus exfoliatives que suintantes, peuvent être consécutives aux lésions impétigineuses primitives, mais elles peuvent inversement les précéder, et déterminer par leur confluence des impétiginisations de large surface.

4. Il existe enfin une épidermite streptococcique aiguë ou subaiguë pouvant se généraliser à tout le corps, durer six mois, et se terminer par une phase desquamative furfuracée, dont les squames même montrent encore le streptocoque en abondance.

5. Cette phase desquamative terminale est analogue de symptômes, et identique de mécanisme, à l'impétigo furfuracé que j'ai décrit chez l'enfant il y a bien des années, et que j'envisagerai plus loin (§ 195).

En tout ceci, le fait le plus remarquable et qui fait hésiter le diagnostic, c'est qu'il n'y a point de ressemblance entre la lésion initiale de l'impétigo vrai, qui est une bulle, et celle de ces dermites impétigineuses dont le début peut se faire par des taches exfoliatives, à squames grasses, presque sans exsudat sous-jacent. Ce point, qui n'est nulle part exposé, me paraît devoir être souligné soigneusement.

La génération médicale précédant la nôtre et qui, pour des raisons théoriques, tenait beaucoup plus que nous à l'entité de l'eczéma, n'aurait pas manqué de souligner la dissemblance entre les deux modes de début d'une infection de même siège, causée par le même microbe, et d'opposer la lésion phlycténulaire à la lésion desquamative. Sans doute aurait-elle voulu voir en cette dernière l'impétiginisation secondaire d'une lésion eczématique préalable.

Mais, contre cette opinion, nous avons des observations telles que les nôtres et celle de Milian, où la lésion impétigineuse de tout le cuir chevelu sème à distance des lésions streptococciques minuscules, lesquelles sont exfoliatives. Et nous voyons inversement la maladie commencer par des lésions desquamatives isolées, multiples, qui arriveront à la confluence en même temps qu'à l'impétiginisation.

Enfin, nous avons des cas où la lésion encore vivante est purement desquamative et sans mélange d'impétiginisation restée visible.

Celui qui a vu et suivi les faits que nous venons de décrire ne peut penser, dans tous ces cas, qu'à une maladie primitivement microbienne, se multipliant par l'essaimage des semences, mais capable de créer tantôt une bulle et tantôt une exfoliation. A notre avis, la question des impétiginisations secondaires se pose bien en dermatologie, mais non pas pour ces cas-là.

172. *Obscurités qui demeurent dans le sujet.* — Parce que nous poursuivons l'étude d'une infection épidermique microbienne et que nous décrivons les divers aspects qu'elle peut prendre sur la peau humaine, y compris les cas où elle détermine une dermatose généralisée, ce n'est pas dire que nous ne voulons tenir aucun compte des troubles généraux de la santé qui peuvent influencer son évolution.

Au contraire, il nous a semblé voir que l'infection streptococcique de l'épiderme n'avait de tendance à s'étendre que sur des sujets débilités, en état de vie amoindrie.

Nous ne disons pas d'ailleurs que toute grande dermatose exsudative est de cause externe et de la même cause. Nous décrivons celles que nous avons vues et qui avaient cette origine. Ne faire dire à une expérience que ce qu'elle veut dire, et dans la mesure où elle le prouve, est un axiome pastorien dont il fait bon se souvenir.

Il faut comprendre que des recherches telles que celles qui précèdent devraient être faites en série, sur beaucoup de lésions débutantes du même sujet, et sur plusieurs malades atteints d'affections analogues, avant qu'on puisse exposer, au lieu de simples faits, une conclusion plus générale.

TROISIÈME PARTIE

LES COCCIDES ECZÉMATIFORMES

CHAPITRE PREMIER

L'ECZÉMA ET SES LÉSIONS

173. *L'eczéma est une réaction cutanée à des causes d'irritation diverses.* — 174. *De l'eczéma, ses symptômes, son évolution.* — 175. *Les lésions histologiques de l'eczéma ont une unité évidente.* I. *État spongoïde.* II. *Vésicule eczématique.* III. *Puits ou pore eczématique suintant.* — 176. *La première doctrine de l'eczéma parasitaire (Unna).* — 177. *Les séborrhéides, les parakératoses psoriasiformes, les eczématides.* — 178. *En marge du grand eczéma, il y a de « petits eczémas » qui sont des entités morbides distinctes, dont plusieurs microbiennes.*

173. ***L'eczéma est une réaction cutanée à des causes diverses.*** — Lorsque Willan, après Plenck, établit sa classification des dermatoses d'après leur lésion objective élémentaire, il définit l'eczéma par la vésicule ; toute maladie vésiculeuse était eczéma ; et même pour les suivantes générations dermatologiques, que les questions d'étiologie ne préoccupaient pas encore, le mot garda sa même signification.

Il y a cent ans, on ne connaissait la cause d'aucune maladie. Pour expliquer leur origine, la médecine rassemblait pour chacune un faisceau de causes apparentes, qui ne pouvaient être au plus que des causes secondes, puisque la cause première échappait à tous.

Même pour expliquer la contagion, quand on admettait un virus, un contage, ces mots n'étaient encore que des mots, et la notion si simple que tout ce qui se reproduit est un être vivant ne se présentait pas clairement à l'esprit. Il a fallu que Pasteur trouvât des microbes *que l'on pouvait voir*, pour donner un sens concret à ces termes vagues. Alors on comprit, et l'on comprit que l'on ne comprenait pas. Du coup, furent expliquées les maladies contagieuses, et d'autres que l'on ne considérait pas comme contagieuses et qui étaient microbiennes.

Cependant il y en avait d'autres encore, ainsi la goutte et l'eczéma, ou l'urticaire, que l'on voyait se reproduire sous l'action de causes diverses; l'urticaire, par exemple après l'ingestion d'aliments avariés, après une suppression des règles chez la femme, ou même sans cause apparente chez des sujets *prédisposés.*

Alors, pour opposer ces types morbides aux maladies parasitaires et microbiennes, on créa pour eux le nom de syndromes; ensuite, on les engloba sous le nom commun de « réactions cutanées ».

Ces réactions ne sont pas chaque fois différentes ; elles affectent des types assez peu nombreux : érythèmes, eczémas, lichens de notre ancienne école française, et des exemples fréquents montrent que des causes diverses peuvent apparemment donner lieu à une éruption similaire. Qu'on nous permette une image. La peau semble comme un instrument de musique qui ne comporte que peu de cordes, mais chaque corde peut vibrer sous l'action de doigts différents. Différentes causes agissant sur la peau feront sortir la note urticaire, la note eczéma...

L'eczéma ne serait donc pas une maladie cutanée, mais une réaction assez commune de la peau, consécutive à des causes diverses. Entre toutes les réactions cutanées, l'eczéma, qui est toujours plus ou moins exsudatif, nous intéresse particulièrement, car il ressemble tellement à certaines dermatoses plus haut décrites qu'on l'a toujours confondu avec elles. Il est donc nécessaire de le présenter ici, à son tour, pour autant, du moins, qu'il se trouve mêlé aux types morbides que nous voulons étudier.

174. De l'eczéma, ses symptômes, son évolution. — D'abord, quand on traite de l'eczéma, on devrait parler du malade avant de parler de la maladie, car il n'y a pas d'affection qui soit plus polymorphe. Ses lésions peuvent être rouges et sèches, plus ou moins prurigineuses : ou bien exsudatives sans exfoliation, ou exfoliatives sans exsudation. Elles peuvent siéger ici ou là, durer quelques jours ou des années, le tout sans symptômes généraux, et sans autres troubles que ceux qu'apportent les symptômes fonctionnels : chaleur et prurit.

Ainsi que le remarquait Besnier, cette affection est mieux caractérisée par son évolution que par ses symptômes ; l'eczémateux semble *prédisposé* par avance aux éruptions cutanées ; elles prendront chez lui des formes diverses qui seront toujours de l'eczéma.

Cliniquement, la lésion élémentaire de l'eczéma est une vésicule décrite par Willan. Elle peut être grosse, mais elle est ordinairement petite, souvent à la limite de la visibilité à l'œil nu, vite rompue par le grattage, et sa rupture donne lieu à l'effusion d'une gouttelette de sérum. Ces vésicules sont très proches; entre elles, la lame cornée est excoriée;

toute la surface devient suintante. La plupart des vésicules ouvertes laissent à leur place une ponctuation rouge comme une pointe d'aiguille, pertuis d'où le liquide séreux continuera de s'écouler. Ainsi naîtront des croûtes et croûtelles. L'ensemble de ces lésions constitue un placard, toujours mal délimité, qui siège n'importe où, aux joues, aux paupières, au cou, au pli du coude et du genou, avec une tendance à l'extension.

L'affection se limite rarement à un seul placard ; on la voit surgir ailleurs, et, d'ordinaire, symétriquement. A la première phase de rougeur, et de grattage, succède la phase de suintement ; celui-ci diminue après un temps ; une phase squameuse le remplace, et, quand l'épiderme est réparé, il ne garde aucune trace de l'éruption. Mais l'eczéma est récidivant par nature. Ce qui s'est passé se reproduira, à des intervalles rythmés ou irréguliers. D'ailleurs, la poussée d'eczéma peut être durable et remplir des mois ; les intervalles entre les poussées n'être que des accalmies ; l'eczéma est alors devenu chronique. D'autres fois, l'eczéma peut disparaître en un point, demeurer en d'autres où une infirmité locale comme des varices le localise.

Les classiques énumèrent d'infinies variétés de l'eczéma ; variétés suivant le temps : aigu ou chronique; suivant le lieu : palpébral, plantaire, palmaire; variétés suivant l'aspect : sec, humide ; suivant la forme des éléments : papuleux, vésiculeux ; suivant la forme des placards : nummulaire, trichophytoïde ; suivant la cause : traumatique, parasitaire ; suivant la diathèse supposée : scrofuleux, arthritique...

Malgré tout cela, on fait aisément le diagnostic de l'eczéma, d'abord, parce que c'est la dermatose la plus fréquente ; aussi par son histoire antérieure et ses récidives, et peut-être enfin parce que l'on confond avec lui toutes les dermatoses qui lui ressemblent !

175. — Ce n'est pas le lieu de faire l'histoire et la description des eczémas; nous insisterons plus loin sur les formes qu'on en observe au cuir chevelu et les rapports de ces formes diverses avec les infections microbiennes locales. Ce que nous voudrions ici, c'est opposer l'*unité histologique* relative *des lésions eczémateuses* à leur polymorphisme clinique apparent. En quelque lieu qu'on prélève un fragment de peau eczématisée, on y trouvera toutes les lésions que peut provoquer un œdème épidermique survenu en des points très proches, d'une façon plus ou moins aiguë.

I. — On peut assister au début de ces lésions, et voir une papille dermique dont la veine centrale est gorgée de sérum, qui s'accumule autour d'elle, dans le corps papillaire, et reste parfaitement visible sur des coupes appropriées (fig. 118 et 119). Il semble que cet afflux local de sérum ne demande qu'une issue vers le dehors. Il s'infiltre entre les cellules de l'épiderme, diffusément, et c'est l'*état spongoïde* de Unna, la spongiose de Besnier (fig. 120).

Tantôt l'œdème est léger ; il dissocie un peu toutes les cellules épi-

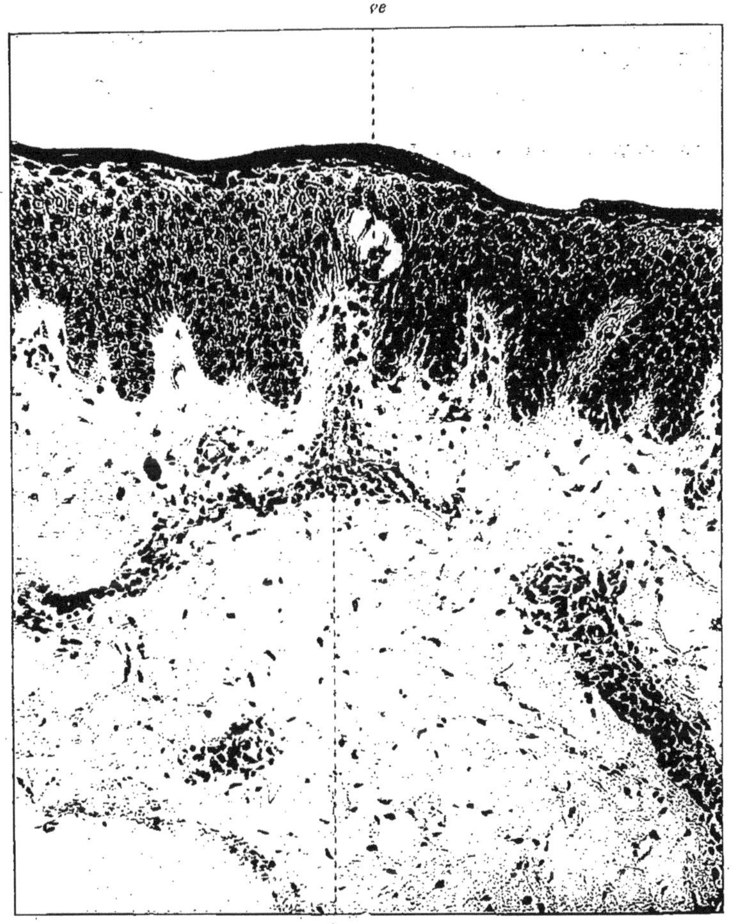

Fig. 118. — Coupe verticale, axiale, d'une vésicule eczématique en voie de formation. Sous la vésicule, un vaisseau papillaire, *v*, dont la papille est infiltrée de sérum. Gross. : 350. *ve*, vésicule eczématique ; *v*, vaisseau papillaire.

dermiques des couches profondes. On les voit entourées chacune d'un liséré de sérum clair, rayé par les filaments d'union des cellules épineuses, et les cellules mêmes sont œdématiées.

Mais l'œdème, s'il est plus abondant, tend naturellement à se collecter ; non seulement les cellules semblent plongées dans une atmosphère d'œdème, mais, en certains points, la suffusion séreuse les disloque, ce qui fait le commencement d'une cavité (fig. 120).

II. — Qu'on suppose l'afflux plus rapide encore et localisé, la dislocation cellulaire fera une cavité vraie, qui sera la vésicule. Celle-ci peut

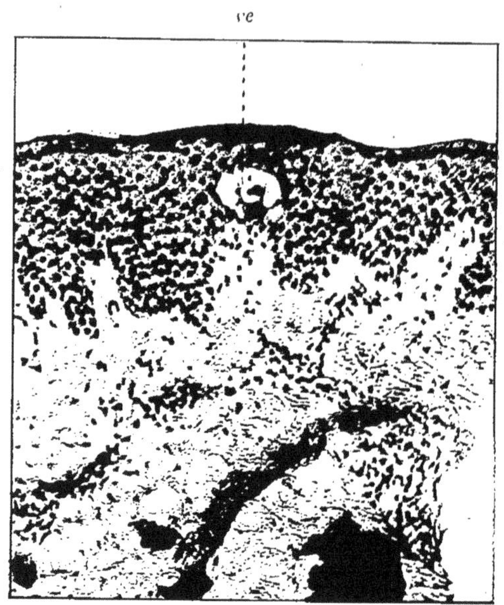

Fig. 119. — Coupe verticale d'une vésicule eczématique, *ve*, en voie de formation. Gross. : 200.

se former entre les cellules malpighiennes ou au-dessus d'elles ; et d'ailleurs la perpétuelle ascension des cellules épidermiques refoule peu à peu vers la surface les vésicules une fois faites, si bien qu'on peut en rencontrer à tous les étages de l'épiderme.

Si elles sont éliminées sans rupture, elles seront évacuées comme la pustule staphylococcique, sous la forme d'une croûte lenticulaire ayant pour plafond l'épiderme corné antérieur à leur formation, et pour plancher l'épiderme corné postérieur à elles. Elles apparaîtront aux yeux comme une squame ou une croûtelle que le grattage détachera, et l'épiderme retrouvera son intégrité.

III. — Mais le processus qui a fait les premières suffusions séreuses en pourra faire d'autres; elles se succéderont avec des intervalles irréguliers, sous des formes diverses. On peut trouver, en exfoliation à la surface, une vésicule sèche au-dessus d'un épiderme à l'état spongoïde (fig. 121) ou, au contraire, une croûtelle spongieuse au-dessus d'une vésicule en formation.

En outre, la vésicule peut avoir été rompue et sa cavité creusée dans

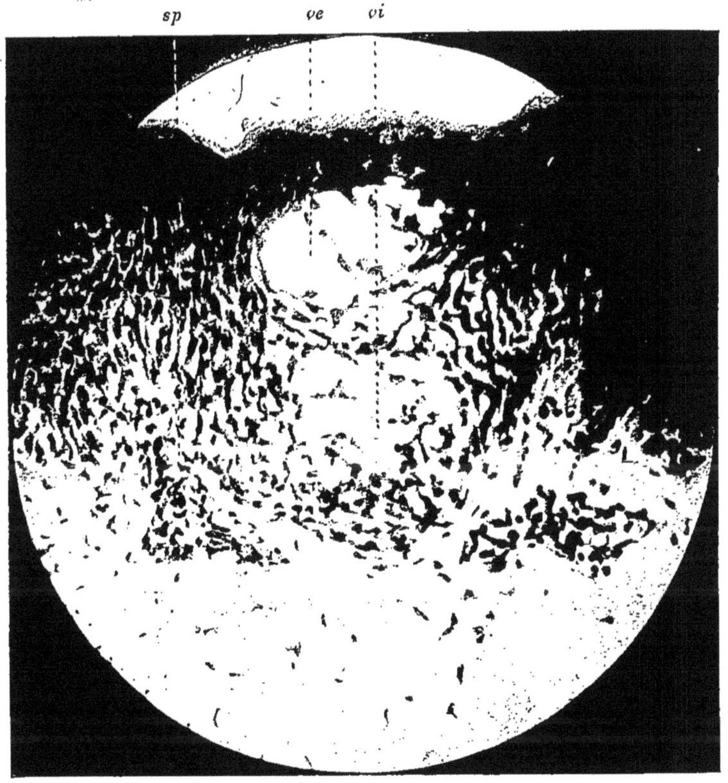

Fig. 120. — Coupe verticale et centrale d'une vésicule d'eczéma aigu en voie de formation avec état spongoïde périphérique. Gross. : 450.

l'épiderme y avoir créé un point de moindre résistance par où le sérum transsudera. C'est le *puits eczématique*, vu à la loupe par Devergie, et dont j'ai donné les premières photographies microscopiques dans mon livre sur les Maladies desquamatives. Je les reproduis (fig. 122).

Naturellement, et sur le même placard eczématique, on trouvera ces lésions en ordre divers, car elles peuvent exister côte à côte à tous les âges, sous toutes leurs formes, en tous mélanges. Mais si l'on fait la part du hasard en ceci, on reconnaîtra sans peine l'étroite parenté de tout ce que l'on peut voir. Plus on étudie ces coupes, même prélevées sur des sujets différents, et plus on est frappé de l'unicité du processus eczématique étudié histologiquement.

Qu'on suppose, par la pensée, l'épiderme d'une région, comme la membrane d'un dialyseur, placée entre deux liquides non isotoniques: le

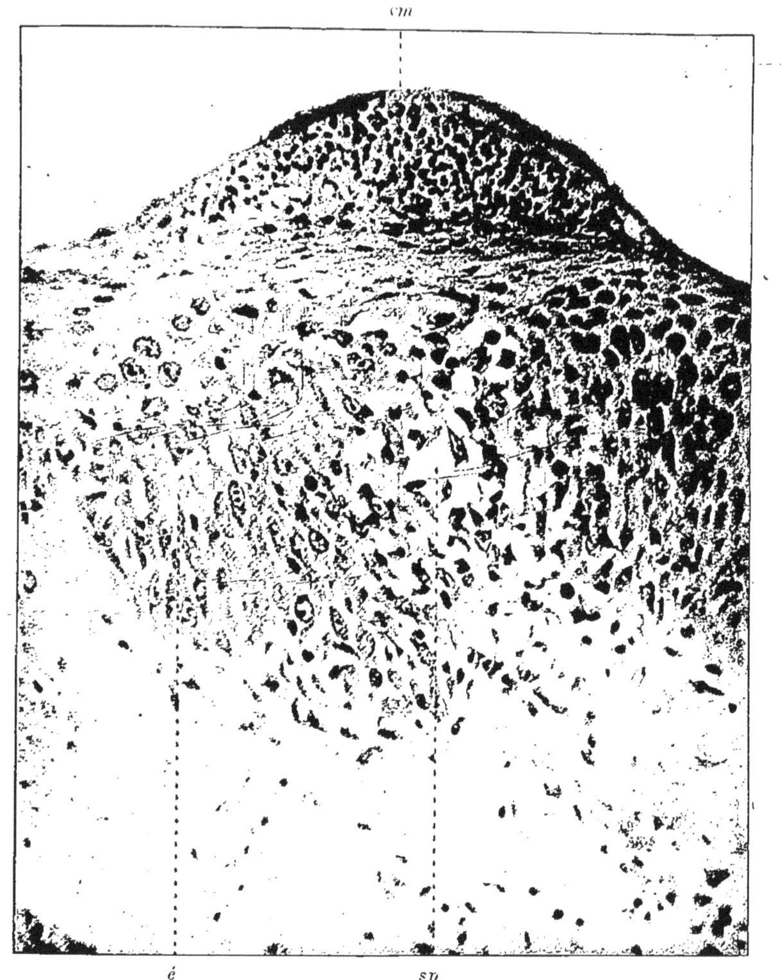

Fig. 121. — Coupe verticale axiale de deux lésions superposées dans l'eczéma : vésicule morte (*vm*) en éviction, au-dessus d'un épiderme en spongiose (*sp*) ; *é*, épiderme normal. Gross. : 450.

liquide le moins salé passera de force au travers de la membrane pour diluer le liquide le plus dense, jusqu'à ce que s'établisse, de part et d'autre de la membrane, l'isotonie des deux liquides. Dans l'eczéma, tout se passe de même ; on reproduit d'ailleurs des lésions eczématiques en appliquant sur la peau des solutions salines fortes. De même, en saupoudrant de sel des fleurs et des feuilles, elles se flétrissent parce que

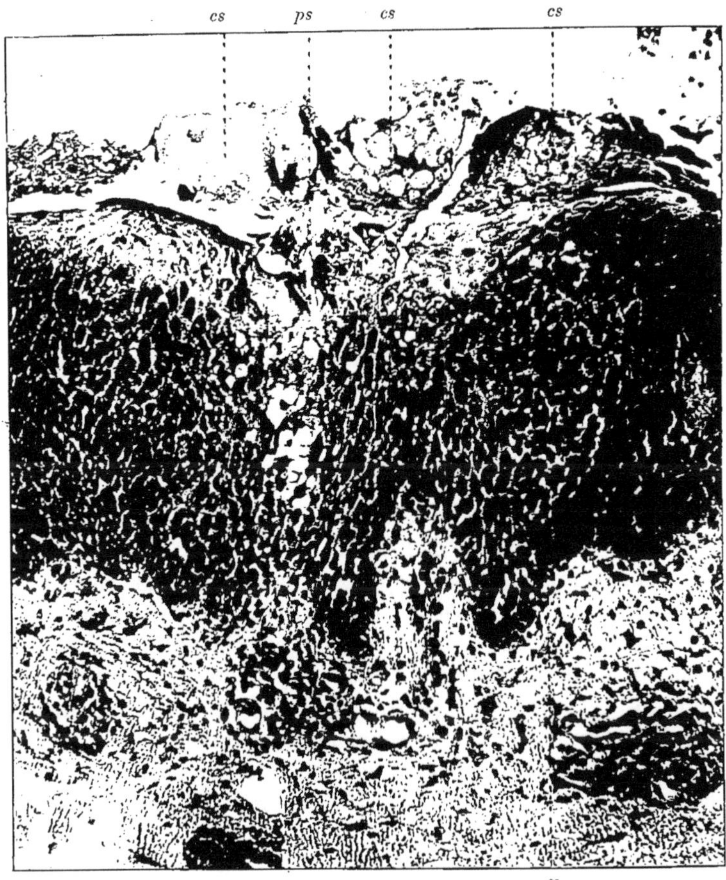

Fig. 122. — Coupe au niveau d'un des puits séreux (*ps*) qui font l'exsudation eczématique continue. Gross. : 450.

cs, croûte séreuse ; *œ*, œdème.

l'eau les quitte au travers des tissus qui la renfermaient... J'ai souvent pensé qu'on arriverait à mieux comprendre le processus de l'eczéma en étudiant la dialyse au travers de membranes vivantes. En tout cas, et quelle que soit la cause de l'effusion du sérum au travers de l'épiderme, c'est elle qui constitue toutes les lésions ordinaires de l'eczéma.

176. La première doctrine de l'eczéma parasitaire (Unna). — Avant d'en arriver à envisager les lésions histologiques communes à tout eczéma comme une simple réaction cutanée consécutive à des causes diverses, et à les étudier indépendamment de leur cause (Eczématisation de Besnier, 1900), les eczématologistes s'étaient naturellement partagés en deux camps : les uns, continuant la tradition séculaire, ne voulaient voir dans l'eczéma qu'une dermatose de cause interne, née de conditions physiopathologiques propres au malade; les autres, qu'une simple maladie de cause externe parasitaire.

Il y aurait eu place, semble-t-il, pour une troisième hypothèse que voici:

La chapitre immense constitué par l'eczéma de Willan pouvait confondre des entités morbides diverses que l'avenir apprendrait à différencier. On avait déjà vu le soi-disant *Eczema marginatum* de Hebra, démontré parasitaire par Kaposi. Une telle confusion ne devait pas être unique dans l'histoire de l'eczéma. Et, comme toute classification nosographique, pour être durable, doit être basée sur l'étiologie, on pouvait prévoir la dissociation de l'ancien eczéma de Willan. A mesure qu'on y distinguerait un type morbide autonome, ce type serait retranché de l'eczéma et individualisé; en prenant une personnalité propre, il prendrait un nom nouveau.

Ce fut ce qui advint lorsque Unna, étudiant les pityriasis et leur eczématisation, créa le concept de l'*eczéma séborrhéique* (1893). Unna, de Hambourg, par tempérament d'esprit ou éducation, ne voyait aux maladies cutanées que des causes externes. Il était d'une époque médicale qui avait grandi, qu'elle le voulût ou non, sous l'empire des doctrines pastoriennes. Mais elle les appliquait d'une façon qui nous paraît aujourd'hui étroite et aveugle. Non seulement, pour Unna, chaque maladie (et l'eczéma) devait avoir son microbe, mais chaque variété objective, différenciée par la clinique, devait avoir un microbe particulier, expliquant, par sa disparité avec tout autre, la disparité des lésions qu'il déterminait.

Nulle part dans l'œuvre de Unna on ne peut même entrevoir que le problème physiopathologique de l'eczéma se soit posé à son esprit. C'est toujours et uniquement un problème parasitaire. Homme d'esprit dogmatique, excellent et laborieux histologiste, mais bactériologiste médiocre, Unna ne semble jamais ou presque jamais avoir reconnu aucun des microbes décrits avant lui; tous ceux qu'il voit lui semblent nouveaux, parce qu'ils sont nouveaux pour lui.

Son point de départ: les pityriasis du cuir chevelu, était, je crois, excellent, et la première synthèse qu'il fit de ce que j'ai nommé le pityriasis stéatoïde, avec la *corona seborrhœica* et le pityriasis présternal, était, sauf l'erreur de doctrine, tout à fait véridique, je l'ai prouvé (1). Mais ensuite, étudiant les eczémas sans différenciation d'espèces, sans tenir compte de leurs causes occasionnelles, il prit souvent, pour objet d'étude, des « eczémas » traumatiques des bras, par exemple chez les laveuses ou les cuisinières, ce qui introduisait dans le sujet une cause d'erreur supplémentaire, en raison des surinfections microbiennes possibles.

Les premières lésions qu'il trouva furent de petites pustulettes staphylococciques qu'il décrivit comme la lésion initiale primaire de l'eczéma au lieu et place de la vésicule willanique que toute la dermatologie admettait pour telle. Autour d'elle, il trouva toutes les lésions proprement eczématiques qu'il étudia magistralement, mais auxquelles il donna pour origine la pustule d'abord rencontrée. Ensuite, il appliqua ses recherches à différencier tous les staphylocoques qu'il obtenait et cultivait, au hasard de la peau des eczémateux, pour attribuer à leurs variétés les diverses formes de l'eczéma.

Bien que les staphylocoques fussent connus depuis vingt ans et plus, le microcoque rencontré dans l'eczéma par Unna, pour lui ne pouvait pas être un staphylocoque. Ne reconnaissant pas son agmination en forme de grappe (*staphylê*), il décrivit comme nouveaux ses amas en forme de mûre, et ce fut le *morocoque*. Un étonnement pour le bactériologiste est de voir Unna ne pas mieux établir les rapports morphologiques et culturaux de son morocoque avec les staphylocoques déjà connus. S'il l'avait fait, il aurait pu les identifier, mais, comme tous les inventeurs, il ne regardait que devant lui. J'ai dit ailleurs (2) cette genèse du morocoque, agent d'abord du seul *eczéma séborrhéique* (pityriasis stéatoïde eczématisé), puis de tout l'eczéma en général.

Cependant, voyant s'élargir devant lui indéfiniment le champ de l'eczéma, Unna multipliait les divers types de son microbe pour attribuer à chacun une forme clinique différente. Au Congrès de Paris (1900), il en arriva à distinguer vingt-trois sortes de morocoques (lisez : staphylocoques), donc vingt-trois types d'eczémas...

L'œuvre de Unna ne fut qu'une projection de son esprit sur les faits qu'il étudiait. (Mais l'œuvre de quiconque est-elle autre chose?) Elle reste remarquable par le labeur dont elle témoigne et par les travaux qu'elle suscita. Malgré ses défauts, elle reste partiellement vraie, nous le montrerons plus loin.

D'une part, il fut le premier à comprendre que, dans ce qu'on appelait l'eczéma, certains types cliniques pouvaient avoir une cause locale

(1) *Les maladies desquamatives* p. 631.
(2) *Les maladies desquamatives*, p. 635.

microbienne, ce que les recherches récentes ont démontré. En outre, il fut le premier à baser ses idées étiologiques sur des recherches expérimentales. Que les lésions de l'eczéma semblent une réaction cutanée à des causes d'irritation diverses, ainsi que les recherches de Veillon et les miennes voulurent l'établir en 1900 (1), n'empêche pas que cette réaction cutanée ait souvent une infection microbienne pour cause, et c'est l'essentiel de ce que Unna avait toujours soutenu. L'erreur capitale de Unna fut d'accepter implicitement l'unité foncière des faits ratroupés confusément sous le nom d'eczéma, et de considérer l'unité de l'eczéma comme une *vérité révélée.*

Son premier eczéma séborrhéique du cuir chevelu, de la moustache, de la région présternale était presque l'expression de la vérité (2). Mais, au lieu d'en faire hardiment une espèce morbide nouvelle et particulière, il voulut faire rentrer tout l'eczéma dans ce cadre étroit. C'était mettre le vin nouveau dans de vieilles outres ; ainsi son œuvre vieillit-elle à peine née.

177. Les eczématides. — Cependant, même après que fut établi l'amicrobisme premier de la vésicule eczématique, ce qui semblait ruiner la théorie de l'eczéma microbien, les faits bien étudiés et réunis par Unna sous l'étiquette de son « premier eczéma séborrhéique » demeurèrent. On ne pouvait plus ignorer désormais que, en marge de l'eczéma vrai, toujours inconnu dans sa cause, il y avait des éruptions eczématiformes qui ne comportaient ni la gravité, ni la brutalité, ni les localisations ordinaires, ni la durée, ni les récidives perpétuelles de l'eczéma vrai.

Ces processus eczématiformes bénins, il fallait bien leur faire une place à part ; en attendant mieux, on leur donna, en France, le nom commun de *séborrhéides* (Audry, Brocq). Puis, quand il fut démontré que l'eczéma séborrhéique n'était ni un eczéma à son origine, ni séborrhéique en fait, leur nom changea. Brocq les nomma : *parakératoses psoriasiformes* ; Darier : *eczématides.* Cette évolution des mots, pour obscurs qu'ils soient, marque bien un lent progrès des idées. Il fallait bien donner un nom spécial à ces petites lésions isolées, multiples, eczématiformes, squameuses ou squamo-croûteuses, qu'on voit par éléments individuels ou fusionnés, qui n'évoluent pas d'ordinaire vers la franche eczématisation suintante, ou chez qui le suintement n'est qu'un épisode assez court. D'ailleurs, et au contraire de ce qu'on voyait dans l'eczéma vrai, ces « séborrhéides », « parakératoses » ou « eczématides », supportaient à merveille un traitement actif qui se montrait pour elles curateur.

(1) Art. « Eczéma » (Besnier) de la *Pratique dermatologique*, vol. II, 1900, p. 106 et 107.
(2) *Les maladies desquamatives*, p. 631.

178. Grand eczéma, petits eczémas. — Évidemment, parmi toutes les idées confuses que ces mots habillent, une seule est claire : c'est qu'en marge du GRAND eczéma, il y a de PETITS eczémas, qui ont des mœurs et des traitements propres, et qui méritent d'en être distingués. Les mots : séborrhéides, parakératoses, eczématides sont des mots d'attente. On ne les admet que comme provisoires. Ils recouvrent des problèmes qu'il faut résoudre un par l'un. Laissons de côté la question encore trop vaste et métaphysique du GRAND ECZÉMA. L'expérience antérieure nous montre que cette vague entité morbide doit être attaquée par ses bords. Elle sera beaucoup plus claire à nos yeux quand on en aura distrait ce qui s'y trouve inclus artificiellement et qui ne lui appartient pas en propre.

CHAPITRE II

LES ECZÉMATISATIONS MICROBIENNES

LE PREMIER ECZÉMA PARASITAIRE ECZÉMATISATION DES PITYRIASIS

179. *Pityriasis stéatoïde eczématisé.* — 180. *Le pityriasis stéatoïde dérive du pityriasis sec.* — 181. *Il provoque ou non une eczématisation sous-jacente.* — 182. *Cette eczématisation — réaction de voisinage — est amicrobienne, quoique provoquée par un parasitisme de surface.* — 183. *Influence de la sexualité sur l'apparition du pityriasis stéatoïde.* — 184. *Différence histologique de l'impétiginisation et de l'eczématisation.* — 185. *Tous les pityriasis eczématisés pourraient être nommés « morococcides eczématiformes ».*

Au cuir chevelu, en dehors du grand eczéma, rarement localisé à cette seule région, en dehors des éruptions eczématiformes d'origine traumatique, comme celles que peuvent déterminer les teintures, je ne connais que trois « petits eczémas », tous trois provoqués par une infection microbienne. Le premier, que j'ai étudié déjà, mais dont je résumerai cependant les caractères, est le pityriasis stéatoïde eczématisé. Le second est dû au streptocoque et le troisième au staphylocoque doré. Si je les décris comme de petits eczémas, c'est qu'ils sont appelés de ce nom par tous. Mais les phénomènes d'eczématisation dont ils s'accompagnent ne sont qu'une réaction cutanée à une infection microbienne, et c'est donc par le nom de son élément microbien que chacun de ces types morbides devrait être désigné.

179. Pityriasis stéatoïde eczématisé. — De ces trois types, le premier est celui dont Unna très justement avait fait le centre de ses recherches, et qu'il étudia, en 1891-1893, sous le nom d'eczéma séborrhéique. Pour son auteur, cet « eczéma » prenait sa source au cuir chevelu, même quand on l'observait ailleurs. C'est à ce type morbide que nous avons consacré l'un des volumes de cette série : *Les maladies desquamatives* (1).

Unna avait montré, d'une façon, à mon avis, irréfutable, que cet eczéma ne s'observait point sans un pityriasis préalable doot il semblait

(1) Sabouraud, *Les maladies desquamatives*, Masson, 1904.

être le développement. C'est peu après la puberté qu'on l'observe avec le maximum de fréquence et d'intensité. Unna avait décrit comme personne avant lui ce qu'il nomma la *corona seborrhœica.* Chez le sujet qui la présente, depuis longtemps les squames du pityriasis ont cessé d'être sèches pour revêtir une apparence graisseuse progressive, et

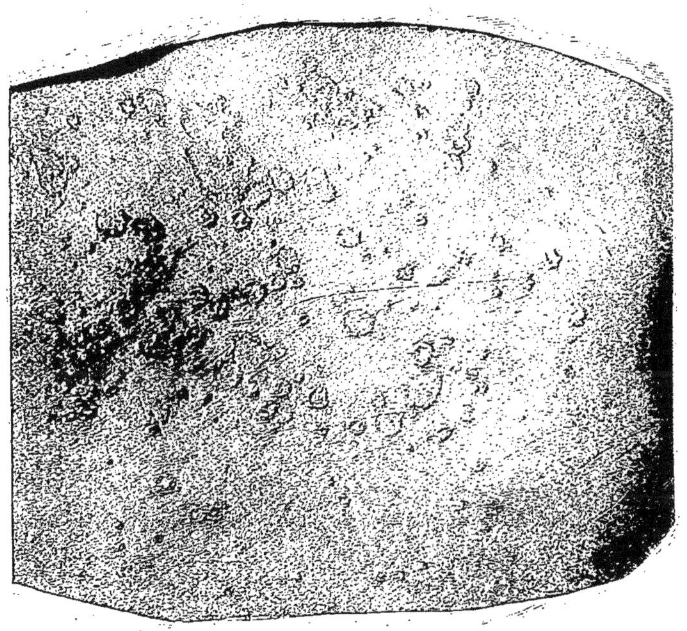

Fig. 123. — Pityriasis médiothoracique figuré, avec prédominance de petits cercles. (Musée de l'hôpital Saint-Louis.)

bientôt la disposition égale et diffuse des squames a fait partiellement place à une disposition figurée. Alors, sur le bord du cuir chevelu, surtout au niveau du front, on voit se produire un mince liséré rose, autour de taches de squames grasses, formant un léger relief, et sous ces squames, une moiteur indique la congestion dermique sous-jacente.

Unna avait remarqué, et tout le monde le vit après lui, que ce processus pouvait s'étendre plus ou moins et avec plus ou moins d'intensité, envahir les sourcils, la moustache, et en même temps apparaître au centre de la poitrine, et sur le dos pour y créer ce que nos anciens maîtres de Saint-Louis appelaient l'eczéma flanellaire (fig. 123 et 124). Unna montra à merveille la filiation de ces phénomènes, et c'est de cet ensemble qu'il fit le « premier eczéma séborrhéique », avant qu'il fût conduit à en étendre les limites au delà de toute vraisemblance.

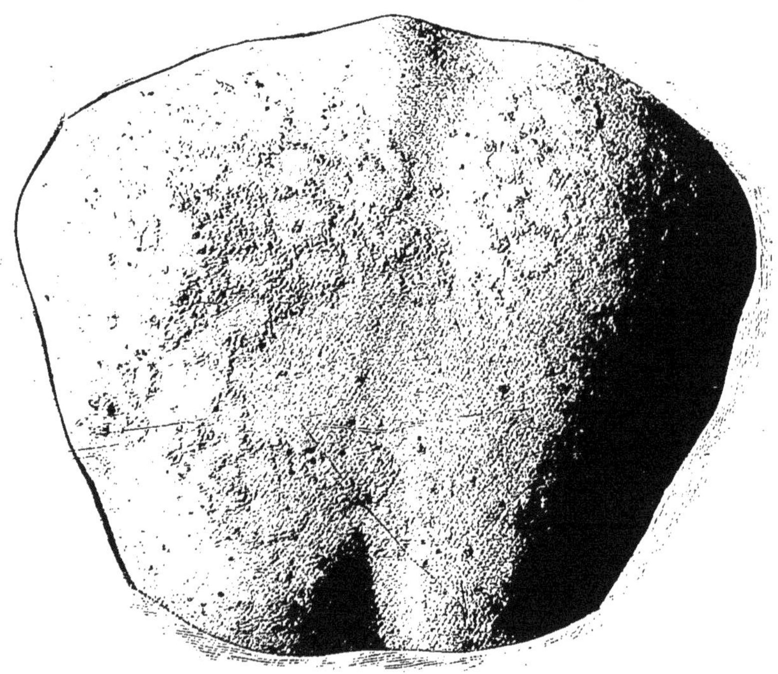

Fig. 124. — Pityriasis médiothoracique figuré, avec prédominance de lésions folliculaires. Pityriasis acnéique de Bazin. (Musée de l'hôpital Saint-Louis.)

180. Le pityriasis stéatoïde dérive du pityriasis simple. — Or, ce type clinique, j'en ai établi le tableau histologique et la flore microbienne ; j'ai montré que tout ce processus avait pour origine le pityriasis à squames sèches, dû à la spore de Malassez, mais que, sur ce type premier, d'origine mycosique, se greffait une infection secondaire microbienne, qui bientôt prenait le pas sur la maladie primitive, au point d'en venir à la masquer. Cette surinfection est due à un coccus, le plus fréquent sur la peau humaine, vu par beaucoup d'observateurs, et nommé par chacun d'un nom différent, en sorte qu'on a eu peine à l'identifier. A n'en pas douter, c'est lui qui fut le morocoque de Unna.

J'ai montré que la pullulation innombrable de ce coccus, dans les squames du pityriasis sec primitif, faisait changer les pellicules de type objectif ; de sèches qu'elles étaient d'abord, elles semblaient devenir grasses, et cela avec un tel caractère d'évidence que l'œil ne croyait pas pouvoir en douter. Pourtant, ces squames, examinées histologiquement, ne sont pas plus grasses que la couche cornée de la peau normale,

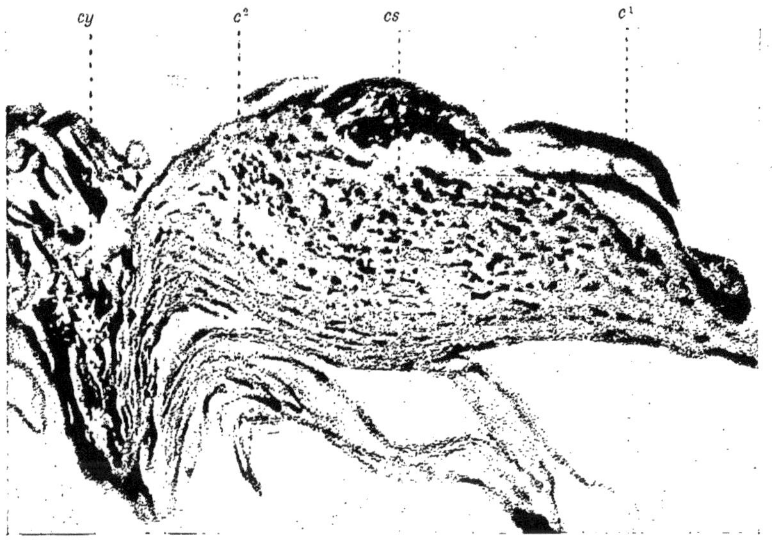

Fig. 125. — Lésion squamo-croûteuse folliculaire et périfolliculaire du pityriasis médio-thoracique. Gross. : 450.
cy, cylindre corné folliculaire; c^1, couche cornée antérieure à la lésion ; c^2, couche cornée postérieure à la lésion ; *cs*, couche séro-leucocytaire.

elles sont seulement le siège d'une infiltration séreuse et leucocytaire qui leur donne la structure d'une « pâte feuilletée ». Entre les litières de l'épiderme corné, créé en surabondance, on trouve une infiltration

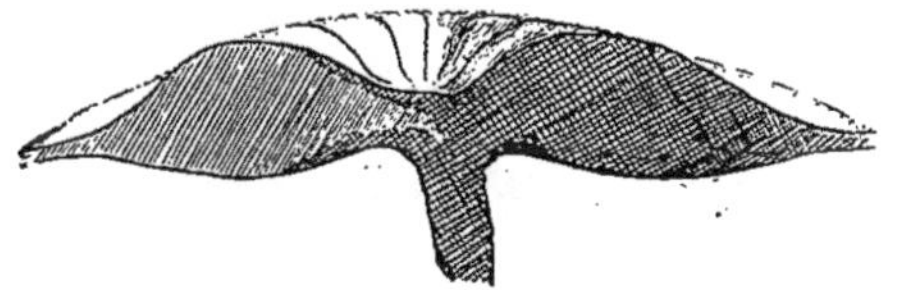

Fig. 125 *bis*. — Schéma expliquant la figure 125 et la disposition en collerette de la croûtelle autour du follicule pilaire.

de sérum et de polynucléaires ; c'est de cette infiltration séreuse que provient le caractère apparemment gras de la squame que j'ai nommée *stéatoïde* (fig. 125).

J'ai montré que ce processus, constituant, au lieu d'une squame sèche, une squame-croûte, se passait à la surface de l'épiderme, et non pas dans sa profondeur, si bien qu'il aboutissait à ce résultat surpre-

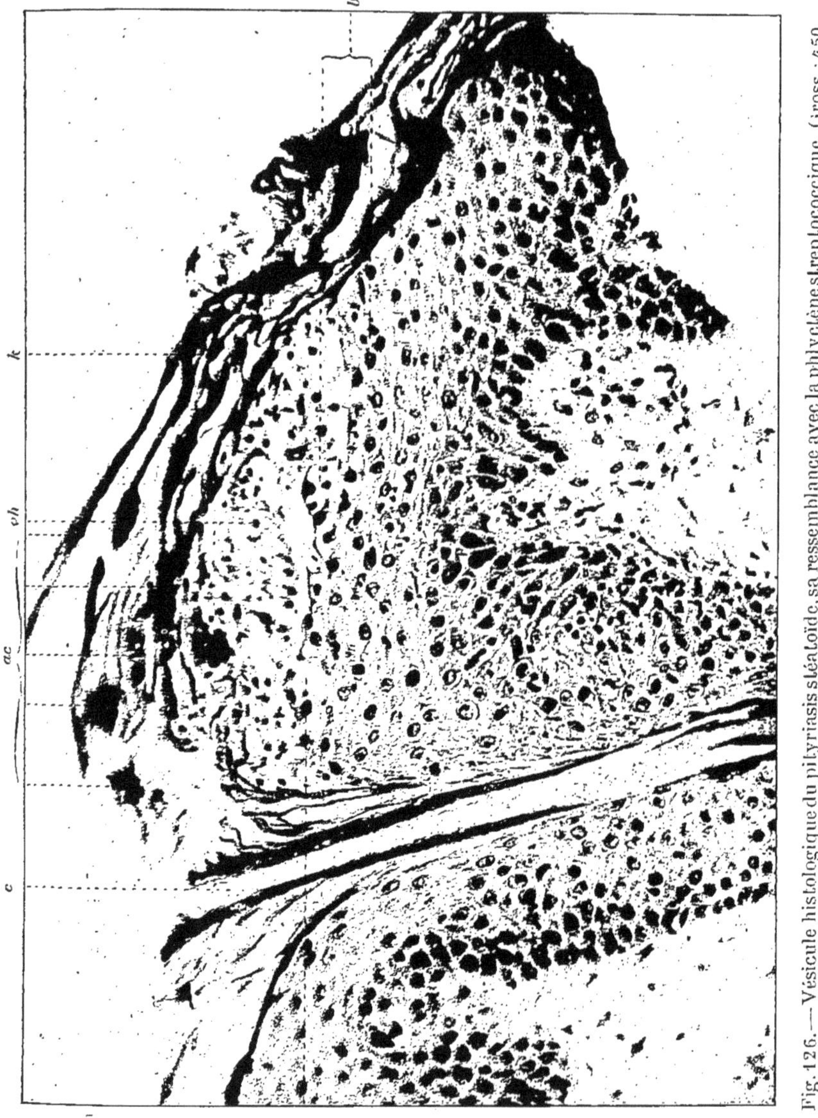

Fig. 126. — Vésicule histologique du pityriasis stéatoïde, sa ressemblance avec la phlyctène streptococcique. Gross. : 450.
c, poil de duvet ; *ac*, amas de cocci au sommet de la vésicule ; *ch*, vésicule histologique ; *k*, lames kératosiques ; *b*, boules séreuses effusées entre les cellules épidermiques de surface.

nant de faire, sur place, une croûte *primitive* qui ne succède aucune lésion antérieure à elle, par un mécanisme qui serait unique si Munro et moi n'avions montré que la squame-croûte du psoriasis se fait par un processus analogue. Dans le pityriasis stéatoïde, ce processus, lorsqu'il s'accentue, donne lieu sous la couche cornée à une suffusion de sérum plus marquée, alors semblable au processus de l'impétiginisation. Les vésicules sous-cornées ainsi faites ne sont pas visibles à l'œil nu, mais le

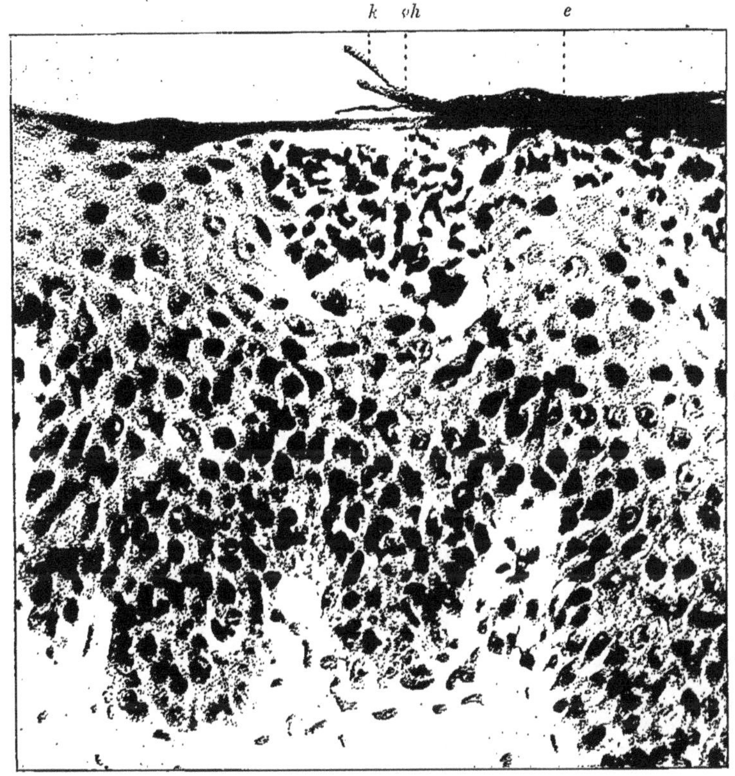

Fig. 127. — Vésicule histologique sous-cornée (Gross. : 550) des pityriasis stéatoïdes. *k*, lamelle hyperkératosique en exfoliation ; *vh*, vésicule histologique ; *e*, leucocytes en exocytose.

microscope les montre. Les *Maladies desquamatives* en ont fourni des figures qui mettent leur existence hors de doute (fig. 126 et 127).

181. Il provoque ou non de l'eczématisation. — Les choses peuvent s'arrêter là : c'est le pityriasis sans eczématisation véritable, mais il peut déclencher de l'eczématisation. Alors on voit, au-dessous des lésions d'irritation microbienne de surface, un véritable eczéma se constituer (fig. 128). Je ne puis reproduire ici toutes les preuves iconographiques que j'ai données de ce mécanisme, mais elles sont nombreuses et évidentes. Cette série de tableaux histologiques suivait donc point par point les faits objectifs

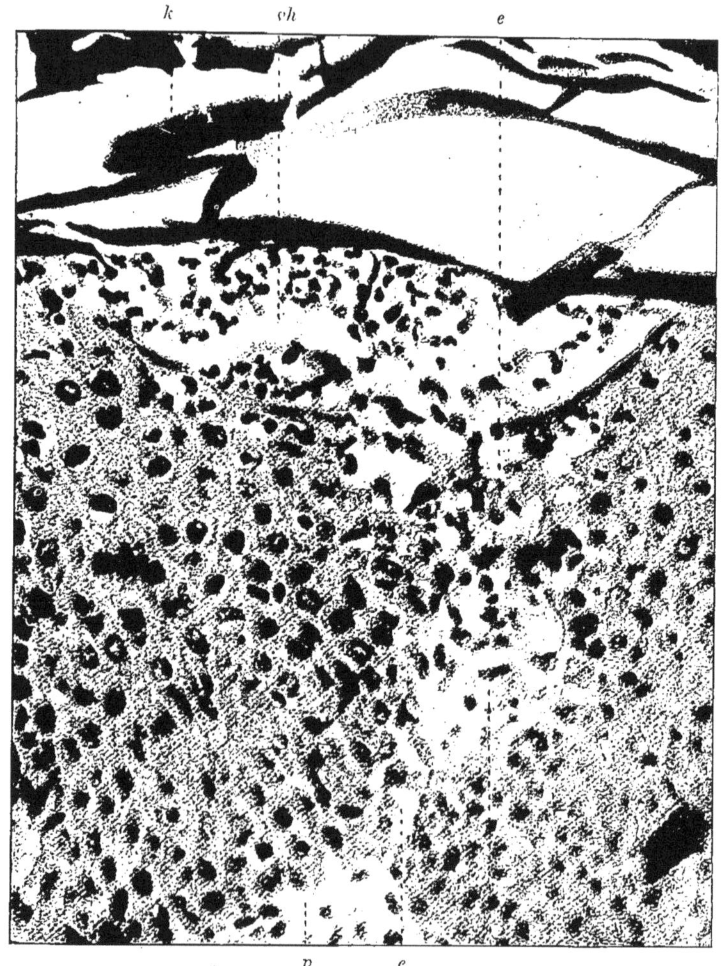

Fig. 128. — Eczématisation commençante au-dessous d'une vésicule histologique du pityriasis stéatoïde. Gross. : 550.

p, papille dermique ; *e*, exosérose ; *vh*, vésicule histologique ; *k*, hyperkératose de surface. Remarquer l'infiltration séreuse (état spongoïde) caractéristique de l'eczématisation.

que la clinique connaissait bien. D'ailleurs, le coccus qui pullule en ces lésions n'est pas spécial à l'eczéma, ni spécifique de l'eczéma. Ce même coccus à cultures grises, on le trouve sur toutes les têtes qui présentent des pellicules, et la culture la plus simple le met en évidence à coup sûr.

182. L'eczématisation est microbienne. — Pour limiter les conclusions aux résultats de ces recherches, on pouvait dire : Dans certaines conditions à déterminer, l'infection, fréquente sur toutes les têtes

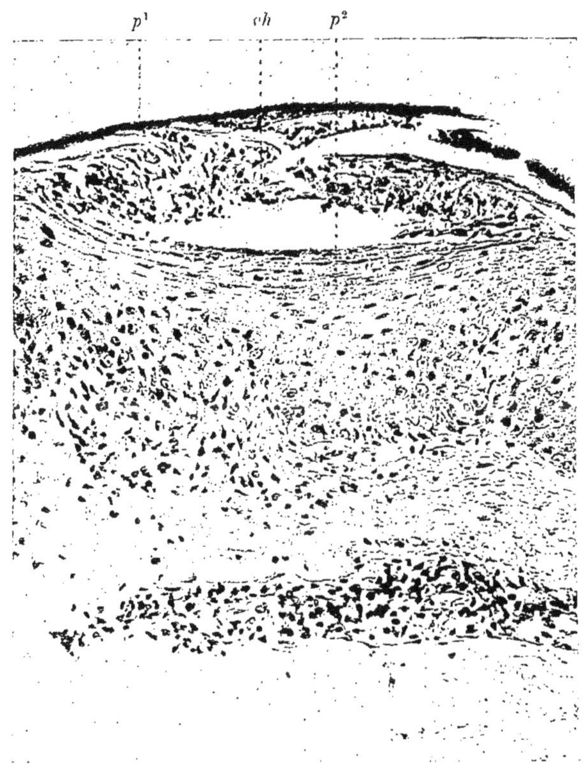

Fig. 129. — Vésicule histologique du pityriasis stéatoïde (Gross. : 300) passant à l'état de croûtelle. p^1, plafond de la vésicule ; p^2, son plancher ; *vh*, vésicule histologique. Dans le derme, coupe oblique d'un vaisseau.

pelliculeuses, du staphylocoque à cultures grises (syn. : Morocoque de Unna, *Coccus cutis communis*, Coccus polymorphe de Cedercreutz) prend un développement inacoutumé. Sous l'influence de cette infection surabondante, l'épiderme réagit, il fait la squame en « pâte feuilletée », et même il détermine un processus d'impétiginisation sous-cornée très analogue à celui qui est familier au streptocoque, c'est une phlycténisation microscopique de surface, et, au-dessous de ces lésions, un processus d'eczématisation qui n'est plus microbien peut venir s'adjoindre. Il s'agit là d'une eczématisation sous-jacente, locale, amicrobienne, réaction épidermique profonde à la pullulation intense d'un microbe de surface. Or, bien que cette eczématisation offre des caractères particuliers de bénignité, elle ne prouve pas moins qu'un

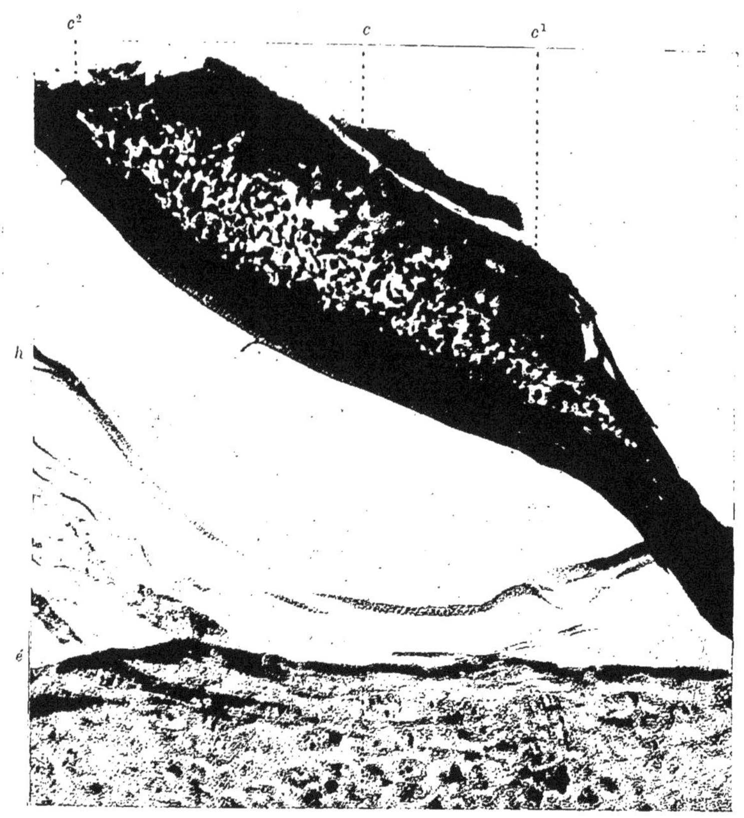

Fig. 130. — Croûtelle en exfoliation dans le pityriasis stéatoïde. Gross. : 300.
c, croûtelle représentant une vésicule en exfoliation ; c^1, couche cornée supérieure c^2, couche cornée inférieure ; *h*, feuillet hyperkératosique ; *é*, épiderme.

microbe vivant en surface est capable de donner lieu à de l'eczématisation en profondeur. Laissons de côté le mythe du morocoque et de la vésico-pustule microbienne primitive de l'eczéma : erreurs certaines. Le microbe ainsi nommé par Unna n'est nullement spécifique de l'eczéma, et d'ailleurs il ne le provoque pas toujours. Pourtant, le fait général, en soi, reste véridique: que la pullulation d'un microbe en surface peut donner lieu à une éruption qui pour tous est eczématique. L'eczéma de cause microbienne n'est donc pas une erreur totale; dans certains cas, on le voit se réaliser. Le soi-disant eczéma séborrhéique de Unna n'était nullement séborrhéique, et ce n'est pas un eczéma à l'origine, mais le type clinique ainsi dénommé existe bien, et l'eczématisation paraît bien liée à la pullulation microbienne précédant son apparition. C'est un pityriasis, eczématisé après coup, mais sous l'influence locale d'une cause externe et parasitaire.

183. ***Influence de l'eczématisation sur le pityriasis stéatoïde.*** — Notez que dans cet eczéma des jeunes, survenant en pleine adolescence et en pleine santé apparente, l'influence de la sexualité n'est pas niable, non plus que celle d'une alimentation trop forte pour une vie trop confinée. Mais peu importe ici : ce qui importe, c'est de voir une pullulation microbienne suivie d'un processus eczématique. Les choses ne se passent pas comme Unna l'avait voulu, mais le microbe paraît bien jouer le rôle de cause immédiate, et c'est le plus important de la notion que Unna avait apportée : un eczéma pouvait avoir pour cause un microbe.

A la vérité, cette eczématisation est spéciale; elle est généralement bénigne et passagère ; son traitement n'est pas celui des grands eczémas, elle guérit par une thérapeutique extérieure ; Besnier le savait bien, qui avait baptisé cet « eczéma séborrhéique présternal » du nom d'« eczéma parasitaire ». Tous les eczémas ne se traitent pas par le soufre comme celui-là. Néanmoins, le processus eczématique au-dessous du microbe n'est pas niable.

Évidemment, on peut objecter que ce processus n'est pas eczématique d'emblée. Au commencement, c'est un pityriasis, et son eczématisation ne survient qu'ensuite. Mais, à bien réfléchir, y a-t-il beaucoup d'eczémas qui ne soient pas la complication d'un processus irritatif préexistant? On en voit suivre une brûlure !

Notez aussi que, dans ce processus complexe, il faut distinguer, entre les lésions, celles qui sont proprement microbiennes (et elles ne sont pas eczématiques), caractérisées par une impétiginisation histologique de surface, qui précède souvent de loin l'eczématisation profonde, laquelle peut même ne pas survenir. Et, tandis que ces premières lésions sont microbiennes, les suivantes, celles qui sont proprement eczématiques, ne sont microbiennes pour aucun de nos moyens d'investigation.

184. — On pourrait faire à cette ***distinction entre l'impétiginisation de surface et l'eczématisation en profondeur,*** une objection scolastique qui mérite d'être expressément écartée. Pour faire une bulle, une phlyctène ou une vésicule épidermique sous la couche cornée, il faut forcément que l'exsudation séreuse qui va se collecter à la surface ait traversé la profondeur. Il semblerait donc que l'impétiginisation, et toute phlycténisation, dût forcément s'accompagner d'une infiltration séreuse épidermique profonde. Or c'est ce qu'on ne voit pas du tout.

Histologiquement, la naissance d'une bulle sous l'épiderme corné ne s'accompagne pas d'état spongoïde, d'œdème épidermique, ni de vésiculation profonde ; tandis que l'œdème inter et intracellulaire, l'état spongoïde, et la formation de vésicules profondes semblent être de nécessaires phénomènes signalant histologiquement ce que l'on appelle l'eczéma : (comparer à ce sujet les figures 88, 90, 92 avec la figure 128 par exemple).

On peut donc parler sans schéma d'un processus de phlycténisation en surface, distinct de l'eczématisation en profondeur, et la distinction entre ces deux ordres de phénomènes répond à une réalité de fait. A mon avis, Darier n'a donc pas raison de confondre tous les stades histologiques de ces lésions sous le nom d'eczématisation ; il y a là deux processus dont l'un précède l'autre, et dont le premier est spécifique, si l'on peut dire, tandis que le second est banal. Cette distinction peut paraître subtile, mais elle est nécessaire, et la suite le prouvera, quand je montrerai d'autres microbes que le coccus à culture grise être cause de phénomènes identiques.

185. Morococcides eczématiformes. — Ainsi, dans l'ensemble des « petits eczémas », celui-ci, le premier, a donc une individualité propre. C'est lui qui, avec les travaux de Unna, a conquis le premier son autonomie.

Dans le nom nouveau qu'il faudrait lui choisir dorénavant pour le différencier des types cliniques analogues, je crois donc qu'il faudrait tenir compte des travaux de Unna sur la question, car c'est lui qui fut le *protagoniste*, le premier champion, du concept de l'eczéma parasitaire. Et, puisque maintenant la théorie morococcique de l'eczéma vrai est bien morte sans résurrection possible, puisqu'il est désormais impossible à tous de croire que le morocoque est la cause de tout eczéma, pourquoi ne garderait-on pas, pour désigner seulement les lésions dues au petit coccus à cultures grises, le nom de *morococcides*? Il est bref, il est simple, il est clair, et il rendrait justice à l'œuvre de Unna sur le sujet. Tous les pityriasis stéatoïdes figurés, eczématisés, de tous sièges, deviendraient ainsi les « *morococcides eczématiformes* ».

CHAPITRE III

MÉTHODES NÉCESSAIRES A L'ÉTUDE DE CES SUJETS

186. *Le peu de spécificité des microbes vivant à notre surface et la facilité des infections secondaires de toute lésion cutanée rendent nos conclusions incertaines.* — 187. *Dans l'étude des lésions de surface, on doit toujours conjuguer l'examen microscopique des lésions à leur culture.* — 188. *Connaître l'histologie de chaque lésion naissante est nécessaire.* — 189. *Bien savoir que les microbes de l'épiderme cultivent d'une façon très inégale sur les milieux artificiels.* — 190. *Les infections secondaires, quelquefois profuses, peuvent conduire à beaucoup d'erreurs.*

186. Le peu de spécificité des microbes vivant à notre surface rend nos conclusions incertaines. — Maintenant, et dans les pages qui vont suivre, je montrerai que le coccus à cultures grises, le Coccus polymorphe de Cedercreutz, l'ancien morocoque de Unna, n'est pas le seul microbe à pouvoir déterminer un processus d'eczématisation qualifié eczéma par tous. Je montrerai de pareilles lésions eczématiformes déterminées par le streptocoque.

Mais, avant de fournir cette démonstration, je crois qu'il faut souligner d'abord les diverses causes d'erreurs que l'on rencontrera dans l'étude d'un tel sujet.

La première, quand on parle d'épidermites microbiennes, est la présence inévitable des infections secondaires. Leur fréquence oblige l'observateur à être circonspect en ses conclusions. En outre, même quand il s'agit d'une infection cutanée dont le microbe est cultivable, et même quand il s'agit d'un microbe d'une spécificité assez haute, on peut invoquer, dans l'étiologie de l'infection qu'il détermine, le rôle préparant des causes générales. Que dire quand il s'agit de microbes dont le pouvoir de virulence est moins évident, tel le coccus polymorphe de Cedercreutz qui vit aisément sur les squames épidermiques de presque toute origine? Puisque la culture au moins le montre partout, comment évaluer sa valeur causale dans les lésions où on le rencontrera même plus exclusivement et abondamment? Ainsi, dans un tel sujet, toutes conclusions se trouvent entachées d'erreurs possibles, et ce qu'on croit pouvoir affirmer est seulement probable.

187. Il faut conjuguer l'examen microscopique à la culture. — En outre, dans la série de ces recherches, si l'on accordait trop de confiance à un seul de nos moyens d'investigation aux dépens des autres, on s'exposerait à de graves erreurs, dont l'histoire de notre sujet regorge d'exemples. Si, par exemple, on ensemençait n'importe quelle squame par parcelles, de quelque origine que fût cette squame, on aurait bien des chances d'obtenir une culture du coccus polymorphe, et l'on devrait conclure: ou bien que ce microbe fait toutes les squames, ou que sa présence dans toutes montre qu'il n'a de valeur dans aucune.

Si, pendant ce temps, un autre observateur se fiait uniquement à l'examen bactériologique des squames, il dirait que la squame du psoriasis est toujours stérile alors que celle des pityriasis montre une flore compacte et complexe. Mais, comme tous les cocci se ressemblent pour notre œil, il ne saurait à quelle espèce rattacher les exemplaires de cocci qu'il rencontrerait.

La conjugaison constante de l'examen bactériologique avec la culture est donc indispensable; elle doit être de tous les instants. L'ensemencement parcellaire doit être pratiqué sur divers milieux choisis, et l'on examinera microscopiquement les coupes voisines des squames ensemencées, de façon à pouvoir se rendre compte de la proportion relative des éléments microbiens que l'on y rencontre, si l'on veut pouvoir conjecturer la part de chacun.

Naturellement, les conclusions d'un tel travail auront contre elles tous les auteurs qui n'auront pas fait le même travail. Des cultures ou des examens microscopiques de contrôle, lorsqu'ils ne seront pas faits en série attentive, ne fourniront que des résultats confus, et l'on verra s'inscrire en faux contre des travaux valables, au nom de travaux qui ne vaudront rien.

Il serait d'ailleurs puéril de croire que chacun puisse se faire une opinion autrement que par soi-même. Personne ne peut avoir en les travaux des autres la foi qu'il a en ceux qu'il a poursuivis. Regarder les figures microscopiques des travaux d'autrui ne peut suffire ; il faut renouveler ses recherches pour en juger.

D'abord, dans toute cette enquête, il y a des faits très certains dont on peut partir, car, si peu qu'on ait étudié l'histologie des squames-croûtes, il y en a beaucoup qu'on ne saurait manquer de reconnaître. Avoir coupé seulement dix pièces de psoriasis en coupes minces, et les avoir colorées, sans y avoir vu un seul microbe ; avoir coupé dix pièces d'eczéma vrai à son début avant d'y rencontrer une lésion microbienne, voilà des faits vraiment surprenants pour ceux qui auront coupé de même dix pièces d'impétigo et trouvé toujours sa croûte farcie d'agglomérats microbiens, ou des croûtes de l'acné nécrotique creusées de leurs loges ogivales bourrées de staphylocoques, ou examiné des squames de pityriasis stéatoïde, entre lesquelles on voit les cocci former des litières ininterrompues.

Évidemment, ce ne sont pas là des faits dont on puisse conclure immédiatement. D'abord, une lésion d'apparence stérile pourrait être remplie de microbes invisibles. En outre, si l'on trouve dans une croûte plusieurs espèces microbiennes, — comme il arrive dans le pityriasis stéatoïde par exemple, où la spore de Malassez voisine et alterne avec les bancs de coccus polymorphe, — on peut toujours se poser plusieurs questions très diverses... Un seul de ces microbes a-t-il un rôle causal? Chacun a-t-il un rôle? Quel est le premier en date? Que font les autres?

Les problèmes que posent les infections épidermiques sont donc complexes, analogues même à ces problèmes d'astronomie où il y a moins d'équations possibles que d'inconnues, et dont la solution obtenue garde des causes d'erreur, quoi qu'on fasse. Néanmoins, en se gardant avec soin de toute vanité puérile, en refusant de conclure lorsque la conclusion ne s'impose pas, on peut, avec des séries de faits bien observés, apporter sa contribution à la solution de ces problèmes.

188. — L'***histologie des lésions*** est à conjuguer étroitement avec l'examen microscopique de leur flore. D'abord, on doit étudier la lésion dans sa forme, pour savoir à quel prototype élémentaire elle doit être rattachée. Mais en outre, il faut avoir, parmi les coupes colorées pour les recherches histologiques, des coupes colorées de façon à n'y laisser échapper aucun microbe. On jugera ainsi de leur nombre, de leur forme et de leur situation dans la lésion, chose indispensable.

Les divers examens de pièces diverses de la même affection vous donneront les mêmes tableaux histologiques, mais aussi les mêmes tableaux microbiens, par exemple l'acné nécrotique, avec ses ogives creuses bourrées de cocci que la culture montre invariablement être du staphylocoque doré.

Le chercheur aura donc, au bout d'un temps, construit dans son esprit un schéma de la squame-croûte psoriasique, un schéma de la croûtelle eczématique, de l'acné nécrotique, du pityriasis stéatoïde, de l'impétigo, au point de reconnaître aisément les pareilles quand il sera mis en leur présence. C'est donc qu'il y a une anatomie générale de chacune... Et, dans plusieurs, on saura reconnaître et prévoir leur flore microbienne, sa nature, son abondance, sa disposition spéciale. La culture vient corroborer ces constatations; elle aussi apporte des faits intéressants... Il est curieux que le coccus de l'acné nécrotique soit *toujours* du staphylocoque doré, et non pas un autre. Il est surprenant aussi de voir toujours le staphylocoque doré, et non pas un autre, venir se conjoindre au streptocoque dans l'impétigo... alors que ce sera toujours le coccus à culture grise qu'on obtiendra des squames du pityriasis stéatoïde... et avec le streptocoque lorsque le pityriasis est en voie d'impétiginisation. De tels faits permettent au moins des conclusions provisoires.

189. — Mais, avant de conclure, prenez garde encore à ce fait que ***les microbes de la peau cultivent très inégalement sur nos milieux***, les uns très facilement, d'autres sur des milieux spéciaux et dans des conditions spéciales, comme le streptocoque ou le microbacille séborrhéique, d'autres pas du tout, comme la spore de Malassez. Si donc vous ne conjuguez pas étroitement l'examen histo-microbien à la culture, vous conclurez faussement ; chacun de ces moyens doit être rectifié par l'autre.

De même que l'impossibilité où nous sommes de cultiver l'un ou l'autre de ces microbes peut nous conduire à des conclusions erronées, de même la facilité inouïe avec laquelle poussent certains autres peut nous devenir une gêne. Partout où il y aura par hasard *un* coccus à culture grise, on aura le lendemain une culture florissante ; on l'obtiendra donc de squames où l'examen direct n'aura rien montré (psoriasis), alors que nous verrons, dans la séborrhée, des millions de microbacilles dont il sera très difficile d'obtenir une pauvre culture, ou des spores de Malassez innombrables que la culture ne nous montrera jamais.

Quand donc on aborde ces problèmes de l'histo-microbiologie de la peau et des squames-croûtes, il faut un nombre considérable de faits étudiés d'avance, et d'expériences patientes, pour risquer une conclusion.

190. — Les ***infections secondaires*** peuvent nous conduire à d'autres erreurs.

J'ai vu au cuir chevelu des eczémas de large surface dont le sérum cultivé au premier jour se montre stérile ; mais l'expérience, renouvelée trois jours plus tard, y montre le streptocoque en abondance ; c'est là une infection secondaire qui va donner à l'eczéma fluent des caractères impétigineux ; l'eczéma s'est transformé en un impétigo en nappe ; il y a donc des impétigos en nappe consécutifs à des eczémas, de même que nous avons vu des impétigos primitifs être pris pour des eczémas. Enfin, à l'examen microscopique lui-même, le streptocoque dans ses lésions y est rarement très abondant. Des coupes, souvent très infectées de micrococques secondaires, ne montreront pas sans peine le fin et rare diplocoque en bissac caractéristique. Quand donc le streptocoque donnera lieu à des lésions squameuses et pityroïdes, la culture sera nécessaire. On pouvait croire à un pityriasis stéatoïde, et il s'agit d'un impétigo pityroïde.

Autre chose encore. Dans la pratique, beaucoup d'observateurs superficiels montrent une tendance à identifier un microbe avec un symptôme, et, par exemple, le streptocoque avec l'effusion séreuse. C'est là une erreur : une phlyctène de vésicatoire ou de brûlure peut s'infecter de streptocoque, mais elle n'est pas streptococcique à sa naissance. Dans un sycosis exulcéré, suintant de toute sa surface, on ne rencontre pas le streptocoque. Un eczéma aussi peut être suintant sans être infecté. Sans doute, le sérum semble être un aliment de choix pour le streptocoque ; ce microbe aura donc une tendance à infecter toute lésion suintante ; beaucoup d'eczémas seront impétiginisés secondairement. Une lésion ouverte devient alimentaire pour une foule de microbes, qui non seulement pourront y vivre en saprophytes, mais, nourris par elle, vont devenir capables de causer autour d'elle leurs lésions propres. Voyez l'impétigo de la gale, et les éruptions furonculeuses durables auxquelles la même gale peut donner naissance. Tout est relatif en ces problèmes, et l'appréciation de la valeur de chaque cause reste en partie conjecturale. Mais encore peut-elle être bien ou mal informée ; il faut le dire.

Jusqu'ici, nos opinions valent donc par le nombre et la durée des observations, et les plus certaines ne peuvent être énoncées sans un doute. L'avenir leur donnera leur vraie valeur.

Il est probable que ce qui apportera dans le sujet plus de lumière, c'est la mise au point du procédé de von Pirquet, mais la cuti-réaction, en ce qui concerne les microbes pyogènes vivant surtout dans l'épiderme, n'a pas encore trouvé de technique démonstrative ; à plus forte raison, quand il s'agit d'infections mixtes, ne pourrait-elle établir l'ordre successif des diverses infections. Pour le moment, elle ne peut nous servir encore.

CHAPITRE IV

STREPTOCOCCIDES ECZÉMATIFORMES

191. Le streptocoque de l'impétigo peut faire des lésions squamo-croûteuses et squameuses sèches. — 192. Je les avais expressément décrites en 1904. — 193. Elles n'étaient rattachées à l'impétigo par personne. — 194. Beaucoup d'auteurs admettent maintenant cette filiation. — 195. J'avais décrit la « dartre volante » sèche épidémique comme streptococcique. Plusieurs auteurs l'ont retrouvée. — 196. Techniques d'étude nécessaires. Colorations, cultures. — 197. Dermite chronique à streptocoques.

191. Le streptocoque peut faire des lésions squamo-croûteuses et squameuses sèches. — Dans l'avant-dernier chapitre, nous avons étudié une première série de lésions, caractérisées : *évolutivement*, par la transformation d'un pityriasis mycosique (spore de Malassez) préexistant, en des lésions eczématiformes; ayant *étiologiquement* une infection microbienne à leur origine; allant *objectivement* de la squame sèche jusqu'à l'eczématisation suintante. Nous allons en étudier une autre, de type inverse, car c'est une affection normalement suintante et croûteuse que nous verrons se transformer d'abord en des lésions exfoliatives à squames stéatoïdes, et même en des lésions furfureuses tout à fait sèches.

192. — Dès 1904, nous avions insisté sur les formes sèches et desquamatives de l'impétigo, qui, par une série de régressions, passent de la forme croûteuse nummulaire (fig. 131) à la forme croûteuse annulaire à centre sec (fig. 132) pour en arriver à des taches desquamatives, à squames apparemment grasses, dont nous signalions déjà les similitudes avec les formes stéatoïdes du pityriasis.

Dans mon livre sur les Maladies desquamatives, je disais alors (p. 515) :

« Il y a vraiment, parmi les lésions exsudatives et croûteuses de l'impétigo commun, des lésions desquamatives qui ne sont cliniquement ni exsudatives, ni croûteuses à aucun moment, mais qui sont desquamatives exclusivement, depuis leur début jusqu'à leur terminaison. Ce sont de petits placards variant de dimension à peu près comme les lésions impétigineuses vraies... Ils s'observent le plus fréquemment à la fin de l'éruption impétigineuse, quand les lésions sont en décroissance manifeste de nombre, se reproduisent moins abondamment, moins vite et moins grosses.

« Une fois l'esprit éveillé sur ce fait, de façon que toute éruption impétigineuse soit examinée à ce point de vue, les faits cliniques s'accumulent et se corroborent. On peut voir qu'il existe dans l'impétigo... toute une échelle de lésions qui vont du furfur simple, en plaques limitées, jusqu'à la lésion orbiculaire, exsudative, à croûte ambrée.

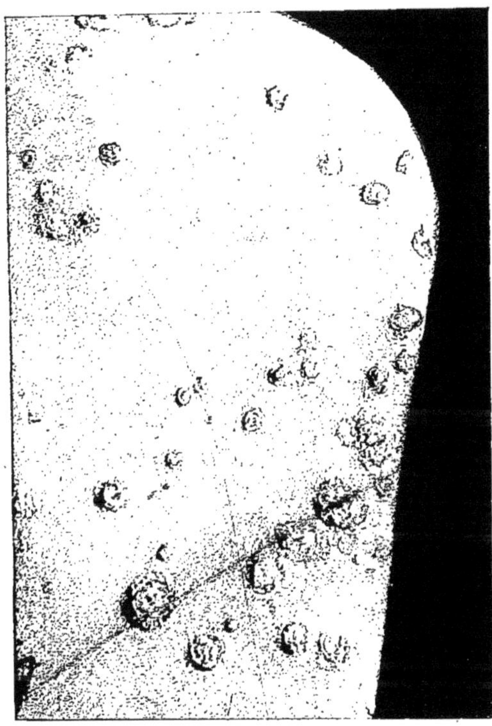

Fig. 131. — Impétigo du corps chez l'enfant. (Musée de l'hôpital Saint-Louis. Malade de Quinquaud.)

« On observe... des impétigos annulaires dont l'exsudation est si pauvre qu'elle ne se traduit pas au dehors ; elle sèche sous l'épiderme corné, qui s'exfolie en pellicules à peine plus épaisses que des pellicules vulgaires de pityriasis circiné, et qui présentent la même structure histologique. Et ces lésions en collerette sont pleinement identiques à celles des pityriasis orbiculaires du cuir chevelu ou à certaines lésions du pityriasis médiothoracique figuré. (Comparer les fig. 131, 132 et les fig. 133, 134.)

« On sait que l'impétigo streptococcique s'accompagne de lésions croûteuses des plis, de lésions fissuraires du pli rétro-auriculaire par exemple, et des commissures buccales (perlèche banale). On trouve

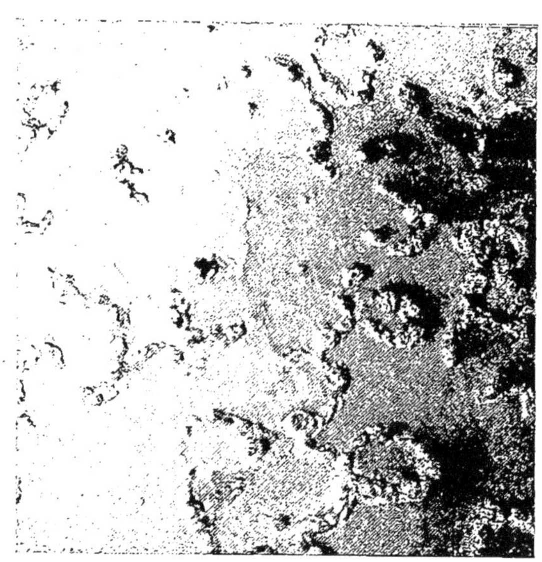

Fig. 132. — Impétigo circiné du corps. Pièce moulée sur le même malade que représente la figure précédente.

Par la saillie de la croûte, ces lésions se rattachent nettement à l'impétigo normal à croûte sigillaire. Mais certains éléments sont très atténués.

encore, entre ces lésions plus ou moins exsudatives ou sèches, et les simples taches furfuracées du visage, tous les stades intermédiaires. En sorte qu'après un temps d'observation, si l'on observe surtout ces éruptions chez les enfants, plus fréquemment atteints d'impétigo que les adultes, on arrivera à conclure que *l'impétigo commun à croûte nummulaire comporte trop fréquemment des lésions pityroïdes mélangées à ses lésions propres, pour que ce mélange soit le résultat du hasard.* »

Voilà ce que disait mon texte de 1904.

193. Ces lésions n'étaient pas rattachées à l'impétigo. — En vérité, les lésions de l'impétigo, dans ce qu'elles ont de plus typique, sont bien connues de l'ensemble des dermatologistes, et, s'ils se sont beaucoup disputés pour savoir quel microbe y donnait lieu, la contagion à elle seule prouvait au moins qu'il s'agissait d'une maladie de cause externe, ce qui est encore mis en doute par certains quand il s'agit du pityriasis sec et stéatoïde.

Par contre, il n'est pas douteux que les lésions desquamatives, issues de l'impétigo, ne sont plus de l'impétigo pour personne, et sont jetées

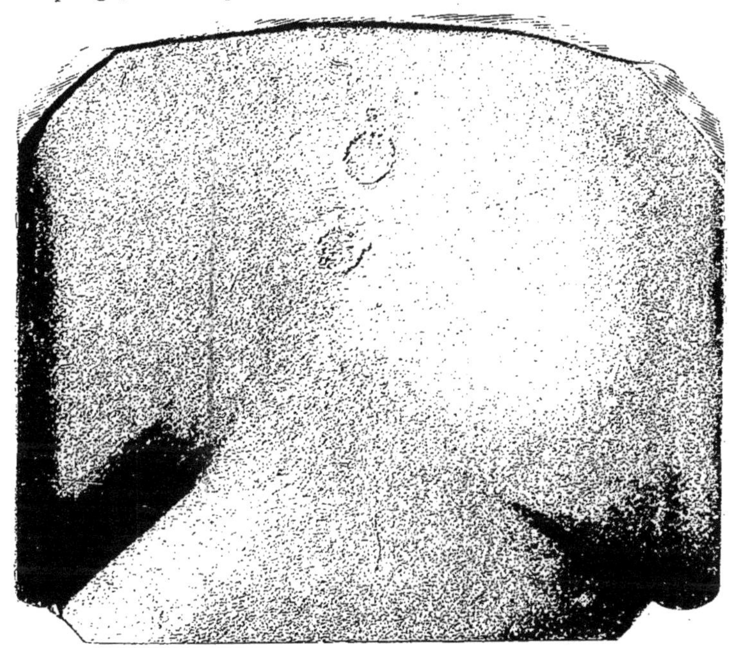

Fig. 133. — Pityriasis médiothoracique circiné. Comparer cette figure à la figure précédente.

pêle-mêle dans l'eczéma sous le nom vague d'eczéma impétigineux ou sous les noms plus vagues encore de parakératoses psoriasiformes ou d'eczématides... Or, je crois avoir démontré plus haut que les impétigos en nappe existent, et que ce sont des lésions de même flore microbienne que les impétigos communs, malgré leur surface étendue, leur allure chronique et leur manque apparent de contagiosité, tous symptômes qui les rapprochent de l'évolution consentie par tous à l'eczéma.

194. — Depuis mes premières et anciennes recherches sur le sujet, divers auteurs se sont appliqués à l'étude au moins clinique de ces questions. Je citerai spécialement comme intéressant, un travail de MM. Favre, Mathieu et Richard, fait dans un service de la zone des armées pendant la guerre, et qui montre bien de quel point de vue doivent être envisagées désormais les « dermatoses satellites des infections cutanées », comme des « séquelles post-infectieuses ». Ce point de vue est le seul vrai, à mon avis, mais la cause de ces éruptions ne peut être mise en évidence que par les techniques de laboratoire, qui seules permettent de vérifier les suggestions de la clinique, et cette vérification n'était pas toujours possible en campagne (1).

Plus récemment, j'ai eu plaisir à voir aussi les dernières observations

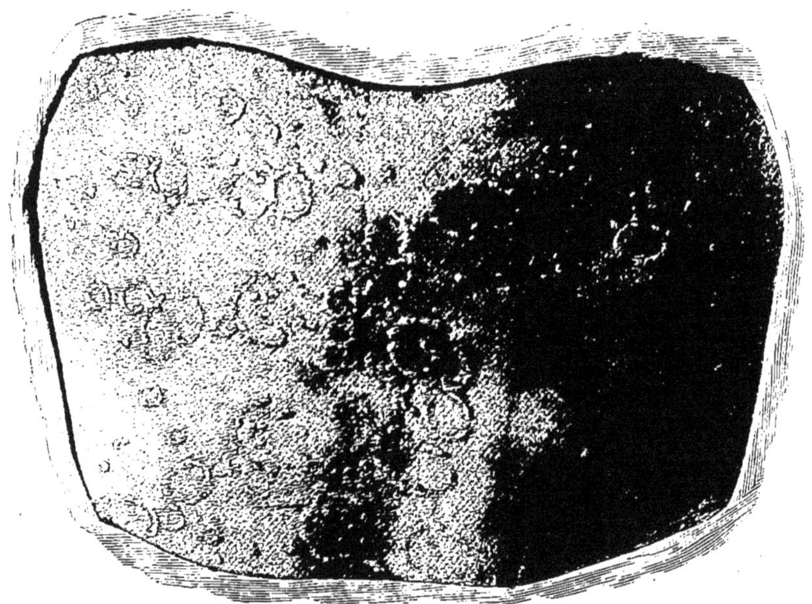

Fig. 134. — Pityriasis médiothoracique circiné. Comparer cette figure à la figure 132.

de M. Milian retrouver ce que j'avais montré jadis. Dans un cas d'impétigo en nappe de forme durable et extensive, il a fait remarquer, autour du foyer principal, tous les intermédiaires entre l'impétigo vrai et ces formes squameuses en petites taches, qui copient le pityriasis stéatoïde. C'était un cas d'impétigo recouvrant tout le cuir chevelu et dépassant même ses bordures. Milian s'est donné toutes preuves que cet impétigo en nappe était streptococcique, et il a montré, ce que j'avais dit, qu'il n'y a pas de différence clinique apparente entre la squame des efflorescences cutanées dues au coccus polymorphe, et celles qui sont dues au streptocoque.

Nous avons vu sa malade, une jeune femme aux cheveux ras, dont le cuir chevelu était couvert d'une mince carapace blanchâtre sous laquelle

(1) M. Favre, R. Mathieu, P. Richard, Notes cliniques d'un service de dermatologie de la zone des armées. L'infection cutanée. Les dermatoses satellites. Les séquelles post-infectieuses (*Lyon médical*, sept. 1918).

on trouvait une moiteur. Et nous avons pu voir avec lui, tout autour du siège principal de l'éruption, sur le visage, le cou, les épaules, les attaches des bras et les seins, une quantité d'éléments jeunes, petites lésions vaguement exfoliatives, orbiculaires, recouvertes de squames épidermiques d'apparence stéatoïde.

Pour qui ne verrait ces lésions qu'une à une, il serait impossible de les différencier, à l'œil nu, de celles du pityriasis pré-sternal; c'est plus qu'une ressemblance, c'est presque une identité. Mais, chez cette malade, comme dans tous les cas que j'ai observés du même type morbide, l'œil du dermatologiste reconnaît, à première vue, que toutes ces lésions minimes sont essaimées d'une vaste lésion centrale primitive. A mesure qu'on s'éloigne d'elle, les lésions squameuses s'espacent et paraissent plus rudimentaires, mais, en dépit de leurs dissemblances objectives, l'œil les rattache forcément à la grande lésion centrale dont elles sont sorties. Unna n'avait-il pas fait la même remarque à propos de son eczéma séborrhéique dont le *pityriasis capitis* était toujours la première et nécessaire localisation? Ici, la lésion première n'est pas toujours au cuir chevelu; elle peut être située derrière l'oreille ou au visage, et même autour d'un pli du corps, infecté, mais, là aussi, on voit les lésions secondes, à mesure qu'on envisage une région plus distante de leur foyer d'origine, devenir plus rares et en apparence plus insignifiantes.

195. Beaucoup d'auteurs admettent maintenant cette filiation. — En 1903-1904, avec Salmon et Lévy, j'avais aussi montré que la squame sèche et fine qui suit l'impétigo en dessiccation reste streptococcique, et que même il existe un véritable impétigo furfureux, fait de squames fines et sèches, qui sous cette forme spéciale reste contagieux dans les écoles. C'est ce que nos vieux auteurs appelaient la « dartre volante ». Mes remarques sur ce point ont été corroborées plus tard par celles de Darier, et plus récemment par Haxthausen (1).

En somme, et dès cette époque, j'avais montré que tout ce que le coccus polymorphe peut faire, le streptocoque le peut aussi, avec des lésions élémentaires et des aspects cliniques très peu dissemblables, analogues au point que le même nom global de Séborrhéides les a, un moment, recouvertes, malgré les critiques opposées par moi à cette dénomination fruste et fausse. Ce que nous avons vu faire au coccus polymorphe de Cedercreutz, nous le voyons faire au streptocoque, exactement, mais en sens inverse ; le coccus polymorphe part de la squame sèche et l'impétiginise peu à peu jusqu'à provoquer l'eczématisation. Le streptocoque part au contraire d'une lésion exsudative pour

(1) Haxthausen, *loc. citat.*, voir page 118.

faire des lésions squamo-croûteuses « stéatoïdes » et même tout à fait sèches et pulvérulentes.

196. *Techniques d'études nécessaires.* — J'ai dit plus haut que, si l'on veut étudier ces lésions, il me paraît indispensable de conjuguer étroitement trois modes de recherches et de s'en servir à la

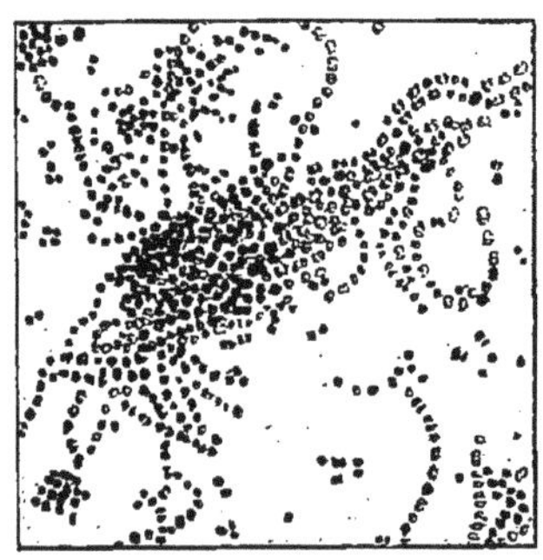

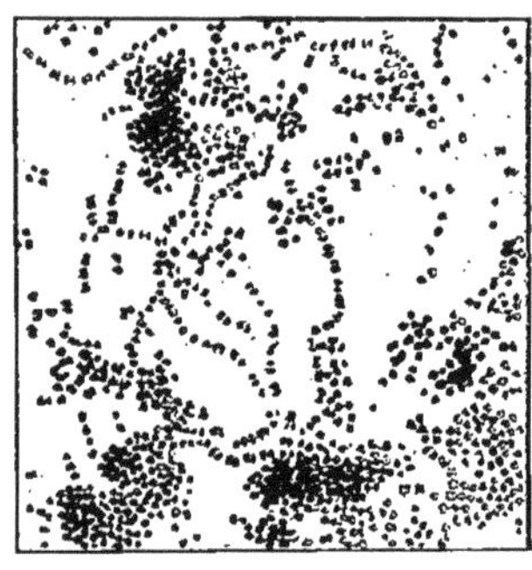

I II

Fig. 135. — Cultures de streptococcides eczématiformes, en pipette, en bouillon-sérum. Gross. : 1 250. Examen après douze heures.

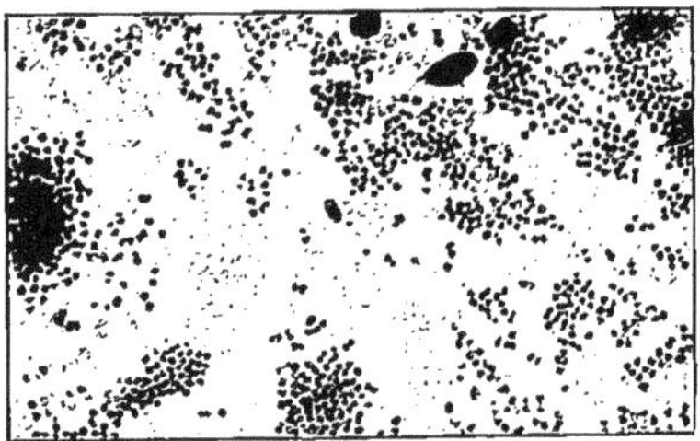

Fig. 136. — Cultures de morococcides eczématiformes, pratiquées de même par comparaison. Examen après douze heures. Gross. : 600.

fois : 1° la culture faite en bouillon-sérum dans l'effilure d'une pipette, pour chaque lésion étudiée, doit y montrer, en série, après dix heures d'étuve à 39°, la présence du streptocoque (fig. 135); 2° on doit pratiquer, en série, l'examen histologique des coupes des croûtes de ces lésions; 3° et pareillement, sur des coupes qui alternent avec les précédentes, l'examen de la flore microbienne.

Sans doute, il est utile et souvent possible de colorer à la fois, dans une même coupe, les tissus et les microbes, mais l'expérience, longtemps poursuivie, montre que, quand il s'agit du streptocoque, dont les éléments sont toujours rares et fréquemment recouverts de pullulations staphylococciques secondaires, il vaut beaucoup mieux colorer alternativement, dans une série de coupes, les unes par les méthodes histologiques pures et les suivantes par les méthodes bactériologiques pures. L'examen comparé des figures suivantes (fig. 137 et 138) fera comprendre mieux que tout discours l'évidente nécessité de cette méthode de travail.

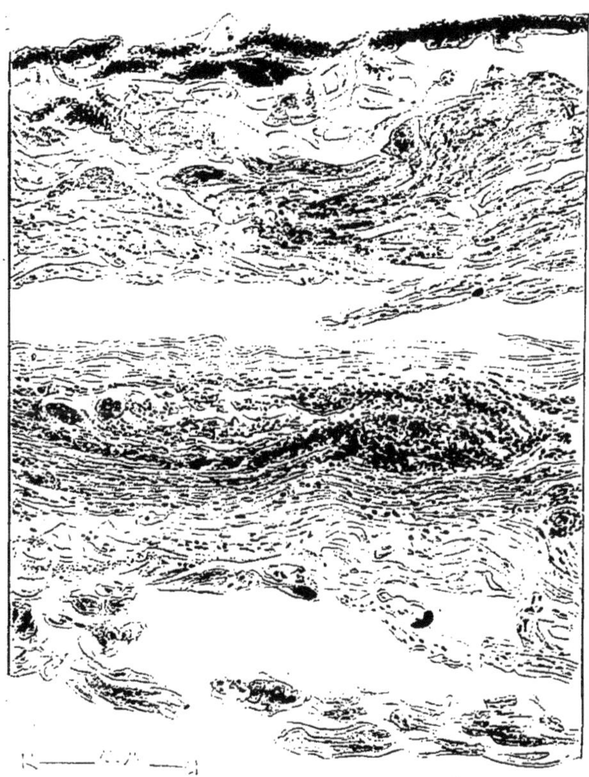

Fig. 137. — Coupe colorée histologiquement d'une croûtelle de streptococcide eczématiforme. Gross. : 250. Les débris de noyaux cellulaires y cachent la flore microbienne.

En ce qui concerne les cultures, disons une fois de plus qu'il est indispensable d'en faire beaucoup : une culture qui montre du streptocoque ne prouve pas à elle seule que la lésion dont elle provient soit streptococcique d'origine. Mais, si vous avez fait trente cultures en partant de vingt ou trente lésions dispersées sur le même malade, et que toutes les cultures vous ont montré le streptocoque, cela seul, par la répétition du même fait, vous est un commencement de démonstration.

En ce qui concerne les coupes, certaines, par leur structure même

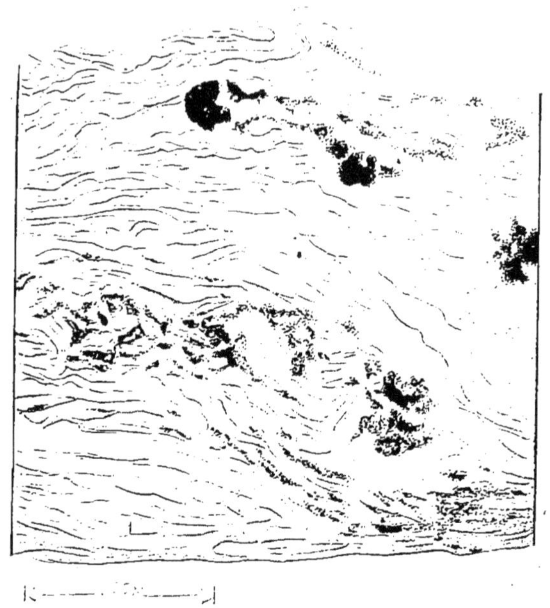

Fig. 138. — Coupe consécutive à la précédente et colorée bactériologiquement. Gross. : 250. La flore microbienne, qui diffère suivant les étages de la croûte, peut y être étudiée avec plus de précision.

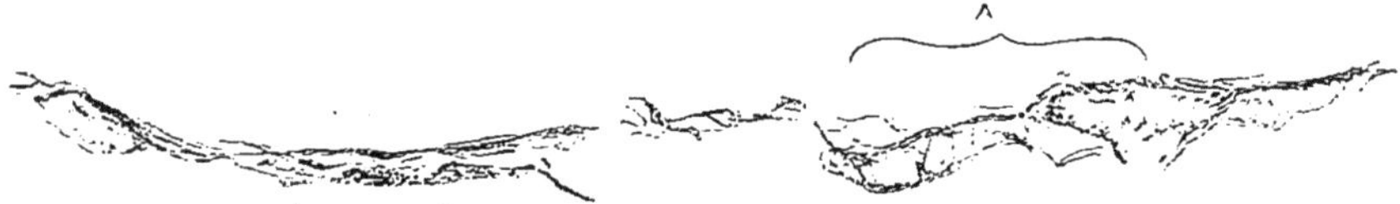

Fig. 139. — Coupe de croûtelle de streptococcide eczématiforme. Gross. : 70.

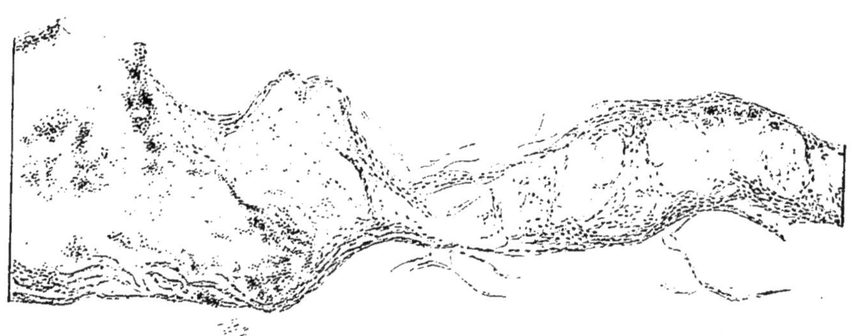

Fig. 140. — Fragment A de la coupe précédente. Gross. : 250. Structure impétigineuse. Sérosité coagulée entre deux lames épidermiques.

(exsudation séreuse comprise entre des lames cornées formant plafond et plancher), évoquent l'idée de l'impétiginisation streptococcique (fig. 139

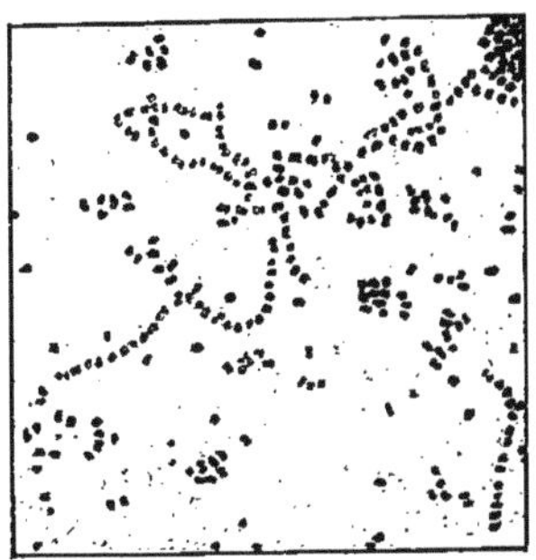

Fig. 141. — La culture de cette même lésion examinée après douze heures. Gross. : 1200.

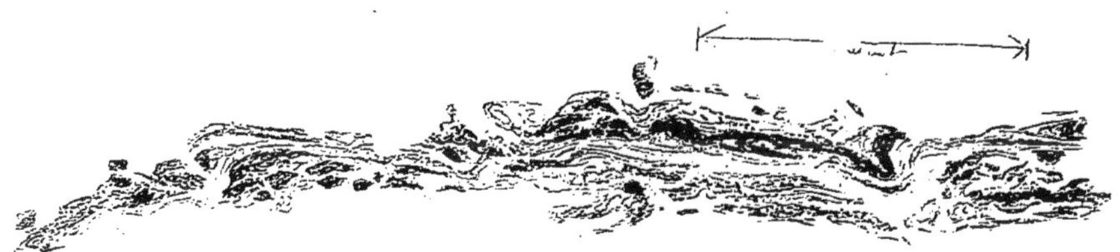

Fig. 142. — Coupe d'une croûtelle de streptococcide eczématiforme colorée histologiquement. Gross. : 35.

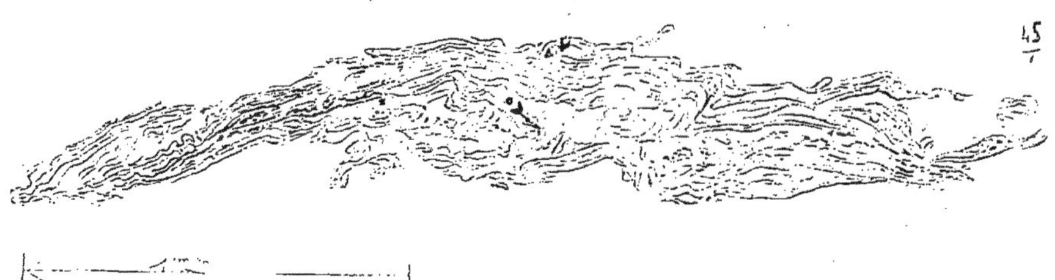

Fig. 143. — Coupe voisine de la précédente, colorée pour la recherche bactériologique. Gross. : 50.

Leur structure épidermique feuilletée rappelle exactement celle du pityriasis stéatoïde. Ces lésions étaient surinfectées par le coccus polymorphe.

et 140). Et la culture vient démontrer ce que l'histologie rendait probable (fig. 141). A l'œil nu, d'ailleurs, ou à la loupe, ces croûtelles jaunes, friables, semblent bien un diminutif des croûtes de l'impétigo. Mais, en d'autres cas, la structure de la croûtelle est tout à fait celle du pityriasis stéatoïde (fig. 142, 143), et l'étude histologique seule ne ferait pas prévoir le streptocoque. C'est l'étude bactériologique des coupes et la culture qui en font la démonstration (fig. 144). Dans ces cas, d'ailleurs, l'examen attentif du malade, s'il est fait par un clinicien qui a pratiqué l'examen bactériologique et la culture de beaucoup de cas analogues, lui permet de prévoir ce qu'il obtiendra : très habituellement, les

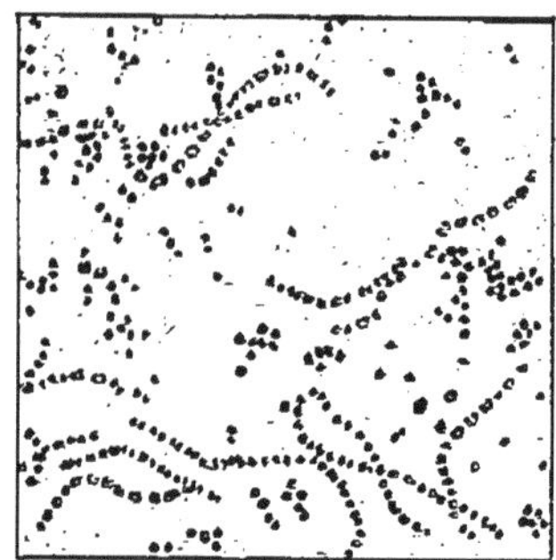

Fig. 144. — La culture de cette même lésion examinée après douze heures. Gross. : 1 200.

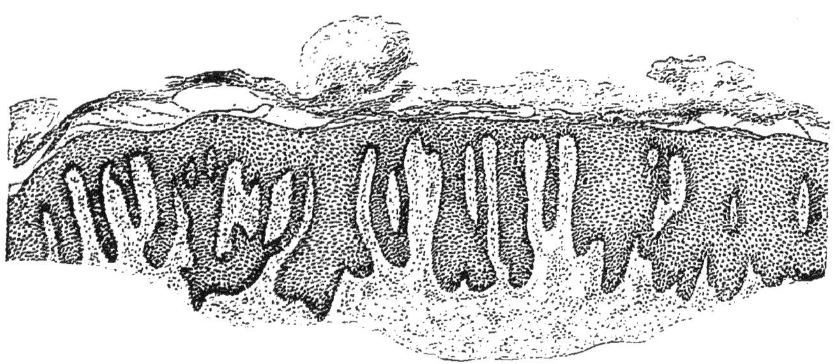

Fig. 145. — Dermite chronique à streptocoques, décrite par moi en 1900. Lésions de lichénisation. Impétiginisation chronique de surface. On peut discuter si l'infection streptococcique fut primitive ou secondaire. Gross. : 30.

streptococcides eczématiformes se présentant comme les satellites d'une large lésion primitive dont l'aspect impétigineux impose l'idée d'une streptococcie.

Ceci n'est en somme que le commentaire de ce que j'ai écrit au chapitre concernant les streptococcies cutanées chroniques, et c'est pourquoi je ne le développerai pas davantage.

197. Dermite chronique à streptocoques. — J'avais décrit

autrefois (en 1900), dans la *Pratique dermatologique* (t. II, p. 894, art. *Impétigo*), une épidermite à streptocoques, à lésions diffuses d'aspect lichénien plus qu'eczématique, mais criblées de petites squames et croûtelles d'ambre, affection très chronique et récidivante, très prurigineuse. J'en donne ici la figuration histologique (fig. 145). Ces lésions, suivies pendant de longs mois, m'ont toujours fourni la même flore, et les biopsies montraient à la surface les mêmes squames-croûtes, à la fois séreuses et kératosiques... J'avais alors conclu à une épidermite chronique à streptocoques. J'ai retrouvé, par intervalles, de nouveaux cas de la même affection avec la même anatomie et avec la même flore. Ce qui me manque pour conclure avec précision, c'est le stade initial de ces lésions. S'agit-il d'une lésion primitive à streptocoques, comme dans l'épidermite aiguë dont j'ai relaté plus haut l'histoire? Dans ce cas, et si la culture de toute lésion à son début me démontrait le streptocoque, je n'hésiterais pas à conclure à l'origine streptococcique de la maladie. Mais, le plus souvent, on n'observe ces lésions que quand elles ont déjà évolué, et l'on hésite entre deux diagnostics : strepto-épidermite chronique ou eczéma chronique surinfecté... L'un ou l'autre diagnostic laisserait d'ailleurs dans l'ombre les causes générales de l'éruption dépendant de l'état préalable du patient. Suivant la première hypothèse, ce sont elles qui auraient créé toute la maladie, et, suivant la seconde, elles auraient seulement permis au microbe de s'implanter sur une lésion déjà faite.

Pour de tels cas, je ne sais vraiment comment conclure.

En d'autres, il semble manifeste que c'est l'eczéma qui a commencé. J'ai vu bien des fois un eczéma du cuir chevelu, amicrobien à l'examen biopsique et à la culture, devenir impétigineux ensuite, et alors on y retrouve le streptocoque à la culture. C'est le fait d'un très grand nombre de cas de pityriasis stéatoïde qui traversent ou traverseront une phase impétigineuse.

Il y a d'ailleurs de très grosses différences entre les cultures streptococciques après dix à douze heures d'étuve. Les unes fourmillent de streptocoques et indiquent que la semence première y abondait. Alors, les chaînes sortent d'agglomérats streptococciques compacts, dans lesquels on discerne encore la disposition en chaîne du microbe (fig. 135, I). D'autres ne montrent que des chaînettes assez courtes et chacune solitaire, parmi des amas staphylococciques nombreux (fig. 135, II). Dès lors, on a tendance à faire de ces derniers cas des infections streptococciques secondaires, et à voir dans les premiers des lésions streptococciques primitives (Haxthausen). Mais ce n'est là qu'une présomption, et j'ai dit plus haut combien les faits la démentent en ce qui concerne l'impétigo vrai où les surinfections très abondantes en arrivent à dissimuler l'infection streptococcique primitive.

CHAPITRE V

STAPHYLOCOCCIDES ECZÉMATIFORMES

198. *Remarques techniques préliminaires.* — 199. *Décompte des lésions où l'on rencontre le staphylocoque doré, le streptocoque, le coccus polymorphe.* — 200. *Tout microbe, lorsqu'il se reproduit sur la peau humaine, y détermine une lésion.* — 201. *Les staphylococcides eczématiformes. Sur quels sujets on les observe.* — 202. *Description clinique. C'est une acné nécrotique miliaire.* — 203. *La culture y démontre le staphylocoque doré.* — 204. *Évolution de ce syndrome.* — 205. *Résumé clinique des trois types connus de coccides eczématiformes.* — 206. *Chacune de ces infections s'observe sur des malades de type clinique différent.* — 207. *Il y a des causes générales, dont beaucoup nous sont inconnues, qui déterminent chez certains sujets la chronicité de leurs infections épidermiques.*

***198.* Remarques techniques préliminaires.** — Avant d'étudier en soi le troisième type des soi-disant eczémas qui sont des épidermites microbiennes, il est encore besoin d'exposer quelques généralités nécessaires.

La culture des staphylocoques est si facile, et il est si fréquent d'en obtenir une en partant d'une lésion quelconque de la peau, ou même d'une surface de peau saine, que la dermatologie a pris l'habitude grossière de considérer tous les staphylocoques comme négligeables. A chaque instant on voit mentionner, dans un protocole d'observation, des cultures de staphylocoques et même de streptocoques, considérées comme sans valeur.

On ne peut pas parler ainsi quand on examine histologiquement les lésions que l'on cultive, car on aura pu obtenir des cultures identiques de lésions cutanées où l'examen microscopique ne décèle aucun microbe, et de celles qui à l'examen microscopique en sont pleines.

Faire des cultures quelconques de la peau, sans examen histo-microbiologique concomitant, est une chose tout à fait dénuée d'intérêt. Il faut d'abord savoir si une lésion est microbienne à l'examen microscopique, à quel point elle l'est, et quelles espèces microbiennes on y rencontre. Alors seulement on saura ce qu'il faut penser des cultures ; jusque-là, non. La culture montre quels sont les microbes cultivables parmi ceux qu'on a vus au microscope, et elle détermine leur espèce, mais c'est l'examen microscopique qui renseigne, par leur situation dans la lésion, sur leur valeur causale possible et leur importance relative.

Ecrire simplement que l'on a rencontré à la culture d'une lésion : *staphylocoques banaux et streptocoques*, c'est dire qu'on n'en a pas fait l'étude histologique et qu'alors les cultures faites ne signifient rien.

Il y a une énorme différence entre un cas où l'examen des coupes montre, à leur surface, une ou quelques unités microbiennes, et un cas où l'on en trouve des litières entre les squames. Dans l'un, il s'agit d'un microbe de hasard ; dans l'autre, c'est un microbe actif qui a trouvé sur place sa raison d'être. Pratiquée seule, la culture n'en peut rien dire ; c'est donc l'examen microscopique qui donne leur valeur aux renseignements complémentaires que la culture donnera. Rencontré par unités, un microbe dans une lésion, et surtout en surface, peut être là par hasard. Il ne peut se multiplier, au contraire, qu'en créant une lésion visible. Et le fait qu'il n'habite pas toutes et qu'il ne pullule pas dans toutes, montre à lui seul qu'il a des raisons de se multiplier là où on le trouve en nombre. A moins qu'on ne le rencontre par grains isolés, sur la peau, aucun microbe ne se rencontre par hasard.

199. Décompte des lésions classiques dues aux trois cocci. — Il est très facile de faire le décompte des cas où l'on trouve, par exemple, le staphylocoque doré : poussées de folliculite orificielle chez l'enfant, sycosis chez l'adulte, furoncle et orgelet à tout âge, anthrax, acné nécrotique, enfin croûte d'impétigo *streptococcique*, voilà les lésions d'où la culture l'extrait invariablement, les cas où le microscope le montre en pullulation, en activité, au sein d'une lésion qu'il cause (ou qu'il infecte secondairement, comme il existe dans la croûte de l'impétigo, d'où on le voit repartir pour faire furoncles ou orgelets consécutifs).

Il est facile, pareillement, de dire les lésions où l'on rencontre le streptocoque : c'est au sein des croûtes de l'impétigo commun et au-dessous d'elles ; dans la phlyctène qui les précède et qui est l'origine commune de l'impétigo, de l'ecthyma dans les phlyctènes des épidermes cornés épais qui sont, avec des variantes de forme, la même lésion originelle ; dans les intertrigos non mycosiques ; dans les lésions squameuses qui sont le reliquat ou la forme abortive de l'impétigo ; enfin, dans les lésions pityriasiques et eczématiques secondairement impétiginisées. Dans tous ces cas, on le rencontrera toujours, à coup sûr et à point nommé, et les mêmes cultures en feront la preuve. Hors cela, on pourra le rencontrer d'aventure, mais par accident, non pas en série, ni sans manque.

Le coccus polymorphe, lui, peut se rencontrer partout, et il est rare de n'en pas obtenir la culture, conjointe à celle des microbes précédents. Pour ne pas l'obtenir, il faut l'éviter. Néanmoins, l'examen microbien ne le montre en abondance que dans le pityriasis stéatoïde du cuir chevelu, du front (*corona seborrhœica*) et de la région pré-sternale (pityriasis figuré).

Ce sont là des faits qu'il ne faut jamais oublier ni perdre de vue, parce qu'ils sont fondamentaux. Ils sont à la base même de toute recherche microbiologique en dermatologie. C'est d'eux qu'il faut partir, et les observateurs qui n'auront pas acquis d'abord, de leurs mains et de leurs yeux, ces notions fondamentales, ne pourront ni parler de la bactériologie cutanée, ni tenter des recherches nouvelles avec quelque chance de succès.

***200*. Tout microbe vivant sur la peau y détermine une lésion.** — C'est ici qu'éclate la différence fondamentale à faire entre la bactériologie des infections profondes et celle du revêtement cutané. Car le moindre microbe extrait d'une lésion profonde et fermée peut avoir une valeur causale, tandis qu'un microbe extrait par culture d'une lésion cutanée ne peut avoir de valeur causale que si on l'a vu, de ses yeux, en pullulation, en un point donné.

Tout microbe peut se rencontrer sur la peau à l'état de graine, mais *aucun microbe ne peut s'y voir à l'état de pullulation sans qu'il soit pour quelque chose dans la lésion où on le rencontre, car l'expérience montre que toute pullulation de microbes, même à la surface de la peau, détermine une lésion non pas histologique, mais visible même à l'œil nu.*

Et si, une fois, tous les dermatologistes s'étaient rendu compte de ce fait par leurs yeux, l'objet même de bien des litiges serait supprimé. L'examen microscopique des lésions, qui montre le microbe en pullulation, et la réaction des tissus autour de lui, démontre son rôle. Par lui, on sait quelle valeur attribuer à la culture que l'on obtiendra, tandis que la culture met sur le même rang la graine prélevée par hasard, et la colonie proliférante dont la pullulation fait la lésion. La culture faite toute seule ne prouve rien.

Un dernier fait sur lequel il faut insister est celui-ci. Le plus souvent, les manœuvres de biopsie et de montage altèrent toute lésion squamo-croûteuse. Elles la décapitent. C'est la croûte qui renferme en elle l'histoire de la lésion superficielle. C'est elle surtout qu'il faut étudier.

Des années de recherches m'ont montré que l'histologie des squames et des croûtes peut nous apprendre plus de choses que celle des tissus sous-jacents à elles. Il y a beaucoup d'infections cutanées si superficielles qu'au-dessous d'elles tous les tissus peuvent rester sains. En outre, certaines lésions sont si fugaces que, quand nous les voyons, elles sont faites. Et c'est leur squame-croûte qui seule peut nous montrer ce qu'elles ont été.

***201*. Staphylococcides eczématiformes.** — Ceci dit, je dois étudier maintenant le troisième type des soi-disant eczémas du cuir chevelu qui sont dus à des infections microbiennes superficielles, et celui-ci à l'infection porofolliculaire du staphylocoque doré. Je le décrirai d'abord cliniquement.

On peut l'observer à tout âge, après la puberté, mais on le rencontre surtout chez l'homme fait, surtout même chez l'homme mûr, aux approches de la cinquantaine, ordinairement chez le sujet un peu trop sanguin, replet, et qui paraît de santé exubérante. Tantôt le cuir chevelu est d'apparence normale; il ne présente ni pellicules, ni séborrhée visibles; il peut avoir gardé tous ses cheveux. Dans d'autres cas, il est atteint de séborrhée plus ou moins prononcée ou de pellicules.

202. Ce sont des acnés nécrotiques miliaires. — Un jour, le sujet présente des démangeaisons inaccoutumées que le grattage exaspère, toujours un peu plus marquées la nuit. Ces démangeaisons sont diffuses; elles siègent plutôt aux régions pariétales, et même avec des localisations que le malade repère. Il indique des points précis où elles sont plus accentuées. Si l'on y regarde, on ne voit rien, ou peu de chose ; parfois un point rougeâtre à la base de quelques poils; ces points sont disséminés à distance les uns des autres ; et ces points rouges sont précisément ceux où le malade éprouve le plus de démangeaisons.

Quelques jours après, quand les symptômes ont augmenté, l'observateur remarque en ces points une minime croûtelle cristalline produite par une gouttelette de sérum exsudée sous l'influence du grattage ; ou bien la croûtelle est squameuse, d'apparence grasse, en réalité stéatoïde : enfilée par le poil à la base duquel elle s'est formée.

Dans les cas les plus marqués, le prurit devient tout à fait pénible, et les points rouges folliculaires plus nombreux ; mais ils restent toujours peu visibles ; il est nécessaire de les rechercher, et j'insiste sur ce fait : au contraire des impétigos en nappe, l'affection dont je parle est bien plus prurigineuse que cuisante, et le prurit s'exacerbe toujours la nuit. Le malade est averti des poussées successives de sa maladie par des sensations prémonitoires ; c'est, sur un ou plusieurs points, une sensation aiguë comme celle que causerait une piqûre d'aiguille, qui se produit au moindre contact ou au toucher, et par exemple quand le patient pose la tête sur l'oreiller ; la douleur peut être aiguë au point de le réveiller quand il dort.

Étant donné que le malade est presque toujours un congestif évident, il faut noter un symptôme négatif qui a sa valeur : c'est que les minimes effractions cutanées qu'on peut voir à la loupe ne donnent chacune qu'une gouttelette de sérum, grosse comme un chas d'aiguille, et jamais un suintement en nappe.

Quand il s'agit d'un cuir chevelu pityriasique par avance, c'est sous les pellicules d'apparence grasse qu'il faut rechercher les petits points folliculaires congestifs et démangeants ; dans ce cas, la petite croûtelle, circonférencielle au poil, est plus difficile à voir, étant mélangée aux squames de son voisinage. D'ailleurs, cette éruption prurigineuse et presque invisible a peu d'élections régionales. Souvent, le front, les régions temporales et surtout pariétales, jusqu'en arrière de la tête, sont celles qui sont les plus atteintes, quelquefois aussi le vertex seulement.

203. La culture y démontre le staphylocoque doré. — Ce sont des faits cliniques qu'il est tout à fait impossible de comprendre, si l'on n'a pas l'habitude systématique des cultures, et dont la culture donne sans grande peine l'explication, car, si l'on ensemence ces pellicules, on est tout de suite frappé par la comparaison avec ce que les mêmes cultures donneraient s'il s'agissait par exemple d'un pityriasis ordinaire. Au lieu que, dans ce cas, on aurait la culture du coccus polymorphe à foison, mais toute seule, ici on voit, en assez grand nombre parmi les autres, des cultures de staphylocoque doré, et, pour qui a du sujet un peu d'habitude, cela est tout à fait inattendu.

Si, alors, au lieu d'ensemencer les squames sans choix, et telles qu'elles se présentent, on cherche à éviter les squames du pityriasis concomitant, pour n'ensemencer que les croûtelles péripilaires, on obtient de celles-ci des cultures presque pures de staphylocoque doré. Cela est un trait de lumière, car le staphylocoque doré est par destination un microbe de l'orifice folliculaire, et qui y détermine une pustule. On a donc là un rudiment de la porofolliculite plus haut décrite ; il s'agit d'une poussée de lésions orificielles, folliculaires, minuscules, microscopiques, ou, si l'on veut, puisque la chose est la même, un rudiment de ce qu'est l'acné nécrotique.

204. Évolution du syndrome. — Nous savons déjà que le cuir chevelu de l'adulte, entre deux âges et trop nourri, montre une tendance à faire des poussées de cette acné spéciale, surtout caractérisée par de la nécrose, plus que par de la suppuration ; la nécrose fait une croûte qui est un séquestre et dont nous avons donné plus haut la figuration (fig. 81).

Mais revenons à l'observation de notre malade. Si le dermatologiste qui l'examine ne connaît pas bien ces cas-là, il est inévitable qu'il les assimile sans trop s'étonner à un pityriasis ordinaire et qu'il les traite comme tels, sans résultat. Alors, les choses pourront s'aggraver, mais toujours dans la même forme ; ce n'est pas qu'on puisse voir survenir alors une éruption du type des poussées pustuleuses si évidentes chez l'enfant ; il est rare que, parmi tant de points d'infection, la chose arrive ;

les pustulettes restent histologiques; c'est pourquoi elles passent inaperçues. Si l'une prend un peu plus d'importance, on la conçoit comme une complication de hasard. L'éruption et le prurit peuvent durer des mois en s'étendant à de grandes surfaces, toujours sans suintement visible, en tout cas jamais avec un suintement capable de faire une croûte continue ; ce sont des croûtelles isolées, si petites et si squameuses en apparence que la maladie sera toujours rapprochée des pityriasis.

Mais, si le médecin est averti et qu'il sache, il aura tôt fait de reconnaître, sous les squames pityriasiques diffuses, les petites croûtelles méniscoïdes, enfilées par le poil (fig. 146), et, au-dessous d'elles, le point rouge qui signale l'infection du staphylocoque doré. Alors il com-

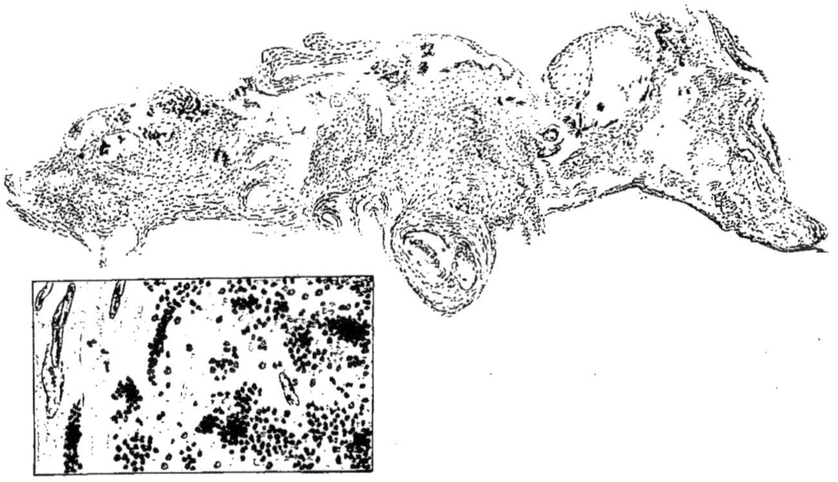

Fig. 146. — Staphylococcide eczématiforme. Gross. : 40.
Le carton, Gross. : 1 200. Croûtelle circumpilaire. Poussées récidivantes d'acné nécrotique miliaire. Culture : staphylocoque doré.

prendra tout ce que je viens d'exposer. Il ne s'agit pas là d'un eczéma. Cette éruption ne s'accompagnera qu'à peine, et très accessoirement, d'exsudation séreuse ; l'exsudation est invisible, ou trahie seulement par un cristal blond à la base des poils. Le malade n'est pas un eczémateux ; il est atteint d'une forme généralisée rudimentaire d'acné nécrotique. Il faut réglementer sa nourriture ; s'il supprime le pain complètement, s'il est traité localement par le soufre, on verra en quelques jours tous les phénomènes s'amender. Tel est le troisième type des prétendus eczémas que l'on rencontre le plus fréquemment au cuir chevelu ; et ils sont tous trois microbiens. On me dira : Mais ce ne sont ni l'un ni l'autre des eczémas. C'est tout à fait mon avis, si l'on m'accorde qu'ils sont constamment pris pour tels par l'immense majorité des dermatologistes.

En somme, et pour résumer d'un mot ce qui précède, on pourrait dire : Il existe un soi-disant eczéma sec et prurigineux du cuir chevelu qui est une acné nécrotique miliaire, dans laquelle tous les phénomènes objectifs propres à l'acné nécrotique sont si réduits qu'ils en sont méconnaissables. Mais l'examen attentif des symptômes élémentaires de cette éruption permet de la ramener à sa cause, certifiée d'ailleurs par l'histologie et la culture.

Par comparaison avec les types morbides précédents, on pourrait nommer ces lésions des « staphylococcides eczématiformes ».

205. ***Les trois types connus de coccides eczématiformes.*** — Ainsi se trouvent distingués et catalogués trois types d'éruptions du cuir chevelu, confondus à tort parmi les eczémas et qui ont tous le trois une origine microbienne différente :

1° Il y a d'abord l'ancien « eczéma séborrhéique » de Unna, qui commence invariablement par un pityriasis sec (spore de Malassez) et dont la squame ne paraît grasse que parce qu'elle est imbibée de sérum et infiltrée de leucocytes entre des couches cornées stratifiées, transformation due à la pullulation innombrable du coccus polymorphe dans la squame. Son traitement est celui du pityriasis et son médicament est l'huile de cade ;

2° Il y a ensuite l'ancien eczéma impétigineux, qui n'est qu'un impétigo chronique de grande surface, d'origine streptococcique comme tous les impétigos. Nous verrons qu'il demande le même traitement que l'impétigo, par l'eau d'Alibour et le goudron de houille ;

3° Enfin, il y a un soi-disant eczéma, presque sec, très prurigineux, ayant des lésions élémentaires à l'orifice des poils, sous la forme d'un point rouge presque imperceptible, mais qu'on retrouve quand on le cherche ; ce type morbide non plus n'est pas un eczéma au sens que donnait à ce mot la vieille école française : c'est un rudiment d'acné nécrotique miliaire généralisée, plus ou moins mêlée parfois aux squames d'un pityriasis concomitant. Et, comme l'acné nécrotique, les staphylococcides eczématiformes doivent se traiter par le soufre.

Mais parce que nous décrivons nommément ces trois types, est-ce à dire qu'il n'y en a pas d'autres analogues qu'il faudra pareillement distraire du tableau de l'eczéma vrai ? Nul doute pour moi qu'il y en ait d'autres ; l'étude que j'en donne ici n'est qu'une ébauche ; elle indique seulement le sens des recherches à poursuivre. Néanmoins, et telle qu'elle se présente, son résultat d'ensemble me paraît déjà saisissant.

206. ***Ces trois infections s'observent sur des malades de type***

clinique différent. — Même admis, ces faits soulèvent d'ailleurs bien des problèmes, problèmes anciens, mais qui après, ce qui précède, se posent de nouveau avec une particulière acuité.

Examinons comme le faisait l'ancienne médecine l'état général des malades atteints de ces différents types de faux eczémas; nous verrons qu'ils se présentent à nous avec un aspect très apparemment différent.

I. — Prenons d'abord l'ancien eczéma séborrhéique de Unna (morococcides eczématiformes) et examinons l'état général des patients qui en sont atteints.

Tandis que les pellicules sèches (*pityriasis simplex*) précèdent la puberté (leur début se fait à onze ans), le pityriasis stéatoïde est toujours consécutif à la puberté, et paraît manifestement en dépendre. Il s'observe chez les adolescents des deux sexes, entre quatorze et vingt ans ; on peut l'observer plus tard, mais rarement aussi intense qu'à cet âge.

D'après mes observations, on ne le rencontre guère chez les habitants des campagnes; c'est une maladie urbaine, donc en rapport avec les conditions de vie que j'ai résumées par le mot de *stabulation.* Il semble que l'insuffisance d'exercice et d'aération, chez des sujets largement nourris, soit à compter parmi les facteurs principaux de cette éruption. Autrefois, on le voyait plus en clientèle qu'à l'hôpital ; maintenant que les conditions de vie chez l'ouvrier se sont rapprochées des nôtres, on le voit plus à l'hôpital. En somme, la puberté paraît avoir un rôle prépondérant dans la genèse du pityriasis stéatoïde, et accessoirement on peut incriminer la trop bonne chère et la vie facile.

II. — Tout au contraire, l'ancien eczéma impétigineux s'observe, en général du moins, en concomitance avec un état général médiocre. Il naît au milieu de conditions d'hygiène physique et morale fâcheuses, dans une vie demi-cloîtrée, chez des amoindris, des mal nourris, plus souvent chez la jeune fille que chez la femme, et chez la femme que chez l'homme. C'est un eczéma d'anémiques ; il est tout particulièrement fréquent dans les pensionnats et les orphelinats dirigés suivant la vieille formule ecclésiastique, alors que les exercices physiques en étaient à peu près bannis.

III. — Enfin, le troisième type n'est qu'une acné nécrotique miliaire. Tout au contraire du type morbide précédent, il se voit surtout chez des gens moins jeunes, gros, gras, qui surmènent leur foie depuis des années.

207. Causes connues et inconnues des infections cutanées chroniques. — Tout ceci pour bien montrer que, dans une dermatose chronique, même microbienne, le microbe n'est pas seul en cause. D'âge en âge, l'esprit des générations est ramené devant les mêmes questions pendantes. Chaque génération en fournit une solution provisoire que la génération suivante améliorera. Pour la question des *Coccides eczématiformes*, il en est et il en sera de même. Même quand on parle d'infection cutanée, tout problème n'est pas résolu par le constat du microbe. Si on peut mettre sur le compte d'un accident de hasard une infection locale aiguë comme le furoncle, ou une septicémie suite de blessure, comment expliquer une furonculose qui durera deux ans chez le même sujet, sans qu'il infecte pourtant personne autour de lui de façon semblable?

Sans doute, la perpétuité d'une infection de surface peut tenir à des causes physiques, comme dans le cas des teignes, où le parasite au fond du follicule est intangible. On a pu invoquer de même le peu de pénétration des parasiticides dans la profondeur de la peau, empêchant leur action efficace ; et il est bien certain que beaucoup de nos antiseptiques n'ont, à cause de cela, aucune valeur. De même, et dans une certaine mesure, peut-on invoquer la multiplicité des germes sur un malade pour expliquer leur multiplication sur lui ; un sujet qui porte déjà vingt lésions staphylococciques a plus de chances de contaminations nouvelles qu'un sujet qui n'en a pas une. Néanmoins, ces raisons, qui ont toutes une valeur, ne suffisent pas à tout expliquer de ce que nous voyons tous les jours....

D'autre part, l'observation clinique, si obtuse qu'elle soit, montre à elle seule l'influence de l'état général du malade sur l'évolution de ses infections épidermiques. Ainsi, l'acné nécrotique des pléthoriques en état de stabulation, l'impétigo en nappe des confinés et des malingres, des jeunes filles étiolées, des Cendrillons, et la *Corona seborrhœica* des adolescents, efflorescence de leur puberté...

Nous avons montré tout à l'heure que la présence inévitable des infections secondaires dans les lésions cutanées obligeait l'observateur à des conclusions circonspectes. Mais on pourrait même penser que toute infection microbienne de la peau est secondaire ! Car d'abord la peau est presque constamment salie sans être infectée. En outre, une infection créée par un traumatisme de hasard meurt sur place sans propagation. S'il y a propagation, il faut donc que l'organisme la laisse faire. Admettons que tout revêtement cutané puisse être inoculé de staphylocoques: tous ne feront pas du sycosis. Mettons que toute peau puisse être inoculée d'impétigo : très peu feront de l'impétigo chronique avec extension indéfinie.

Pour les cliniciens d'autrefois, aucune maladie chronique ne pouvait s'établir sans des causes générales prédisposantes. N'est-ce pas ce que la clinique nous montre pour toutes les infections dont nous venons de parler? Sans doute, la vieille médecine invoquait des causes analogues même au-dessous du favus, dont la chronicité ne dépend que de conditions mécaniques rendant le parasite inaccessible et dont la thérapeutique actuelle, purement locale, obtient la guérison à coup sûr, sans modifier en rien l'état général du patient. La chronicité d'une maladie ne dépend donc pas toujours de l'état général du sujet; toutefois, elle en paraît souvent dépendre.

Les modernes recherches sur les sensibilités cutanées électives ne nous ont quasi rien appris sur la sensibilité aux infections, ou sur notre naturelle immunité à leur endroit, immunité qui est totale, relative, élective, variable. L'immunologie est devenue une science dont les vaccinations antimicrobiennes ne sont plus qu'un chapitre... Et cependant, le problème de la réceptivité des individus et de leur peau aux différentes infections superficielles reste pour moi tout entier. Il n'y a pas de question que les travaux récents aient moins éclaircie... Et cependant, nous voyons en général les trois types d'infection cutanée que nous avons décrits se rencontrer chacun sur des sujets différents, chez qui le seul examen clinique nous révèle des tares appréciables : la question reste pendante.

CHAPITRE VI

COUP D'ŒIL D'ENSEMBLE SUR LES ECZÉMATIDES EN GÉNÉRAL

208. *D'autres eczématides que les precédentes peuvent être parasitaires.* — 209. *Le pityriasis rosé de Gibert.* — 210. *La lésion primaire des eczématides d'après Civatte.* — 211. *La similitude de leur lésion primaire pourrait indiquer l'origine extrinsèque de toutes les eczématides.* — 212. *Émiettement progressif de l'ancien eczéma willanique. Exemple des intertrigos.* — 213. *Les intertrigos des orteils et des doigts.* — 214. *La physio-pathologie étudie le problème de l'eczéma par d'autres moyens. Trichophytides de Bruno Bloch.* — 215. *Il doit exister des eczématides toxi-microbiennes, à distance du foyer infectieux qui les détermine.* — 216. *Conclusions générales de la troisième partie.*

208. D'autres eczématides peuvent être parasitaires. — En dehors des trois types cliniques dont la description précède, beaucoup de lésions diverses sont encore réunies sous le même nom commun d'eczématides ou de parakératoses psoriasiformes. Il importerait grandement à la clarté du sujet qu'elles fussent étudiées davantage du point de vue de leur étiologie. Sans doute s'apercevrait-on d'abord que les divers types morbides décrits plus haut ne sont pas les seuls que peuvent causer soit le Coccus polymorphe, soit le Streptocoque, soit le Staphylocoque doré ; ainsi se compléterait ce premier chapitre que l'on pourrait nommer : *des Coccides eczématiformes.*

Ensuite, il peut sembler d'avance que si, pour plusieurs de ces éruptions, on peut prouver qu'elles sont d'origine externe et parasitaire, pour beaucoup d'autres on le prouverait pareillement. Toutes devraient être étudiées d'abord par nos méthodes d'examen et de culture. Pour celles qui ne donneraient par elles aucun résultat, on devrait recourir à d'autres techniques et chercher lesquelles. L'examen systématique et méthodique des squames-croûtes de ces diverses lésions montrerait peut-être que certaines sont dues à des Hyphomycètes, à des Oïdiomycètes ou à des Blastomycètes encore inconnus.

209. — Considérons l'exemple du *Pityriasis rosé de Gibert.* Voilà un type morbide parfaitement différencié aux yeux de la seule clinique.

Sa lésion princeps orbiculaire décrite par Brocq et si analogue à celle des épidermophyties, ses lésions secondes et multiples, toutes semblables, son évolution brève et toujours la même, suivie de sa guérison spontanée, tout dans son histoire clinique est pour nous faire croire à son origine externe et parasitaire. Et cependant jusqu'ici le microscope ne nous y a rien montré.

Qu'on suppose ses caractères objectifs un peu moins nets, un peu moins constants : voilà un type morbide qui serait classé parmi les eczématides. Il y échappe seulement par une très apparente spécificité, dont nous n'avons pourtant point de preuves autres que cliniques. En outre, il existe toute une série encore confuse d'éruptions, analogues au Pityriasis rosé, et qui n'ont ni ses caractères objectifs si tranchés, ni son évolution si régulière. Ce ne sont pas des pityriasis rosés, mais des types cliniques très voisins de lui.

Or, dans un cas de ce genre, le Dr Charles Du Bois, aujourd'hui professeur de dermatologie à la Faculté de Genève, a trouvé un parasite sporulé encore inconnu. J'ai vu ses préparations obtenues par simple immersion dans l'essence de cèdre. Il faut que la squame examinée comprenne un cornet épidermique extrait d'un orifice pilaire. Il y avait, dans ce cornet, des nids de petites spores oblongues très égales, tassées les unes contre les autres, sans interposition de mycélium, et dont la nature cryptogamique était indubitable pour quiconque, sans que leur dimension, leur forme, leur mode d'agmination me rappelât aucun parasite connu, déjà décrit. Ces spores sont incolorables, mais il a suffi d'un artifice de préparation pour les faire voir. Cette découverte est à compléter, l'étude clinique de l'affection dans laquelle ces spores furent découvertes n'ayant pu être faite de façon que le diagnostic en soit aisé dans l'avenir. Lorsque cette étude sera plus parfaite, nous aurons une nouvelle « eczématide » individualisée et autonome. Il y en aura sans doute bien d'autres.

De même que l'étude des intertrigos a peu à peu distrait de l'Eczéma la série des épidermophyties causées par des hyphomycètes, les éruptions causées par des oïdiomycètes et d'autres par le streptocoque ; de même, l'étude des « petits eczémas » rongera par ses bords cette entité énorme et factice constituée jadis sous le nom d'eczéma. Lorsque ce travail sera accompli, nous saurons mieux ce qui mérite d'être appelé de ce nom, parce que nous aurons enlevé à ce qu'il désigne tout ce qui mérite d'en être distrait.

210. La lésion primaire des eczématides, d'après Civatte. — Le pityriasis rosé a d'autres raisons d'être rappelé ici comme prototype des faux eczémas qui pourraient être dus à une infection parasitaire externe. En 1902 (1), je l'avais étudié histologiquement et j'avais décrit comme spécial le début de sa lésion par une série de vésiculettes sous-cornées, invisibles à l'œil nu, mais parfaitement nettes au microscope, et dont j'avais donné la figuration que voici (fig. 147, 148 et 149).

Or, tout récemment le Dr Civatte, ayant repris la question de l'histologie de l'eczéma, a montré à son tout premier début des vésiculettes sous-cornées, de tous points identiques à celles-là (2).

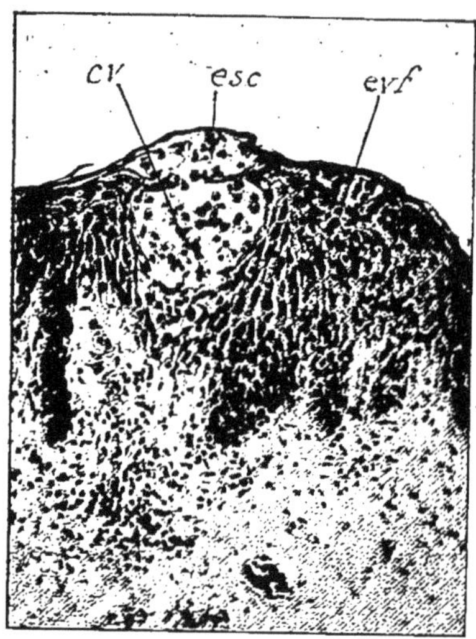

Fig. 147. — Première lésion du pityriasis rosé de Gibert. Gross. : 250.

Elle présente accidentellement un diaphragme au niveau de la couche cornée. *cv*, cavité vésiculaire; *esc*, son étage supérieur; *evf*, élément vésiculeux voisin à son tout premier début.

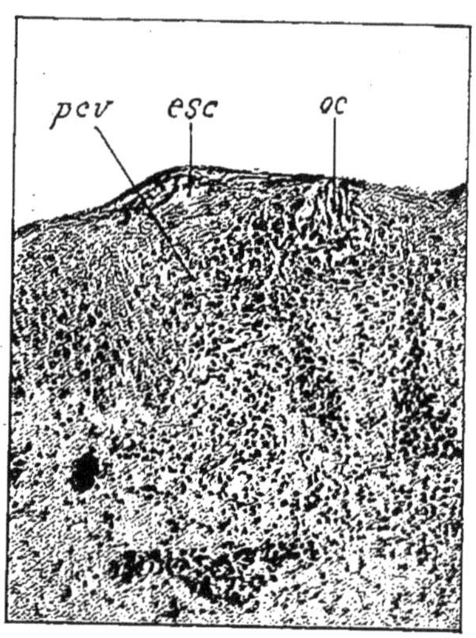

Fig. 148. — Dans les vésicules histologiques du pityriasis rosé (*oc*), les cellules épidermiques détachées s'orientent verticalement. En *esc* se voit le bord d'une vésicule voisine. En *pcv*, une infiltration leucocytaire de l'épiderme. Gross. : 250.

Et, ces lésions, il les retrouve non seulement dans les lésions para-eczématiques nommées eczématides par Darier, parakératoses psoriasiformes par Brocq, mais au début même de l'eczéma légitime. Pour lui, par conséquent, ce qui caractérise d'abord l'eczématisation, ce n'est pas la vésicule profonde, l'exosérose, etc., qui ne seraient que secondaires, mais cette vésiculette primitive, qui serait la lésion la première en date

(1) Sabouraud, Sur l'histologie du pityriasis rosé de Gibert (*Revue pratique des maladies cutanées, syphilitiques et vénériennes*, n° de juin 1902).

(2) A. Civatte, Eczéma et eczématides (*Bull. de la Soc. franç. de dermat. et de syph.*, n° 6, juin 1925), et aussi : Psoriasis and seborrhœic eczema. Pathological anatomy and diagnostic. Histology of the two dermatoses (*British Journal of Dermat. and Syph.*, nov. 1924, vol. XXXVI, p. 461-476).

dans l'eczéma vrai, comme dans l'eczématisation du pityriasis stéatoïde et comme dans le pityriasis rosé de Gibert. Or, ces lésions de surface évoquent bien l'idée d'une lésion d'origine externe, et Civatte ne rejette pas du tout cette conclusion pour l'eczéma en général. Les études ulté-

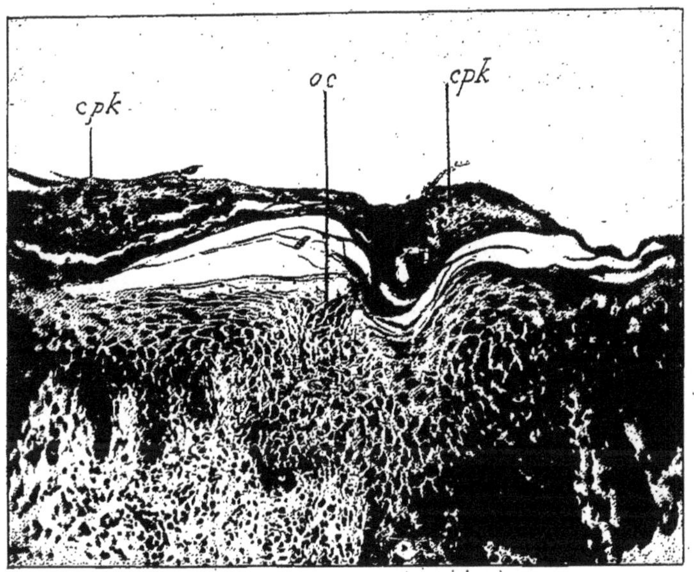

Fig. 149. — Dans le pityriasis rosé, une vésicule histologique (*oc*) attenant à une squame (*cpk*). Gross. : 250.

rieures préciseront ce point litigieux; il est néanmoins curieux de voir à vingt ans d'intervalle l'histologie remettre en question un fait qu'elle avait le plus contribué à écarter, à savoir l'origine externe des eczémas.

211. La similitude de leurs lésions primaires pourrait indiquer l'origine extrinsèque de toutes les eczématides. — Pour résumer de nouveau ce qui précède, je dirais :

Un certain nombre de types cliniques voisins de l'eczéma, et confondus avec lui, méritent d'en être distingués. Nous en connaissons trois, tous trois microbiens, dus l'un au Coccus de Cedercreutz, l'autre au Streptocoque et l'autre au Staphylocoque doré.

Les types eczématiques auxquels donnent lieu ces infections superficielles méritent d'être érigés à l'état de types morbides distincts et d'occuper dans la nosographie une place analogue à celle, très petite, mais nettement délimitée, qu'occupe le pityriasis rosé de Gibert, affection dont l'origine externe paraît certaine également, bien que sa nature demeure inconnue.

Au début du pityriasis rosé, j'ai décrit autrefois une lésion princeps histologique que j'avais crue spéciale à cette affection. Mais Civatte l'a retrouvée avec tous ses mêmes caractères au début de toute eczématide, quelle qu'elle soit. L'identité du processus histologique dans toute eczématisation semble plaider en faveur de leur commune origine externe. On ne peut en dire plus quant à présent. Il se pourrait donc que le processus microbien que nous avons retrouvé à l'origine de certains petits eczémas, ou prétendus tels, soit à l'origine de tous, ou tout au moins de beaucoup d'autres. La question de l'eczéma maladie de cause externe n'est pas fermée...

212. L'émiettement progressif de l'ancien eczéma willanique. Exemple des intertrigos. — Si, au lieu d'envisager les faux eczémas au cuir chevelu seulement, nous continuions d'étudier le même sujet dans toute son ampleur, et les soi-disant eczémas en toutes localisations, nous ne pourrions pas ne pas voir que partout se fait peu à peu le même travail de dissociation qui rejette hors de l'eczéma une foule de types morbides lesquels y demeuraient confondus.

Le travail même que nous avons poursuivi au cuir chevelu a été pareillement suivi, je le disais, dans l'étude des intertrigos (1) et des soi-disant eczémas des plis. Après l'*Erythrasma* et l'*Eczema marginatum* de Hébra, les *Strepto-épidermites* intertrigineuses ont été reconnues et identifiées; et puis les *Oïdiomycoses* de même siège, avec les travaux faits en tous pays, et principalement en France par notre école de Bordeaux avec Dubreuilh, Petges et Joulia. Désormais, nous pouvons différencier ces quatre entités morbides par leurs seuls symptômes, le microscope et la culture certifiant pour chacune le premier diagnostic fait à l'œil nu. Et, comme il fallait s'y attendre, chacune de ces affections est justiciable d'un traitement particulier qui conduit plus vite le malade à la guérison. C'est encore toute une série de faits nouveaux, diminuant la part d'inconnu qui reste.

213. Les intertrigos des orteils et des doigts. — Ce n'est pas tout. Le même travail de dissociation et de différenciation se poursuit pour les *soi-disant eczémas des extrémités*. Tous les dermatologistes savent, après les travaux de Bang, de Castellani, de Priestley, de Darier et Mlle Eliascheff, de Sicoli et de Lee Mac Carthy (ces derniers faits dans mon propre laboratoire), que la part des eczémas vrais des

(1) R. SABOURAUD, Ce que nous ont appris les intertrigos (*La Médecine*, 9e année, nº 2, nov. 1926, p. 103-110).

mains et des pieds et celle des dysidroses se fait de jour en jour plus petite, à mesure que l'on y recherche et qu'on y trouve les parasites mycéliens qui les déterminent. Ce n'est plus le seul *Epidermophyton inguinale*, mais un grand nombre d'épidermophytons analogues qui sont responsables de tout ce qu'on appelait eczémas et intertrigos des orteils, et d'une très grosse part de ce qu'on nommait les dysidroses. En ce sujet, la thérapeutique a moins gagné, parce que l'épiderme corné plantaire, très épais, oppose à nos antiseptiques une barrière difficilement franchissable. Néanmoins, le progrès thérapeutique est déjà considérable, et en tout cas le progrès de nos connaissances sur le sujet est évident. Ce qu'il faut souligner, d'ailleurs, c'est que ce progrès se fait toujours dans le même sens, aux dépens de ce que nous appelions eczéma jadis. A mon avis, nous sommes encore très loin de savoir sur ce sujet tout ce qu'une étude plus suivie pourrait nous montrer, et c'est dans ce sens qu'il faut travailler.

214. *La physiologie étudie ce problème par d'autres moyens.* — Ce n'est pas faire fi de toutes les notions nouvelles que la physio-pathologie moderne accumule, touchant les intoxications électives, les sensibilités à tel ou tel poison, capable de déterminer chez l'homme, avec une rupture de l'équilibre humoral, une série d'éruptions plus ou moins eczématiformes.

Il y a là deux champs de travail dont le but est le même et dont les moyens sont différents. Leurs résultats se rejoindront, et nous voyons déjà qu'ils se rejoignent.

On sait les beaux travaux de Bruno Bloch sur les poisons trichophytiques : le bouillon filtré d'une culture de *Trichophyton gypseum* et de quelques espèces similaires (à cultures vivaces portant de nombreuses fructifications aériennes caduques) contient un poison spécifique, une trichophytine. Je n'insiste pas sur les propriétés vaccinantes de cette trichophytine pour les sujets atteints de trichophyties suppurées ou extensives, ni sur la cuti-réaction positive qu'on obtient avec elle sur les mêmes sujets... Mais cela n'est pas tout : Bruno Bloch a montré que, chez certains sujets, les trichophyties très vivaces, très extensives ou suppurées pouvaient s'accompagner d'éruptions papuleuses ou lichénoïdes, non trichophytiques, mais toxiques, causées par la trichophytine élaborée au sein de la primitive lésion parasitaire.

215. *Eczématides toxi-microbiennes.* — Cette remarque est très grosse de conséquences cliniques. J'ai moi-même observé, et en grand nombre, surtout chez les sujets âgés, mais même chez de plus jeunes, des lésions intertrigineuses des mains et des pieds, ayant pour cause l'un ou l'autre des parasites déjà catégorisés parmi les sept ou huit épidermophytons déjà connus. Or, dans plusieurs de ces cas, l'éruption ne se limitait pas aux seules lésions mycosiques. En dehors d'elles, sur le pied, la cheville, la jambe même, ou encore sur les poignets et les avant-bras, sont apparues des lésions non classées, eczématoïdes, rougeâtres, papuleuses et lichénoïdes, plus rarement érosives et moites, dans lesquelles on ne retrouvait point le parasite originel et qui s'étendaient à lointaine distance de la lésion parasitaire. Bien que plusieurs de ces observations soient anciennes, et que je n'aie pas pu, dans toutes, faire la preuve par la cuti-réaction de l'origine toxi-mycosique de ces lésions, elle reste cependant probable.

Il y aurait donc une deuxième classe d'eczématides à prévoir, non plus immédiatement microbiennes, mais toxiques, causées à distance par des poisons microbiens. Pourquoi ce que nous démontrent les trichophytides et les épidermophytides ne serait-il pas un phénomène plus général pouvant suivre aussi bien les infections épidermiques microbiennes que les épidermophyties?

Ainsi, non seulement les lésions cataloguées jadis eczémas pourraient avoir pour origine le Coccus polymorphe, le Staphylocoque doré ou le Streptocoque, ou tel autre microbe à découvrir, mais ces épidermites microbiennes pourraient déterminer, à distance, des lésions épidermiques d'origine toxi-microbienne ; et peut-être la cuti-réaction nous donnera-t-elle un jour le moyen de nous prouver aussi leur origine. Tout ceci n'est pas démontré, mais appelle une série de recherches et d'expériences aptes à nous donner de nouvelles lumières.

Devant des faits semblables, je me rappelle l'opinion de nos maîtres d'autrefois. Je me rappelle leur avoir montré des cas d'interprétation difficile, par exemple un sujet portant de nombreuses lésions eczématiformes des quatre extrémités, et dans les lésions interdigitales duquel j'avais mis un microphyte en évidence. Pour eux, le malade, « eczémateux par avance », s'était accidentellement inoculé un épidermophyte en un point quelconque de sa peau ouverte. En d'autres termes, c'est parce qu'il était un eczémateux qu'il avait laissé se faire l'infection de son épiderme. Aujourd'hui, l'hypothèse serait inversée ; il faudrait chercher si l'éruption générale n'a pas pour cause l'infection particulière, et si les lésions, même stériles, n'ont pas pour agent le poison diffusé de la lésion parasitaire.

CONCLUSIONS GÉNÉRALES DE LA TROISIÈME PARTIE

216. — Avant de terminer cette partie de notre étude, il nous semble nécessaire de la résumer et de conclure. Et voici comment nous pouvons résumer nos conclusions.

L'eczématisation est un des modes de réaction de la peau à certains traumatismes de surface. Ce mode semble aussi fréquent que n'importe quel autre : urticaire, érythèmes, lichénisation, et paraît banal, c'est-à-dire qu'il semble pouvoir être consécutif à des causes diverses.

Essentiellement, l'eczématisation est faite par un afflux séreux venant de la profondeur pour s'effuser à la surface de l'épiderme ; les diverses modalités qu'on rencontre de ce fait sont des variantes résultant du degré de l'afflux séreux, de l'intensité ou de la brusquerie de son émission, ou encore de l'âge des lésions qu'on observe, mais, qu'il s'agisse de spongiose ou de vésiculation ou de l'effusion séreuse par un pertuis une fois pratiqué et qui demeure (puits eczématique de Devergie), le processus est simple et toujours le même.

Dès lors, l'eczématisation peut être considérée par le clinicien et par l'histologiste comme une formule de réaction cutanée à plusieurs modes d'irritation, même très divers. Ainsi que E. Besnier l'a dit le premier, nous avons donc les meilleures raisons d'étudier cette réaction cutanée en dehors et à part de ses causes, lesquelles, même très différentes, peuvent pourtant provoquer un processus histologique semblable en tous points et équivalent. Avant l'étude d'une maladie qui serait l'Eczéma, il y a donc toutes raisons d'étudier l'eczématisation.

Ensuite, et lorsqu'il est bien entendu que les processus anatomiques qui constituent l'eczématisation peuvent être identiques en leurs symptômes, quoique différents en leur cause, leur gravité, leur pronostic, on peut rechercher ce qu'on sait de leurs origines diverses pour classifier les eczématisations d'après leur cause.

Éliminant du sujet les eczématisations de cause traumatique, consécutives à des irritations extérieures physiques ou chimiques, classe qui englobe aussi bien les irritations du cuir chevelu dues aux teintures que toutes les dermatoses eczématiformes des métiers manuels, nous trouvons un second type d'eczématisation, consécutif aux inoculations microbiennes de surface ; le type en est dans l'eczématisation des pityriasis, dont nous avons étudié l'histologie en tous détails avec *Les maladies desquamatives* du cuir chevelu, dans le tome II de cette série.

Mais cette eczématisation d'une lésion microbienne n'est pas la seule, et l'on peut dire que les trois cocci les plus fréquents à la surface de la peau humaine sont capables également d'en déterminer d'analogues.

Le premier que nous avons étudié était le Coccus polymorphe de Cedercreutz, l'ancien Morocoque de Unna. Mais le Staphylocoque doré est apte à déclencher un processus analogue, et plus fréquemment encore le Streptocoque. Ainsi, l'histologie et la bactériologie prouvent que des infections microbiennes peuvent être à l'origine de certains eczémas ou d'éruptions classées à tort parmi les eczémas.

A la vérité, il est difficile de faire une séparation entre le processus de l'impétiginisation et celui de l'eczématisation, car tous deux se caractérisent par une exsudation séreuse, mais on peut voir, par une série de coupes appropriées, le premier processus d'infection et d'impétiginisation de surface être suivi du processus de l'eczématisation dans la profondeur, sans qu'on puisse marquer de limites absolument précises entre l'un et l'autre.

Ainsi, chacune des trois principales infections de l'épiderme est capable de donner lieu à un processus eczématique, le microbe paraissant jouer le rôle d'agent provocateur.

Évidemment, en dehors de ces cas, il reste un grand nombre d'eczémas dont nous ignorons la cause et le mécanisme. C'est à ceux-là que nous réservons le nom d'eczéma vrai.

Les dernières découvertes de la biologie générale, et leurs applications à la pathologie cutanée, nous font pour le moment inclure l'eczéma vrai (que nous disions idiopathique parce que nous en ignorions la cause) parmi les cas d'anaphylaxie et de sensibilisation. Et les recherches de Bruno Bloch sur la sensibilisation artificielle du tégument à la *Primula obconica* semblent bien montrer que ce rapprochement est justifié, au moins en certains cas. En est-il de même pour tous? C'est un postulat que l'on peut provisoirement admettre comme hypothèse de travail, mais que l'avenir devra contrôler.

En tout cas, ne voulant parler ici que des faits que j'ai vus et cru vérifier, je ne me crois pas autorisé à parler des autres, et je m'arrêterai ici.

QUATRIÈME PARTIE

THÉRAPEUTIQUE

CHAPITRE PREMIER

THÉRAPEUTIQUE ÉLÉMENTAIRE DES STAPHYLOCOCCIES CUTANÉES

217. Prophylaxie régionale par l'alcool iodé. — Avant de songer à guérir une lésion qui est microbienne, il faut d'abord empêcher qu'elle se multiplie ; et les premières notions thérapeutiques qu'il faut acquérir concernent la prophylaxie de son voisinage.

Contre la staphylococcie cutanée, la meilleure prophylaxie locale est faite par l'iode. Mais les teintures d'iode communes, beaucoup trop concentrées, traumatisent l'épiderme qu'elles devraient d'abord respecter. Depuis trente ans, je répète que les teintures d'iode à 1 p. 10 ou à 1 p. 15 n'ont presque jamais d'emploi en dermatologie, et que la teinture d'iode dermatologique ne doit contenir de l'iode qu'à 1 p. 100. De celle-ci le dermatologiste se servira tous les jours. Elle apporte d'infinies ressources à sa pratique.

218. L'épiderme mouillé absorbe mieux l'alcool. — En outre, l'expérience montre que l'épiderme sec est moins perméable aux alcools que l'épiderme humide. Partout où la chose sera possible, on devra donc baigner la région qui porte un centre de pullulation staphylococcique, et c'est après l'avoir essuyée qu'on la frictionnera, assez durement et sans mollesse, avec une boulette d'ouate montée sur une pince à forcipressure et largement mouillée de :

Alcool à 90°	100 cent. cubes.
Iode métalloïdique	1 gramme.

(Sauf pour des cas spéciaux, le seul pinceau à préconiser en dermatologie est la boulette d'ouate fixée sur une pince, parce que celle-ci se flambe et que la boulette d'ouate est changée chaque fois.)

Telles que je viens de les décrire, ces applications sont à renouveler quotidiennement, ce qui se fait, même sur de très larges surfaces, sans le moindre traumatisme tégumentaire. Cette pratique, très utile pour la prophylaxie antistaphylococcique, est recommandable, comme nous le verrons, en mille autres cas. On peut l'utiliser avec un égal succès contre les lésions streptococciques cutanées chroniques, contre les mycoses épidermiques de toute espèce. Pour le dermatologiste, l'alcool iodé à 1 p. 100 doit être considéré comme un des trois ou quatre topiques fondamentaux. Et c'est, en outre, un de ceux auxquels je connais le moins de contre-indications.

219. Le soufre est le topique des pustules porofolliculaires. — Cette prophylaxie régionale une fois bien comprise, en ce qui concerne le traitement même des lésions, le meilleur agent thérapeutique des staphylopustules est le soufre en nature. On prescrit donc une lotion soufrée, dont voici le type :

Soufre précipité lavé	10 grammes.
Alcool à 90°	20 —
Glycérine neutre	20 —
Eau distillée	50 —

mélange dans lequel la glycérine a pour but d'empêcher la complète dessiccation du médicament. Ce liquide au repos est clair dans sa partie haute, et montre une lie épaisse au fond du flacon. L'agiter avant l'emploi. On l'applique sur chaque lésion, avec un pinceau d'ouate, en goutte pendante. Prendre garde de ne pas déchirer les pustules. Mieux vaut une lésion fermée encapsulée, tout d'une pièce, qui sera exfoliée plus tard comme une squame, qu'une lésion ouverte, essaimant des milliers de cocci autour d'elle, Le médecin doit respecter des lésions qui sont des appareils automatiques de défense ; cela seul est déjà de la prophylaxie.

220. Les savonnages. — Il va de soi que l'application de la lotion soufrée, quand elle est faite sur toute une région, puisqu'elle laisse à la surface de la peau une poussière de soufre, suppose des savonnages assez fréquents. Ils seront faits avec un savon doux et une brosse très douce. Dans les cas où la peau est spécialement sensible, quand il s'agit d'enfants très jeunes, je conseille le blaireau à barbe.

221. Pansements humides et occlusifs. — En général, pas de pansements humides ; ils constituent le plus sûr moyen de favoriser les pullulations adventices, et de multiplier l'éclosion des semences effusées autour de la lésion originelle. Il y a pratiquement une grande différence entre un lavage après lequel la peau sèche d'elle-même, et un pansement humide qui se réchauffe à son contact, et fournit au microbe trois des éléments favorables à sa multiplication : humidité, chaleur et obscurité. Il y a même une différence à faire entre le pansement humide, représenté dans la vieille dermatologie par le cataplasme de fécule de pomme de terre, et l'occlusion hermétique faite par les sparadraps. Je redoute celle-ci davantage. Assurément, lorsque la douleur est vive (par exemple autour d'un furoncle), il peut devenir nécessaire de recourir aux pansements humides pour diminuer la température locale, ce qui soulage le malade. Dans ce cas, l'ouataplasme de Langlebert, arrosé de lotion soufrée, est efficace. Prescrivez-le de dimensions restreintes, et ne vous servez de ce moyen que quand vous ne pouvez faire autrement. Dans ce cas, et suivant la pratique de Besnier, avoir soin d'onctionner d'une vaseline ou d'un corps gras les bords du cataplasme, sans quoi, en se desséchant, il adhère à la peau, et, quand on l'enlève, il arrache avec lui la couche cornée superficielle, ce qui facilite de nouvelles inoculations.

222. — Les *pommades* sont d'un emploi fréquent dans la thérapeutique des staphylococcies cutanées, mais on peut viser avec elles des objectifs différents. Elles peuvent être simplement « isolantes »; ainsi (quand on a recours aux pansements humides), pour empêcher la macération de la peau, on applique au-dessous d'eux une vaseline additionnée d'oxyde de zinc à 1 p. 10, et cela n'empêche nullement leur action, qui paraît seulement thermo-régulatrice.

Elles peuvent servir pour apaiser l'inflammation d'une peau congestionnée ou irritable, par exemple dans le traitement des sycosis; alors, on utilisera des crèmes. Celles-ci, basées sur ce fait que la lanoline pure absorbe plus que son poids d'eau et se l'incorpore, ont sur les vaselines (pétroles) une évidente supériorité. Exemple :

Eau distillée	5	grammes.
Lanoline pure	5	—
Vaseline	20	—
Oxyde de zinc	3	—

Enfin, on peut appliquer, par mesure prophylactique, des pommades antiseptiques sur une région où les pustules staphylococciques se multiplient. Dans ce cas, elles seront soufrées. Rien n'empêche d'incorporer le soufre à une pommade ou à une crème semblable à la précédente. Les pommades ou crèmes soufrées peuvent se faire à toute dose. Bien savoir cependant que le soufre traumatise certains épidermes, sans qu'on puisse toujours deviner d'avance lesquels il traumatisera. Donc, agir avec quelque précaution. Dans une pommade, je n'emploie guère le soufre qu'à 1 p. 30, et souvent mélangé à l'oxyde de zinc.

223. *Vaccins du type de Wright.* — Quand on parle du traitement des staphylococcies cutanées, et tout spécialement de la furonculose, on doit exposer le parti thérapeutique qu'on peut tirer des *vaccins* et dire nettement ce à quoi ils servent et ce à quoi ils ne servent pas.

D'abord, il y a deux types de vaccins staphylococciques : les vaccins du type Wright, administrés par injections, et les vaccins externes du type Besredka, faits pour être appliqués en pansements externes.

Les *vaccins de Wright*, les seuls utilisés jusqu'aux dernières années, sont essentiellement faits de cadavres de cocci, injectés sous la peau à doses progressives. Tantôt on a réuni dans le même vaccin (polyvalent) tous les cocci qu'on peut rencontrer dans les suppurations cutanées ; tantôt on injecte un vaccin fait avec le seul coccus qui se trouve causal dans le cas qu'on traite, mais il provient d'un autre malade (stock-vaccin); tantôt, enfin, on a cultivé le pus du malade pour obtenir le vaccin de son propre microbe (self-vaccin).

Je n'aime pas les vaccins polyvalents contenant les toxines de plusieurs microbes qui n'ont pas de valeur pathogène dans le cas présent, mais je ne fais pas grande différence entre les stock-vaccins et les self-vaccins. Très souvent, je me sers d'un vaccin fait d'avance avec le *Staphylococcus aureus* et le *Staphylococcus citreus*, les seuls que l'on rencontre dans les staphylococcies sérieuses, cutanées ou sous-cutanées.

Ceci dit, il est facile de résumer en peu de mots les résultats qu'ont apportés les méthodes de Wright dans les cas de staphylococcie dermatologique : *Toutes les fois que le staphylocoque a dépassé les barrières épidermiques et infecté le derme même, on peut en espérer des résultats excellents.* Un médecin, lorsqu'il a traité par eux cent cas de furonculose, ne doutera pas de leur efficacité.

Mais, quand l'infection est limitée à l'épiderme et ne le dépasse aucunement, les vaccins par injections, quelles que soient leur nature et leur provenance, seront d'une efficacité nulle. Cette notion fondamentale a des conséquences pratiques quotidiennes. On utilisera avec fruit la vaccination par voie sous-cutanée dans tous les cas d'abcès dermiques ou de furonculose, mais on n'en peut attendre aucun effet dans les porofolliculites et les sycosis. Cette seule remarque relègue au second plan cette médication, en ce qui concerne les staphylococcies dermatologiques.

224. Les vaccins de Besredka. — Tout autres sont les vaccins de Besredka. Ils sont basés sur ce fait que la cellule épidermique semble avoir ses électivités propres, sa sensibilité et son immunisation particulières, de telle sorte qu'on pourrait la vacciner elle-même contre un microbe, sans immuniser contre lui le reste de l'organisme. Ce sont donc des vaccins à appliquer directement sur la peau même, des vaccins *externes*. Les liquides préconisés par Besredka sont des bouillons « vaccinés » contre le staphylocoque, par une culture de dix jours, suivant une technique que j'avais indiquée dans un autre but, lors de mes premières recherches sur le coccus polymorphe (1).

Dans d'autres cas, ce sont des lysats, ou des émulsions en sérum artificiel, de cocci prélevés par le raclage de cultures sur milieux solides. D'après les recherches de Besredka, ces vaccins externes, appliqués comme des topiques médicamenteux, devraient être le traitement par excellence des staphylococcies chroniques, des sycosis. J'en reparlerai plus loin, les sycosis étant la pierre de touche des thérapeutiques antistaphylococciques externes.

225. Les vaccins « per os ». — Je ne puis non plus passer sous silence les essais de vaccination antistaphylococcique par la bouche. A mon avis, on ne donne pas à cette méthode sa vraie valeur, une valeur qu'elle pourra conquérir aux yeux de tous dans les années à venir.

Elle m'a paru réussir, même dans certains cas de pustulation intra-épidermique contre lesquels l'insuccès constant des vaccins par injection demeure pour moi démontré. L'ingestion, en série, des vaccins biliés m'a paru maintes fois utile contre des pustulations staphylococciques

(1) R. Sabouraud, Recherches sur le microbacille de la séborrhée (*Annales de l'Institut Pasteur*, février 1897).

récidivantes, lors même qu'elles avaient résisté à de nombreuses séries d'injections vaccinales sous-cutanées. Cette question reste à l'étude.

*226. **Traitement des porofolliculites aiguës.*** — Tout ce que j'ai exposé dans les généralités qui précèdent suffit à dire ce qu'est mon traitement des porofolliculites du cuir chevelu de l'enfant ; il est purement externe et consiste en badigeons quotidiens du cuir chevelu avec l'alcool iodé à 1 p. 100, suivis d'application de lotion soufrée sur les lésions déjà visibles. Ensuite, l'application d'un corps gras en surface : axonge ou même vaseline, soulage la douleur. Les savonnages seront pratiqués une fois par jour, avec un savon doux et une brosse douce pour enlever les résidus des médicaments. C'est après ce savonnage que l'alcool iodé est le plus efficace. Lorsque ces lésions sont très nombreuses et l'irritation de la peau trop vive, une pommade faiblement soufrée sera mieux supportée que la lotion soufrée.

227. — Dans une poussée de porofolliculite, l'***abcès en sablier*** ou le ***furoncle*** sont des complications rares, et l'on ne peut savoir d'avance où elles surgiront. Quand on le devine, la lésion est faite, et il n'est pas démontré qu'en détruisant la pustule orificielle, on puisse empêcher la pullulation microbienne au-dessous d'elle.

228. — Je ne me suis presque jamais bien trouvé de la ***ponction du furoncle au galvano-cautère.*** Il la faudrait grosse et profonde. Même faite ainsi, elle risque de ne pas tout détruire et d'ajouter le traumatisme de la brûlure au traumatisme microbien. Contre l'abcès en sablier et le furoncle, je prescris un traitement externe semblable à celui des porofolliculites orificielles.

*229. **Vaccination de Wright dès le second furoncle.*** — Mais, dès le second furoncle, j'estime qu'il est nécessaire de chercher à prévenir les suivants, qui sans cela ne manqueront guère, et de pratiquer la vaccination du sujet. Je me sers de stock-vaccins contenant le *Staphylococcus aureus* et *Staphylococcus citreus* à raison d'un milliard au centimètre cube : vaccination sous-cutanée répétée tous les deux jours, la première à la dose d'un quart de centimètre cube, la deuxième d'un demi, la troisième de trois quarts de centimètre cube, toutes les autres d'un centimètre cube. Je compte cinq à sept vaccinations à dose pleine pour un sujet jeune; douze pour un sujet de quarante à cinquante ans ; quinze à vingt pour un sujet plus âgé. C'est ce que la pratique des vaccinations me fait conseiller, sans que je sache pourquoi le sujet jeune est plus sensible à cette vaccination que le vieillard.

230. — Dans le ***traitement local des orgelets***, bien que l'application locale d'alcool iodé puisse être faite sur le rebord ciliaire avec un flocon d'ouate hydrophile roulé autour d'un bois d'allumette, je lui préfère la pommade à l'oxyde jaune de mercure à 1 p. 100. La lotion soufrée, qui déposerait des cristaux de soufre sous les paupières, ne serait pas tolérable.

231. — ***Contre la blépharite sycosique***, les bains biquotidiens des paupières avec le vieux collyre :

Pierre divine	0gr,10
Eau distillée	100 cent. cubes.

répétés chaque jour m'ont souvent donné les meilleurs résultats. La pommade à l'oxyde jaune à 1 p. 100 la nuit.

232. — ***Contre la rhinite chronique à répétition***, cause de sycosis sous-narinaire, je prescris toujours les lavages intérieurs du nez à l'eau physiologique une fois par jour. Ils se pratiquent sans appareil, avec un simple verre d'eau légèrement salée. Alors, le plus souvent, les poussées de coryza s'espacent et chacune devient abortive. Le traitement du sycosis sous-narinaire en est plus facile. En cas de sycosis sous-narinaire récidivant, ce lavage quotidien doit être continué pendant de longs mois. Le malade en prend l'habitude, comme d'une toilette supplémentaire indispensable.

233. — ***En ce qui concerne la thérapeutique des sycosis***, quelle que soit la région où on les observe, je suis toujours les mêmes règles de traitement, et je me suis toujours trouvé bien de ne pas m'en départir. La prophylaxie locale quotidienne, de surface et de voisinage, à l'alcool iodé à 1 p. 100 est de rigueur. Elle doit être plus attentive au pourtour des lésions constituées, car c'est là qu'on observe les lésions nouvelles qui élargiront la surface contaminée. Ici, d'ailleurs, il ne semble pas qu'on ait avantage à respecter les pustules, puisque l'appareil de défense qu'elles constituent est devenu inefficace. Je les abrase donc aux ciseaux courbes et les nettoie à l'alcool iodé. Ceci fait, je conseille l'application au pinceau d'une lotion soufrée et, pour calmer l'irritation de surface, je recouvre le tout d'une crème légère à l'oxyde de zinc à 3 p. 100, qui, après la toilette du matin, constituera de jour l'unique pansement. Sans cette application de crème, la peau enflammée, lorsqu'elle sèche, cause des tiraillements et des brûlures insupportables.

234. — Si l'on assiste ***au début d'un sycosis***, on peut se contenter de ces pratiques ; elles réussissent souvent seules. J'y conjugue en général le pansement humide nocturne avec les vaccins externes (type Besredka) pendant la première semaine. Je puis dire de ceux-ci qu'ils m'ont donné plusieurs fois des résultats intéressants, mais ces traitements sont trop neufs pour avoir fait leurs preuves encore, et surtout ces moyens nouveaux ne doivent pas faire perdre de vue la valeur des traitements plus anciens dont le temps a prouvé la valeur.

235. Traitement du vieux sycosis chronique. — Quand on se trouve en face d'un *sycosis vieux* de plusieurs années, dans lequel l'infiltration et les symptômes inflammatoires sont considérables, nul doute que l'*épilation* soit nécessaire et qu'il y faille recourir. Avant tout, on doit savoir à ce sujet que l'épilation à la pince doit être préférée à l'épilation par les rayons X, car il est presque sans exemple qu'une seule épilation bien faite suffise à la guérison d'un sycosis, et on ne peut recourir plus de deux fois, sans risques, à la radiothérapie, pour faire tomber le poil ou le cheveu. En outre, l'épilation doit être entretenue pendant un long temps, c'est-à-dire que le malade doit retourner régulièrement à l'épilation, et chaque fois elle doit être parfaite, sans laisser sur place un seul poil adulte de la région malade. Une bordure de 2 ou 3 millimètres de large sera pratiquée autour des régions infectées. D'abord, on préviendra, par ce moyen, l'extension des lésions déjà constituées. En outre, pendant tout le temps que la peau restera glabre, il ne s'y produira pour ainsi dire pas de lésions nouvelles. Enfin, d'une épilation à l'autre, la région commencera de s'assainir et les lésions à rétrocéder.

236. — L'***épilation dans le sycosis*** était une pratique constante de Besnier. J'ai connu auprès de ce maître des infirmiers-épileurs dont la prestesse et l'habileté technique ne seront point dépassées. Aussi les résultats qu'il obtenait par leur intervention étaient-ils supérieurs à tout ce que j'ai vu obtenir par d'autres depuis lors. Les expériences sur l'animal pratiquées par Rivalier et mentionnées dans sa remarquable thèse (1) ont montré que l'épilation, quelques jours après elle, constituait à la peau une immunité locale assez durable. Elles ont éclairé pour moi les résultats que la pratique clinique de Besnier m'avait montrés il y a trente-cinq ans et que je n'ai jamais oubliés.

En fait, c'est l'âge d'un sycosis qui dicte au médecin sa conduite. S'il s'agit d'un sycosis jeune et récent, l'épilation peut n'être pas nécessaire. S'il s'agit d'un vieux sycosis avec des téguments durs et infiltrés,

(1) Émile Rivalier, *Recherches expérimentales sur l'infection et l'immunisation par la voie cutanée*. Librairie Arnette, Paris, 1924. (Cf., p. 25, *Immunisation momentanée de la peau épilée.*)

on ne les guérira pas sans elle. C'est parce qu'il n'y a plus de bons épileurs que personne ne met plus l'épilation à sa place dans la thérapeutique des sycosis.

Bien savoir que les traitements des sycosis doivent se poursuivre de longs mois ; il faut que le patient en soit averti. Il reverra son médecin de temps à autre, mais bien plus souvent son épileur. Il sera d'ailleurs encouragé dans sa longue patience par les résultats progressifs qu'il en obtiendra.

En dermatologie, toute thérapeutique nouvelle doit être bien accueillie, mais il faut garder mémoire des traitements plus anciens consacrés par l'expérience. Je vois journellement méconnaître des pratiques que nos maîtres savaient utiliser à merveille, et dont ils obtenaient des résultats que des moyens plus récents ne nous donnent pas.

237. — ***Contre l'onyxis staphylococcique***, je dirai ce qu'a été ma pratique, basée à la vérité sur peu de cas, mais dont l'effet m'a paru heureux. Chaque nuit, pansement de chaque phalangette avec la solution :

Eau distillée	1 000	grammes.
Iodure de potassium	2	—
Iode métalloïdique	1	gramme.

recouvert d'un doigt de gant épais (mais non pas d'un doigtier de caoutchouc, même très large). Chaque matin, lorsque le doigt est encore macéré par l'humidité du pansement, le plonger pendant quelques minutes dans un coquetier rempli d'alcool iodé à 1 p. 100. Dans les cas graves, où presque tous les ongles sont contaminés, je conseillerais leur avulsion chirurgicale suivie de pansements à l'eau iodée à 1 p. 1 000 pendant la nuit et badigeon d'alcool iodé à 1 p. 100 pendant le jour, comme quand on laisse les ongles en leur place.

Si on soigne les ongles sans les enlever, avoir soin de limer et décortiquer le plus possible les parties malades, au moins deux fois par semaine, le matin, quand l'ongle est mou de son bain prolongé, ces nettoyages devant toujours être suivis d'une application d'alcool iodé à 1 p. 100.

238. — Lorsqu'un malade vous apporte une ***pustule staphylococcique née sous un épiderme corné épais,*** à la paume de la main par exemple, l'ouvrir de suite, en abraser toute la coupole aux ciseaux courbes, nettoyer son contenu à l'alcool iodé, et appliquer dans sa cavité détergée une goutte de lotion soufrée. (Ne pas recouvrir d'un sparadrap.) Si les symptômes douloureux augmentent, c'est que l'infection est plus profonde que la peau. Alors : intervention chirurgicale sans délai. Vaccination du sujet dans tous les cas (vaccins du type Wright).

239. — ***Contre le sycosis intranarinaire***, on recommandera d'éviter les épilations locales, on coupera seulement les poils, avec des ciseaux courbes et mousses, au ras de la peau des narines ; ensuite, on appliquera, en deux badigeons successifs, l'alcool iodé d'abord, la lotion soufrée ensuite. Ces moyens suffisent en général assez rapidement à obtenir la guérison.

240. — Lorsque ce sycosis se complique d'une ***fissure douloureuse*** dans l'angle antérieur de la narine et que l'alcool iodé ne suffit pas à la fermer, car cette fissure peut être de guérison difficile, on y passera, avec un petit pinceau fait d'ouate roulée autour d'un bois d'allumette, une couche de baume du Commandeur, vieux médicament : teinture d'hypericum, d'aloès, de myrrhe, d'oliban, de tolu et de benjoin. Son action sur les fissures et rhagades, de quelque nature qu'elles soient, et en quelque région qu'on les observe, est remarquable. Cependant, j'ai vu ne pouvoir obtenir la guérison de telles fissures que par la double cautérisation : au crayon de nitrate d'argent d'abord, ensuite au crayon de zinc métallique suivant la méthode de Collardi-Besnier, dont j'ai eu maintes fois l'occasion de parler ailleurs.

241. — Pour éviter la ***miliaire pustuleuse post-épilatoire***, qui survient chez les femmes le lendemain d'une épilation esthétique du menton ou des narines, prescrire d'abord, avant l'épilation, un lavage à l'alcool-acétone à parties égales, et, après l'épilation, une friction à l'alcool iodé à 1 p. 200. Cette opération sera faite le soir, pour éviter la très légère couleur de l'iode, qui aura disparu le lendemain.

242. — Contre une ***pustulation miliaire artificielle*** née au-dessous d'un thapsia ou d'un emplâtre quelconque, même badigeon deux ou trois soirs de suite, et suppression de l'emplâtre.

243. — De même contre les ***pustulations qui suivent un traumatisme*** professionnel, mais, dans ce cas, il y a souvent, sur toute la région où sont nées les porofolliculites miliaires, une épidermite traumatique de surface. Alors, après le badigeon d'alcool iodé à 1 p. 100, pratiquer une onction générale avec une crème de zinc légère. Éviter les savonnages (soude), et interrompre le traumatisme professionnel qui ferait récidiver le même processus morbide.

244. — Contre l'***acné cadique***, l'*acné picis* des anciens auteurs, la seule cessation des applications de goudron suffit d'ordinaire à faire disparaître les pustules; dans le cas contraire, les lotions soufrées, en quelques jours, devront suffire à éteindre le processus.

245. — Contre l'*acné nécrotique*, un traitement plus complexe est souvent nécessaire, d'abord parce qu'elle survient d'ordinaire chez des hommes qui se nourrissent trop. On leur prescrira seulement, en les laissant manger à leur guise, la suppression *absolue et totale* du pain. En outre, l'acné nécrotique survient surtout après un pityriasis, ou en concomitance avec lui; et, ce pityriasis, il faut le traiter par les pommades cadiques. Or, le traitement de l'acné nécrotique, comme de toute porofolliculite, est basé sur l'emploi du soufre. Alors, on conseillera, chaque soir, l'application d'une pommade à la fois cadique et soufrée :

Huile de cade	10 grammes.
Vaso-lanoline	20 —
Soufre précipité	1 gramme.

Et, si le cas est récidivant de longue date, on pourra incorporer à cette pommade deux réducteurs énergiques, tels que l'acide pyrogallique et la résorcine : de chaque, un gramme. Savonnage chaque lendemain.

246. — Le *traitement des staphylococcides eczématiformes*, qui ne sont qu'une acné nécrotique miliaire tendant à la généralisation, sera celui de l'acné nécrotique, tel que je viens de l'indiquer. C'est dans ces cas surtout que la nécessité du traitement général me semble primordiale. Dans ses prescriptions écrites, le médecin doit faire à la diète alimentaire une part prépondérante. Sans doute, le traitement local suffirait à la guérison momentanée, mais les récidives seraient incessantes. Souvent, le médecin doit faire peur au malade pour lui faire prévoir et craindre les suites à venir de ses excès alimentaires. « Ces éruptions sont des avant-coureurs du diabète, prenez garde..., etc. » Dans ces cas, je considère l'abstention absolue du pain comme une nécessité. Les effets de cette seule modification de régime, après trois mois, seront si évidents aux yeux même du malade, que, quand on le revoit, on le trouve toujours converti.

Les meilleures préparations locales à conseiller resteront toujours, pour moi, les préparations cadiques soufrées, et au besoin pyrogalliques et résorcinées.

La pommade :

Huile de cade	10 grammes.
Vaso-lanoline	20 —
Soufre précipité	ãã 1 gramme.
Oxyde jaune hydrargique	
Résorcine	
Acide pyrogallique	
Verveine	XV gouttes.

appliquée le soir par massage et savonnée le lendemain, réussit presque à coup sûr, quand le diagnostic est assuré d'être véritable. Comme cette éruption est de beaucoup plus fréquente chez l'homme, le savonnage quotidien du matin est facile à faire et à faire accepter au patient.

247. *Traitement des porofolliculites et furoncles qui tendent à la généralisation.* — Lorsqu'on voit une porofolliculite s'étendre peu à peu à de larges régions et récidiver, lorsqu'on voit des furoncles petits et gros se substituer par places à certaines d'entre les pustules de surface, c'est le tableau d'une *furonculose généralisée commençante*. Dans ce cas, pratiquer sans délai la vaccination par injections sous-cutanées, et prescrire des bains régionaux, ou complets, tous les jours, ou trois fois par semaine, ceux-ci avec 30 grammes de sulfate de cuivre pour un bain complet. Les sulfates à 1 p. 10 000 sont parmi les plus efficaces et les plus innocents des antiseptiques de surface, bien qu'ils ne présentent pas contre les staphylocoques l'action qu'ils montrent contre les streptocoques, et qui est contre eux quasi spécifique. Après ces bains, lotion soufrée au pinceau, sur toutes les régions infectées.

248. — *Contre les alopécies consécutives aux infections staphylococciques aiguës*, il n'y a vraiment rien à faire; elles guérissent seules. Tout traitement conseillé aux parents de l'enfant serait purement moral. Faire continuer la prophylaxie locale par l'iode, de toute la région, tous les jours, pour prévenir les récidives de pustulation, et affirmer que la repousse se fera d'elle-même, ce que l'événement justifiera.

249. — *Contre la peladoïde atrophodermique* et son point central d'infection quand il est encore perceptible, il y a peu de choses utiles à conseiller, et cependant la repousse peut tarder de douze à quinze mois. Lorsque toute idée d'une récidive de porofolliculite au voisinage sera écartée, remplacer les badigeons d'alcool iodé par les applications quotidiennes le soir d'une pommade :

Huile de cade	10	grammes.
Lanoline	10	—
Vaseline	10	—

nettoyée le matin à l'ouate humide de :

Alcool à 90°	30	grammes.
Acétone anhydre	30	—
Eau distillée	60	—

Celui qui sait bien utiliser les moyens simples dont l'exposé précède, contre les staphylococcies cutanées, en obtiendra chaque jour des résultats meilleurs, parce qu'il apprendra à manier chacun de ces médicaments avec plus de doigté et de finesse. Naturellement, beaucoup de cas, dans la pratique, conduisent le médecin à des modifications de formule utiles, suivant les qualités et les défauts de la peau qu'il traite.

CHAPITRE II

THÉRAPEUTIQUE ÉLÉMENTAIRE DES STREPTOCOCCIES ÉPIDERMIQUES

250. *Les streptococcies épidermiques peuvent se guérir avec très peu de médicaments.* — 251. *L'eau d'Alibour est le premier.* — 252. *Elle s'emploie en bains prolongés et en frictions.* — 253. *Le médecin doit montrer lui-même la façon de s'en servir.* — 254. *Plus un impétigo est intense, plus ces frictions sont à répéter.* — 255. *Dans les impétigos généralisés, les bains additionnés de sulfate de cuivre sont à prescrire.* — 256. *L'ecthyma est à traiter de même, et à panser au sous-carbonate de fer.* — 257. *L'impétigo du galeux doit être traité et guéri avant la gale.* — 258. *Dans l'impétigo pédiculaire, au contraire, on peut traiter directement la phtiriase par la vaseline xylolée.* — 259. *La kératite phlycténulaire se traite par les instillations de pierre divine au millième.* — 260. *La rhinite impétigineuse de même, avec pommades à l'ichtyol.* — 261. *De même l'impétigo du conduit auditif externe.* — 262. *De même la perlèche, dont les fissures peuvent nécessiter l'emploi du nitrate d'argent.* — 263. *L'impétigo en nappe du sein demande les pansements humides sulfatés et les badigeons de nitrate d'argent dilué.* — 264. *Traitement de la tourniole.* — 265. *Les bulles streptococciques des épidermes cornés épais doivent être abrasées avant tout traitement.* — 266. *Les impétigos en nappe de grande surface se traitent par les pansements humides sulfatés faibles et l'ichtyol.* — 267. *Les intertrigos se traitent mieux par les frictions d'alcool iodé au centième.* — 268. *Ce traitement est applicable aux mycoses de même siège.* — 269. *L'intertrigo rétro-auriculaire se traite pareillement.* — 270. *De même l'intertrigo interfessier, le prurit anal, le prurit vulvaire.* — 271. *Au début des grands impétigos en nappe, tant qu'ils sont aigus, mieux vaut employer les lavages et les pulvérisations d'eau sulfatée à 1 p. 200.* — 272. *Les impétigos en nappe chroniques imposent un traitement général.* — 273. *On ne doit jamais employer le nitrate d'argent au cuir chevelu, mais l'alcool iodé lors du déclin de l'éruption.* — 274. *Le traitement des streptococcies aiguës généralisées a les bains sulfatés pour moyen principal.* — 275. *Les lotions sulfatées sont à continuer à la période de guérison.* — 276. *Le goudron de houille est un médicament excellent des mêmes lésions, passée leur période aiguë.* — 277. *Traitement des streptococcides eczématiformes.* — 278. *Traitement des eczémas impétiginisés secondairement.* — 279. *Les pyodermites aiguës ne demandent que des traitements locaux : les pyodermites chroniques demanderaient des traitements généraux que nous ne connaissons pas tous.*

250. ***Avec très peu de médicaments, on peut guérir les streptococcies épidermiques.*** — Avec quatre topiques, cinq au plus, on pourrait traiter toutes les streptococcies cutanées ; il est rare qu'on soit obligé de recourir à d'autres, et les résultats de cette thérapeutique sont satisfaisants. En général, il ne s'agit pas là d'affections d'une guérison difficile ; en agissant avec peu de médicaments, on arrive vite à mieux connaître les conditions de leur emploi, et à obtenir d'eux le maximum de résultats.

251. — L'*eau d'Alibour* est le premier de ces médicaments ; c'est une solution aqueuse de sulfate de zinc et de cuivre. Sa formule a beaucoup varié, comme il est arrivé pour toutes les préparations appartenant à la pharmacopée d'autrefois. La formule que j'emploie le plus souvent est la suivante :

Eau distillée	1 000 grammes.
Sulfate de cuivre	4 —
Sulfate de zinc	1 gramme.

à laquelle les anciens ajoutaient :

Teinture de safran	$0^{gr},50$
Eau-de-vie camphrée	5 grammes.

Cette solution des sulfates de cuivre et de zinc à la dose totale de 1 p. 200 est vraiment d'une action admirable contre les lésions suintantes et croûteuses, particulièrement contre les impétigos, étant bien entendu que je ne parle ici que de l'impétigo streptococcique.

252. L'eau d'Alibour s'emploie en frictions. — On doit employer pur le médicament ainsi dosé. Les bains locaux sont bons quand on peut les prolonger ou les répéter souvent, mais les pansements humides ne valent rien si on les recouvre de taffetas imperméable.

Le mieux est de se servir de l'eau d'Alibour en frictions fréquentes, et de ne pas craindre de frotter, avec une boulette de coton hydrophile jusqu'à faire tomber toutes les croûtes superposées à l'exulcération épidermique, de façon à toucher la surface malade elle-même.

La friction est un peu douloureuse, et ce liquide un peu cuisant. On doit éviter de faire saigner, mais le malade a plutôt une crainte exagérée de frotter trop, ce qui rend ses applications souvent faibles et insuffisantes. En fait, ces applications devraient être incessantes, répétées dix ou quinze fois par jour. On pourrait les faire continuelles, et la guérison n'en irait que plus vite. Peu à peu, les lésions s'assèchent. A la place de la croûte épaisse, il se fait une croûte mince comme un papier-soie ; teintée par le sulfate de cuivre, elle devient verdâtre. C'est la seule croûte qu'on doive respecter ; la cicatrisation se fera sous elle. Si les frictions doivent être interrompues pendant quelques heures, appliquer pendant ce temps (et pendant la nuit de même) une couche mince d'une pommade ou d'une crème à l'oxyde de zinc à 1 p. 30. Tout le traitement de l'impétigo se résume en ces quelques règles, et il n'y en a pas d'autre. Évidemment, il faut que la couche cornée de la phlyctène initiale soit rompue pour que le médicament agisse sur la lésion même. Mais cette phlyctène est si fragile qu'elle se trouve habituellement déchirée avant tout traitement, ou bien les premières frictions la détruisent, en sorte que, pratiquement, il n'y a lieu de s'en occuper qu'au niveau des épidermes cornés épais. Pour moi donc, l'eau d'Alibour est vraiment le spécifique de l'impétigo commun.

253. *On doit montrer au malade comment s'en servir.* — Ce que j'en ai dit doit suffire et suffit en général au médecin. Mais, pour le malade, ces indications ne suffiraient pas. L'impétigo est le type des affections dans lesquelles il faut montrer, à ceux qu'on soigne, comment se soigner. Très souvent, le malade a peur de toucher à des croûtes ; c'est une opinion vulgaire qu'elles doivent être respectées et que, sous la croûte, la réparation de l'épiderme se fera mieux. Or, ce mode de cicatrisation est au contraire exceptionnel. J'ai coutume de dire qu'en dermatologie, une lésion ne se cache que pour mal faire. Toute croûte qui fait une saillie sur la peau doit être enlevée soigneusement. Mais la conviction du malade ne se fait pas avec des paroles ; il ne répète bien que ce qu'il a vu pratiquer ; aussi faut-il exécuter les premières frictions sous ses yeux.

254. *Frictions plus répétées quand l'impétigo est plus grave.* — Le traitement devra être d'autant plus sévère que les lésions seront plus florides et plus extensives. Dans le grand impétigo contagieux de Fox, les malades doivent toujours avoir leur médicament près d'eux et leur boulette à la main. Les phlyctènes doivent toujours être abrasées aux ciseaux, quand elles résistent à la friction simple, ce qui est rare d'ailleurs. Même au cuir chevelu, les lésions seront poursuivies et traitées de même. Ordinairement, on vient à bout en huit jours d'une poussée banale d'impétigo.

255. — *Lorsque l'impétigo se généralise*, comme il arrive chez le nourrisson, les bains sulfatés seront nécessaires. On les sulfate à 1 p. 10 000 ; pour l'enfant : 10 grammes de sulfate de cuivre par bain de 100 litres. Beaucoup de médecins d'enfants préfèrent le poudrage à tout autre traitement. Comby, Hallé poudrent de talc le nourrisson et attendent ainsi la fin de l'éruption. On peut même faire vivre l'enfant tout nu dans du son. Je n'ai pas l'expérience de tels traitements, mais j'aurais de la peine, à l'occasion, à renoncer au bénéfice des bains sulfatés. Les poudres et le son n'ont au plus qu'une action absorbante ; cette méthode doit donc diminuer seulement le nombre des inoculations secondaires ; il me semble que l'on pourrait allier sans crainte les deux méthodes.

256. — *Lorsque l'impétigo devient ulcéreux* et se transforme en

ecthyma, j'ai dit la part causale qui revient à la station debout et au surmenage. Le lit et des bains simples forment donc la base du premier traitement; cela n'empêche pas la détersion des ulcères à l'eau d'Alibour. Suivant en cela l'exemple de Vidal, je fais remplir ensuite le creux de l'ulcération avec une pommade au sous-carbonate de fer à 1 p. 40, qui hâte merveilleusement la cicatrisation. Je recourrais aux bains sulfatés à 1 p. 1 000 lorsqu'il s'agit d'ecthyma généralisé, et je les ferais renouveler plusieurs fois par jour et prolonger le plus possible, en pratiquant dans l'intervalle et pour chaque lésion le pansement au sous-carbonate de fer en pommade à 1 p. 40. (Ne pas oublier que, si les draps sont tachés de cette pommade, la rouille y provoquera des trous au lavage.)

257. — ***Contre l'impétigo scabieux***, les bains d'eau sulfatée à 1 p. 10 000 gardent leur valeur et sont tout à fait recommandables. Sécher par tamponnement. Et, dans leurs intervalles, frictions répétées des lésions les plus actives avec l'eau sulfatée à 1 p. 200. Si les phlyctènes ont été bien abrasées dès le début, en quelques jours l'impétigo aura disparu, et on pourra passer au traitement de la gale. Dans de tels cas, des traitements de la gale moins brutaux et douloureux que la « frotte » à la pommade d'Helmerich seraient préférables, ainsi le badigeon de tout le corps à l'eau additionnée à 1 p. 20 de Créoline Pearson, qui est devenu en Belgique le traitement par excellence des sarcoptoses.

258. — ***Contre l'impétigo pédiculaire***, le traitement à recommander est variable suivant le degré de l'infestation parasitaire et la proportion relative d'impétigo et de pédiculose. En général, on peut faire le traitement de la pédiculose sans se préoccuper de l'impétigo, par exemple quand toute la chevelure est devenue un monceau de croûtes à travers lesquelles circulent les parasites. Dans ce cas, j'ai fait arroser la tête, au compte-gouttes, d'un mélange à parties égales de xylol (diméthyl-benzine) et d'alcool-acétone.

Alcool à 90°	50	grammes.
Acétone anhydre	50	—
Xylol	100	—

Mais ce liquide, quand il touche la peau vive, est très douloureux et difficilement supportable. (Se rappeler en outre que ce mélange est inflammable.)

On peut procéder autrement et revêtir toutes les croûtes de la pommade suivante :

Vaseline	50	grammes.
Xylol	L à C	gouttes.

L'application de cette pommade n'est pas douloureuse et tout parasite qui en est touché meurt sur-le-champ. La vaseline ramollit les croûtes et, de jour en jour, on arrive à nettoyer ces têtes de leur carapace sordide. Dans de tels cas, la coupe des cheveux est toujours utile. On a préconisé le rasage même, qui simplifie tout, mais, avec les moyens que je donne, on n'aura pas à y recourir, au moins chez les femmes adultes auxquelles le rasage peut être ultérieurement préjudiciable.

Lorsque la tête est décapée, on peut passer au traitement de l'impétigo, mais ordinairement il est à peu près guéri avec la pédiculose; il est rare que tout le traitement ne soit pas terminé en une semaine. Je ne connais contre la pédiculose rien qui vaille la vaseline xylolée (une à deux gouttes au gramme). Aucun topique ne peut lui être comparé, à mon avis. La formule en est née dans mon laboratoire, et son usage, excellent dans tous les cas, arrive, après trente ans, à se généraliser ; médecins et pharmaciens commencent à la connaître et à l'apprécier.

259. — Dans les cas d'impétigo de la cornée: ***kératite phlycténulaire***, le sulfate de cuivre garde la prééminence sur tous autres médicaments. Il est à noter que, depuis des siècles, les Arabes avaient préconisé l'emploi de la pierre divine dans les ophtalmies. La pierre divine était un mélange, par fusion, à parties égales, d'alun, de nitrate de potasse et de sulfate de cuivre, le tout additionné de camphre à raison de 5 p. 100. Avec le crayon ainsi coulé, on pouvait faire des attouchements directs, et c'était l'ancien traitement du trachome. Mais la pierre divine employée directement est caustique et douloureuse. Contre la kératite phlycténulaire, on l'emploie dissoute à 1 p. 1 000 ; ainsi :

Eau distillée	100 grammes.
Pierre divine	$0^{gr},10$

en instillations, une ou deux fois par jour, entre les paupières ; on en obtient le plus souvent des résultats excellents.

Contre les *leucomes* qui font suite à la kératite une fois guérie, je n'ai vu d'action qu'aux poudres inertes : sucre candi et calomel à parties égales, insufflées dans l'œil ; et encore n'ai-je vu en obtenir des résultats que dans les cas bénins. D'ailleurs, ce traitement sort de la dermatologie.

260. — Les mêmes topiques : eau d'Alibour et solution de pierre divine, peuvent être employés ***contre la rhinite antérieure impétigineuse*** en badigeons au pinceau. Mais, ici, la nécessité des pommades, dans l'intervalle des lotions, devient évidente pour le clinicien. Les meilleures pommades à préconiser comportent l'ichtyol à 1 p. 30.

Ichtyol	1	gramme.
Eau distillée	5	grammes.
Lanoline	5	—
Vaseline	20	—
Oxyde de zinc	3	—

qu'on introduit au doigt dans la narine.

261. — Le même traitement s'applique à l'***impétigo du conduit auditif externe.***

262. — Le même convient aussi à la ***perlèche*** : lavage vingt fois le jour à la solution sulfatée (à 0,5 de sulfates p. 100 d'eau), et pommade à l'icthyol dans les intervalles des lavages.

Beaucoup d'auteurs indiquent ici l'emploi des solutions de nitrate d'argent en badigeon (à 1 p. 15 ou 1 p. 20). Ce n'est pas un mauvais médicament, mais le défaut qu'il a de noircir la peau sous l'influence de la lumière n'est pas compensé, à mon avis, par le bénéfice de son emploi.

Cependant, lorsqu'il existe, soit à l'angle antérieur des narines, soit aux commissures des lèvres, une fissure rebelle, je fais souvent, comme je l'ai exposé déjà (§ 240), une cautérisation au crayon de nitrate d'argent mitigé au tiers :

Nitrate d'argent	3	grammes.
Nitrate de potasse	6	—

et, aussitôt après cette première cautérisation, j'en fais une seconde avec un crayon de zinc métallique, suivant la méthode de Collardi, de Bologne, si souvent préconisée par Besnier. C'est une cautérisation un peu douloureuse, mais innocente, et le plus souvent suivie d'une guérison radicale.

263. — Contre les ***streptococcies en nappe du sein***, les mêmes méthodes : les lavages répétés et pansements humides à l'eau d'Alibour (à 0,5 de sulfates p. 100 d'eau) ou bien les cautérisations faibles de nitrate d'argent en solution à 1 p. 15 restent les meilleures applications à conseiller. Ensuite une crème de zinc ichtyolée à 1 p. 100 dans l'intervalle des pansements.

264. — C'est toujours sur l'emploi des mêmes moyens qu'est fondé le ***traitement de la tourniole.*** Mais ici, comme dans l'impétigo des mains, on peut immerger la main entière dans un cristallisoir rempli de la solution sulfatée, et frictionner chaque lésion noyée dans le liquide même. Si un seul doigt est pris, on l'immerge dans un bol ou un coquetier remplis du même liquide. Avoir bien soin d'ouvrir les phlyctènes aux ciseaux et de récliner l'épiderme décollé qui recouvre le pourtour de la lésion, car c'est au point où l'épiderme mort se rattache à l'épiderme sain que se fait la pullulation du microbe. Ces bains locaux sont à continuer quelques jours après que la lésion semble guérie, afin de prévenir toute récidive.

265. — En ce qui concerne les ***bulles streptococciques des épidermes cornés épais***, le premier soin du médecin doit être de les décapiter au ras de la peau. Il doit pratiquer lui-même cette abrasion aux ciseaux courbes. Cela fait, sans la moindre difficulté, le traitement redevient ce qu'il est partout : les longs bains dans la solution médicamenteuse, avec frictions douces pour bien déterger les surfaces exulcérées. Crème de zinc à 1 p. 10 à la phase terminale.

266. — Lorsqu'on rencontre des ***impétigos en nappe de grande surface***, comme nous en avons montré des exemples aux jambes, les pansements humides deviennent plus aisés à pratiquer que les lavages incessants. On les fait à l'eau d'Alibour très diluée : sulfates à 1 p. 200 ou même à 1 p. 500. Mais, à chaque fois qu'on les relève, il est utile de pratiquer un lavage copieux et sévère au même liquide moins dilué (sulfates à 1 p. 200) par friction sur toute l'étendue des lésions. Ici, l'abrasion aux ciseaux des lésions restées bulleuses est encore nécessaire. Et, quand les lésions touchent à la guérison, alors que l'épiderme corné neuf se refait à leur surface, une pommade à l'oxyde de zinc (1 p. 10) additionnée ou non d'ichtyol (1 p. 100), peut être appliquée légèrement sur les bords des parties malades, même au-dessous du pansement humide qui recouvre la lésion entière. Car, quand on applique la pommade sur des surfaces moitié sèches et moitié humides, la pommade adhère partout, sauf au niveau des bulles récentes, où le pansement humide garde pour elles sa valeur. Éviter toujours d'occlure le pansement humide avec un taffetas chiffon. Si les pansements humides ne peuvent être renouvelés deux fois par jour, remplacer tout tissu imperméable par un double de flanelle qui ralentit l'évaporation sans l'empêcher totalement.

267. — Les ***intertrigos streptococciques*** peuvent être traités assurément comme toutes les autres localisations de la même infection. Mais sur eux, le plus souvent, d'autres topiques sont préférables.

Bien remarquer à ce sujet que la plupart des médecins considèrent que tous les intertrigos sont de même nature, par ce fait qu'ils occupent le même siège, et que, dans ces conditions, mieux vaut un traitement qui puisse s'appliquer à tous les intertrigos indistinctement. Ce traitement existe et repose sur l'emploi de l'alcool iodé à 1 p. 100 en friction rude, une fois par jour. On l'applique, comme je l'ai dit plus haut, avec une boulette d'ouate fixée sur une pince, et bien imbibée de la solution. La friction, en dépit de la douleur (assez vive, mais aussitôt disparue), doit être faite méthodiquement, et *par friction dure*, sur toute la surface de l'intertrigo, où qu'il siège : au pli des aines, au pli interfessier, aux plis axillaires ou sous-mammaires. Ensuite, on applique une crème de zinc faible et peu épaisse (à 1 p. 30) sur toute la surface ; éviter tout autre pansement. Si, au milieu du pli, il existe une fissure, après le badigeon iodé général, passer sur elle, avec un pinceau pointu, comme on passerait un trait d'encre, une ligne de baume du Commandeur, qui fera fermer la fissure en quelques jours.

268. ***Ce traitement s'applique aux mycoses de même siège.*** — Il a l'avantage de s'appliquer à *tous les intertrigos*, à l'*eczema marginatum*, aux *oïdiomycoses* de Dubreuilh et Joulia et aux *intertrigos streptococciques*, même *rétro-auriculaires.* En pratique, quand on a bien compris la technique et les résultats de ce traitement des intertrigos, on en arrive à le préférer à tous les autres. Avec les intertrigos, d'ailleurs, nous passons des lésions streptococciques aiguës ou subaiguës aux lésions streptococciques chroniques. On pourrait dire de même qu'on passe du traitement par l'eau d'Alibour et ses dérivés au traitement par l'alcool iodé à 1 p. 100. Car, toutes les fois qu'une lésion streptococcique demeure sur place un peu longtemps, quelques attouchements quotidiens, par friction *bien appuyée*, à l'ouate chargée d'alcool iodé à 1 p. 100, feront plus pour sa guérison que l'eau d'Alibour. Ce que je dis est vérifié non seulement par les intertrigos, mais par les impétigos chroniques de grande surface dont il me reste à parler.

269. — L'***impétigo rétro-auriculaire*** en est le type, et tous les impétigos en nappe, lorsqu'ils se recouvrent d'une mince carapace croûteuse dissimulant la peau de toute la région. On soulève la croûte, qui s'enlève d'une pièce assez facilement. On fait un badigeon sévère à l'alcool iodé à 1 p. 100, et la croûte ne reproduira pas. Il est meilleur pourtant, après le badigeon à l'alcool iodé, de passer une pommade à l'oxyde de zinc à 1 p. 10 ichtyolée à 1 p. 30.

270. — Même traitement de l'***intertrigo interfessier,*** et aussi du *prurit anal*, même quand il ne s'accompagne pas visiblement d'intertrigo. Même sur l'anus, la lotion iodée doit être appliquée par friction extrêmement dure, et sans aucune crainte, en déplissant les plis radiés. Mais la pommade la plus antipurigineuse à appliquer ensuite est, à mon avis, la suivante :

Calomel à la vapeur	0gr,30
Tanin à l'éther	0gr,30
Stovaïne	0gr,30
Vaseline	30 grammes.

Ordinairement, le soulagement est immédiat après la friction iodée, et la disparition du prurit anal est obtenue complète en une ou deux semaines. Très souvent, il est utile cependant d'espacer ce traitement avant de le cesser tout à fait. Beaucoup de gens ne se gardent des retours du prurit anal qu'avec ce traitement continué une fois par semaine.

Tout ce que je dis du prurit anal peut s'appliquer au prurit vulvaire, quoique les résultats puissent en être ici un peu moins constants, le prurit vulvaire étant le plus souvent consécutif à des écoulements vaginaux qu'il faut nécessairement tarir si l'on veut éviter les récidives du prurit.

271. — L'*impétigo de grandes surfaces (impetigo scabida d'Alibert)*, avec ses larges croûtes, affecte promptement des allures chroniques. Son traitement diffère quand il commence ou qu'il finit. Quand il commence lorsqu'on amène au médecin une jeune fille au désespoir, dont tout le cuir chevelu exhale une rosée séreuse dont les gouttes ruissellent au long des cheveux, ce sont les lotions ou pulvérisations à l'eau d'Alibour (sulfates à 1 p. 200) qui donnent les meilleurs résultats. Elles abrègent et réduisent à quelques jours une poussée qui, sans ce traitement, aurait duré de longues semaines. Si même la lésion ne vous est montrée qu'à la période croûteuse, le traitement variera encore suivant les symptômes : si, quand on soulève la croûte, le suintement se reproduit : eau d'Alibour ; si la croûte ne recouvre qu'une lésion à peine moite : alcool iodé à 1 p. 100.

*272. **Traitement général des malades atteints d'impétigos chroniques**.* — J'ai dit déjà, mais je dois répéter, que les impétigos chroniques en nappe ne s'observent guère que chez des sujets (le plus souvent des jeunes filles) dont l'état général est fâcheux, résultant le plus souvent d'une vie triste et confinée, avec insuffisance d'exercices physiques et d'aération. Après des années d'observation clinique, on trouvera presque toujours cette remarque justifiée. Le plus souvent, un large changement d'air s'impose, ou, si la chose est impossible, un changement radical dans les habitudes trop sédentaires est à conseiller formellement. Aux jeunes gens, je prescris des exercices même violents : boxe, escrime, natation, rowing. Aux jeunes filles, la culture physique, la marche au moins pendant un temps fixe. Ce que je trouve préférable est une transplantation momentanée du sujet, qui rompt d'un coup les anciennes et mauvaises habitudes, et entraîne souvent un changement dans les personnes de l'entourage de la malade. Je considère ce point de mes prescriptions comme indispensable, et j'y insiste de façon telle que les parents soient obligés d'agir. Il est facile de critiquer durement les habitudes antérieures, de faire remarquer qu'un animal de même poids et de même âge ferait dix fois plus d'exercice, alors que mis en cage il mourrait... que respirer un air respiré déjà, c'est se nourrir de déjections..., etc. Enfin, un dernier argument qui porte toujours et qu'on expose avec plus ou moins de ménagements : « On voudrait diriger de tels organismes vers la tuberculose qu'on ne saurait mieux y prédisposer... »

273. Pas de nitrate d'argent au cuir chevelu. — J'ai dit que, dans les impétigos de grande surface à tendance chronique, on pouvait user comme topiques des solutions faibles de nitrate d'argent, ainsi pour le soi-disant eczéma impétigineux du sein. Mais il n'est pas permis de les employer au cuir chevelu, où l'on ferait sans le vouloir une teinture toujours mal faite, visible surtout chez les blondes, mais même chez les brunes. Ne se servir donc, au cuir chevelu, du nitrate d'argent sous aucun prétexte. L'alcool iodé faible le remplace toujours, et souvent avec bénéfice en ce qui concerne le temps de la guérison.

274. — Les ***épidermites streptococciques aiguës généralisées*** ou très étendues ne sont pas si fréquentes que le traitement externe en soit bien établi. Mais, dans les cas que j'en ai vus, les résultats des lotions et des bains sulfatés ont été si évidents que je n'hésiterais pas à les préconiser dans tous. Les bains un peu longs et tièdes dans une eau sulfatée à 1 p. 10 000 se sont montrés déjà fort actifs, mais on peut élever la dose des sulfates dans le bain jusqu'à un gramme par litre, 300 grammes pour une grande baignoire. Je n'ai jamais observé chez mes malades le moindre symptôme d'intoxication.

275. Traitement terminal de prudence. — Il existe dans le commerce des pastilles de sulfate de cuivre (Métacuprol) qu'on fait fondre dans une cuvette d'eau chaude pour les bains locaux du cuir chevelu, du visage, des mains, dans les cas où l'infection épidermique par le streptocoque persiste sous la forme squameuse. Ce sont là des traitements à continuer fort longtemps après que les symptômes majeurs de l'infection se sont amoindris, et tant que l'on retrouve le streptocoque dans les squames, à l'examen et à la culture.

276. Le goudron de houille. — Il est un médicament admirable dans le traitement des infections streptococciques de l'épiderme, et dont je n'ai rien dit encore : c'est le *goudron de houille* ou de gaz, ou coaltar. C'est parce qu'il trouve principalement son emploi dans les formes morbides dont il me reste à parler. Le goudron de houille, tel qu'on l'obtient par la distillation, paraît sensiblement le même pour n'importe quel charbon distillé, ou du moins ses effets thérapeutiques restent analogues. Mais il présente toujours cette particularité d'être extrêmement chargé en ammoniaque. Donc, avant de l'utiliser comme topique, il est nécessaire de l'avoir brassé dans un courant d'eau qui en dissout et en enlève tous les alcalis. On ne doit se servir du goudron de houille en thérapeutique que quand il est parfaitement neutre. Alors, il peut être utilisé même pur : dans ce cas, on l'étend sur la peau, après l'avoir fait tiédir, pour le rendre plus liquide. Il s'étend avec un pinceau. Mais, ainsi appliqué, il fait un affreux masque noir qu'on ne pourra nettoyer qu'avec un corps gras, huile ou beurre frais. Pour atténuer ces inconvénients, on pourrait le dissoudre dans un solvant, mais mieux vaut l'inclure dans un mélange de lanoline et de vaseline. La formule dont je me sers habituellement est la suivante :

Goudron de houille lavé, neutre	5	grammes.
Lanoline pure	5	—
Oxyde de zinc	3	—
Vaseline	20	—

Il est bien entendu, d'ailleurs, que ces proportions n'ont rien de fixe. Quand on doute si une peau supportera ce traitement, l'essai en sera fait avec une dose de goudron beaucoup plus faible (1 p. 30). On aurait tort d'essayer un tel médicament sur un impétigo vrai, à la période suintante : on marcherait souvent à un insuccès. C'est au moment où le suintement se tarit qu'on en obtient les meilleurs effets.

Ce médicament a surtout été préconisé par Dind de Lausanne, adopté par Brocq, en France. Il vaut pour toutes les streptococcies en nappe à la phase de dessiccation et de desquamation. Ainsi quand on traite un impétigo en nappe du visage ou du cuir chevelu, lorsque le suintement est en voie de diminution évidente. Dans le traitement des impétigos en nappe, l'application d'une pommade au goudron de houille à 3 p. 100 après une friction à l'alcool iodé à 1 p. 100, quand la période aiguë est passée, donne des résultats remarquables.

277. — Le ***traitement des streptococcides eczématiformes***, c'est-à-dire des petites lésions squamo-croûteuses essaimées autour d'un impétigo chronique ou subaigu de grande surface, demande aussi que j'en dise quelques mots.

Dans la plupart des cas, une friction dure à l'alcool iodé à 1 p. 100, suivie de l'application d'une pommade douce :

Ichtyol	1 gramme.
Oxyde de zinc	3 grammes.
Vaseline	30 —

les fera disparaître en quelques jours. Et j'ai même vu des cas de streptococcie épidermique ayant tendance à la généralisation, dont j'ai pu enrayer de suite l'extension par ces moyens.

Mais, là encore, on rencontre des cas où la peau est intolérante et où ce traitement ne réussit pas. Or, quand il ne réussit pas, il provoque une vive réaction exsudative. Dans ces cas, il faut en revenir aux bains sulfatés locaux, aux pulvérisations et aux lotions sulfatées de même.

Lorsqu'on a bien appris à reconnaître ces lésions, leur mécanisme et leur origine, on acquiert facilement le doigté thérapeutique nécessaire à leur traitement.

278. — Le ***traitement local des eczémas vrais impétiginisés après coup*** demande encore quelques explications supplémentaires. Il y a des cas nombreux où l'eczématisation se fait sous les yeux mêmes du médecin. Il n'y avait qu'un seul placard d'eczéma hier, il y en a cinq aujourd'hui. Et l'éruption tend à prendre de plus en plus la distribution symétrique aux plis des membres, aux paupières, aux parties latérales du cou, caractéristiques de l'eczéma vrai, du *grand* eczéma.

Il ne s'agit plus ici de discuter les faits théoriques et de savoir s'il s'agit d'un impétigo streptococcique en nappe, ou d'une eczématisation à distance d'un foyer primitif de streptococcie cutanée, ou encore d'un vrai eczéma primitivement amicrobien, qui deviendra streptococcique par infection secondaire. Il s'agit de soupeser la résistance de la peau malade à l'action des médicaments que l'on appliquera. Or, au moment de ses débuts, un tel eczéma peut être infiniment sensible aux applications externes et supporter très mal soit l'alcool iodé à 1 p. 100, soit même l'eau d'Alibour un peu forte. La pommade au goudron de houille ne sera pas mieux tolérée. Dès leur application, ces médicaments détermineraient l'augmentation de tous les symptômes fonctionnels : chaleur locale, prurit, cuisson, et des symptômes extérieurs : rougeur et suintement. A l'examen, on s'en aperçoit très vite, et le malade plus vite encore. Contre un tel état à son début, il faut temporiser. Les émollients, les pansements humides au sérum artificiel, les onctions avec des crèmes douces sont les seuls topiques supportés. C'est un ou deux jours plus tard qu'on pourra se servir d'une thérapeutique plus active. Le vieux médecin sait mieux qu'un autre ne pas oser trop vite. Ces cas sont rares, d'ailleurs, et à distinguer très soigneusement des cas d'infection aiguë du type des impétigos vrais et florides qu'on peut attaquer vivement dès la période de leur début.

Quelle que soit l'opinion théorique du médecin traitant, il reste vrai que certains sujets présentent plus facilement que d'autres la réaction eczématique à tout traumatisme, même microbien. Plus cette réaction est vive et marquée, plus la thérapeutique doit être sage et prudente. Même dans les eczémas de cause externe et microbienne, l'éruption revêt un caractère personnel. C'est cette personnalité du malade dans la maladie qui rend difficile la thérapeutique, et qui fait qu'un médecin ne peut être remplacé par un livre, ni même écrire le livre qui pourrait le remplacer.

279. Traitements généraux des pyodermites. — D'une façon générale, une pyodermite locale et accidentelle est justiciable du seul traitement local et externe, tandis qu'une pyodermite extensive et chronique nous laisse supposer, au-dessous de ses lésions microbiennes, une *prédisposition* générale ou locale à les laisser faire. Au-dessous de certaines éruptions à tendances chroniques, et qui sont localement microbiennes, nous reconnaissons quelquefois un état général de la santé du patient, lequel nous indique en partie les corrections à faire à son hygiène générale ou alimentaire. Dans d'autres, au contraire (sycosis), nous ignorons encore s'il s'agit d'une prédisposition cutanée ou bien humorale. Encore plus ignorons-nous en quoi elle consiste, et nous nous trouvons désarmés. Les recherches en cours nous expliqueront sans doute mieux ce que nous ne comprenons pas encore dans la chronicité de ces formes morbides, et nous fourniront peut-être les moyens de les guérir plus complètement et plus vite. En ce qui les concerne, nous ne pouvons, pour le moment, rien dire de plus.

POUR SERVIR A LA

BIBLIOGRAPHIE DES PYODERMITES

FOLLICULITES

ADAMSON, Eruptions of the regions (*The Hospital*, 4 février 1911, p. 553 ; *The Medical Review*, avril 1911, p. 196).

ADAMSON, Base for diagnosis, Chronic septic infection (*D. S. of L.*, *Section of Dermatology*, 15 décembre 1921, p. 11).

ALBERS-SCHÖNBERG, Rœntgenbehandlung bei Sykosis parasitaria (*Demonstrationsabende im allgemeinen Krankenhause S. Georg, Hamburg*, 16 avril 1910 ; *A. f. D.*, décembre 1910, p. 495).

ANDREWS, Lupoid sycosis of the scalp (*New-York Academy of Med.*, *Section of Dermatology*, 6 janvier 1925).

ANGLE, A case of folliculitis decalvans (*A. J. of D.*, avril 1909, p. 168).

ARNING, Fall von Sycosis non parasitaria (*Demonstrationsabende im allgemeinen Krankenhause S. Georg, Hambourg*, 27 février 1909 ; *A. f. D.*, janvier 1910, p. 469).

ARTOM, Contributo allo studio delle dermatiti stafilogene vegetanti (*G. I. M V.*, février 1923, p. 43).

ARTOM, Nuevo contributo allo studio delle dermatite stafilogene vegetanti (*G. I. D. S.*, octobre 1925, p. 1338).

ASAHI, Ungewöhnliche Lokalisation der Sycosis vulgaris (*XII. Dermato-urologische Generalversammlungen in Kyoto*, 8-9 avril 1912 ; *Japanische Zeitschrift für Dermatologie und Urologie*, juillet 1912, p. 772).

AST, Sur l'action de l'autovaccin dans un cas d'affection cutanée déjà ancienne à Staphylococcus aureus (*Testi Arst*, 1923, nos 11-12, p. 348).

ASTROS (D'), Les infections cutanées chez le nourrisson (*Archives de médecine des enfants*, mars 1905, p. 136).

AZÉMA, Mort subite chez un nourrisson atteint de pyodermite généralisée (*Société anatomo-clinique de Toulouse*, 5 janvier 1911 ; *Toulouse médical*, 1er février 1911, p. 30).

AZUA (JUAN DE), Piodermitis cronica vegetante papillomatosa, en placas, con reacción épithelial quistica cornea (*Sociedad española de dermatologia y sifiliografia*, juin-juillet 1910 ; *Actas dermo-sifiliografias*, juin-juillet 1910, p. 339).

AZUA (J. DE), Piodermitis vegetante post-impetiginosa (*Sociedad española de dermatologia y sifiliografia*, juin-juillet 1911 ; *Actas dermo-sifiliograficas*, juin-juillet 1911, p. 429).

BADIN, Sycosis non parasitaire de la moustache traité par les rayons X (*Gazette hebdomadaire des sciences médicales de Bordeaux*, 12 janvier 1908, p. 17).

BALINA, Folliculitis hiperkeratosica (*Sociedad dermatologica argentina*, 25 septembre 1918 ; *Revista dermatologica*, juin 1919, p. 94).

BALZER, L'impétigo de Bockhart et son traitement (*Bulletin médical*, 11 octobre 1902, p. 830).

BAR, Relation des pyodermites avec l'oreille externe (*XXXII*e *Congrès de la Société fr. d'oto-rhino-laryngologie*, Paris, 10-12 mai 1920).

BAUDOUIN et GASTOU, Sycosis pubien et suppurations génitales (pyodermites eczématiformes et urétro-vaginites) (*S. f. D.*, mars 1901 ; *A. d.D.*, mars 1901, p. 251).

BAUER, Pyodermie des nouveau-nés (*Gyogyaszol*, 1910, n° 32).

BAUM, Staphylococcic infection of hair follicles (*Chicago Dermatological Society*, janvier 1903 ; *J. of C. D.*, mai 1903, p. 224).

BAZZOLI, Contributo allo studio della piodermite vegetante (*Densiero med.*, 20 novembre 1924, p. 580).

BELOT et HADENGUE, Traitement radiothérapique des sycosis simples et parasitaires (*Association française pour l'avancement des sciences*, 40e session, Dijon, 1911 ; volume des comptes rendus, p. 180).

BERING, Mehrere Fälle von Follikulitis barbæ (*Essener dermatol. Ges.*, 10 mai 1924).

BERLINER, Ein Beitrag zur Sykosisbehandlung (*Therapeutische Monatshefte*, 1907, n° 1).

BERNSTEIN, Folliculitis decalvans Quinquaud (*Versammlung südwestdeutscher Neurologen*, Frankfurt-a.-M., 14-15 octobre 1922).

BIZZOZERO, Sopro l'agglutinazione degli stafilococchi nelle piodermie et in qualche intezione profonda (*G. I. M. V.*, 1908, fasc. 5, p. 585).

BIZZOZERO, Folliculitis und Perifolliculitis ulcerans serpiginosa (*A. f. D.*, octobre 1912, p. 111).

BLEIMAN, Folliculitis decalvans (*Manhattan Dermatological Society*, octobre-décembre 1910 ; *J. of C. D.*, juillet 1911, p. 455).

BONNET, Éruption pustuleuse généralisée due à l'iodure de potassium (*Société des sciences médicales de Lyon*, 18 décembre 1907 ; *Lyon médical*, 16 février 1908, p. 369).

BORMANN, Traitement du sycosis de la barbe par les rayons X (*Société de syphiligraphie et de dermatologie Tarnowsky de Saint-Pétersbourg*, 25 avril-8 mai 1909).

BRANDWEINER, Dermatitis pustulosa (*W. D. G.*, 21 février 1906 ; *A. f. D.*, septembre 1906, t. LXXXI, p. 412).

BRAUN, Folliculitis exulcerans serpiginosa « Kaposi » (*Monatsschr. f. Ohrenheilk. u. Laryngo-Rhinol.*, 23, n° 1, p. 69).

BROCQ et FERNET, Deux cas de folliculites suppurées et récidivantes de la barbe, améliorés par l'emploi du goudron de houille brut (*B. S. f. D.*, 4 février 1909, p. 58).

Bronson, On the treatment of certain deepseated or rebellious forms of disease of the follicles, more particularly by intrafollicular methods (*Amer. Dermat. Assoc.*, mai 1901, et *Transact. of Amer. Dermat. Assoc.*, mai 1901, p. 153; *J. of C. D.*, octobre 1901, p. 470 et 492).

Burns, Impetigo (Bockhardt type) (*Boston Dermatological Society*, mai 1907 ; *J. of C. D.*, avril 1908, p. 178).

Busman, Folliculitis decalvans (*Pittsburgh Dermatol. Soc.*, 17 septembre 1925).

Casselberry, Folliculitis erythematosa reticulata (*New England Dermatol. Soc.*, 14 février 1923).

Castaing, Traitement des pyodermites (*Réunion médico-chirurgicale de la 6e armée*, 11 décembre 1915).

Castellani, Peculiar folliculitis of the scalp (*P. S. of L.*, *Section of dermatology*, 17 mai 1923, p. 971).

Clark, Staphylococcus infection (pustular) of the back of the neck, axilla and crotch (*New-York Dermatol. Soc.*, 27 janvier 1925).

Corson and Knowles, Folliculitis ulerythematosa reticulata; report of a case (*Arch. of Dermatology and Syph.*, septembre 1924, p. 293).

Courtade, Traitement du sycosis par l'ionisation d'une solution de sulfate de zinc (*Bull. off. de la Société fr. d'électrothérapie et de radiologie*, juillet 1922, p. 267).

Cripps, Disseminated chronic follicular eruption of chest (*D. S. of L.*, 13 novembre 1889; *B. J. D.*, août 1907, p. 296).

Crocker, A case of Leloir's conglemerate perifolliculitis (*D. S. of. L.*, 8 avril 1891 ; *B. J. D.*, septembre 1907, p. 324).

Crocker (Radcliffe), Sycosis (*D. S. of G. B.*, 25 mai 1899 ; *B. J. D.*, juillet 1899, p. 298).

Crocker, Sycosis of the middle portion of the upper lip (*D. S. of L.*, 14 avril 1886 ; *B. J. D.*, juin 1907, p. 221).

Dade, Sycosis showing the disastrous result of X-ray treatment (*N. Y. D. S.*, 25 mai 1909 ; *J. of C. D.*, octobre 1909, p. 456).

Dade, Folliculitis decalvans (*N. Y. D. S.*, 28 mai 1912 ; *J. of C. D.*, décembre 1912, p. 729).

Danel, Sycosis lupoïde bilatéral (*Journal de sciences médicales de Lille*, 14 juin 1913).

Danlos et Lévy-Frankel, Sycosis lupoïde (*B. S. f. D.*, 7 janvier 1909, p. 12).

Darbois, Traitement des folliculites suppurées récidivantes des narines et de la lèvre supérieure (*Arch. nat. de laryngologie*, 1908, n° 2 ; *La Clinique*, 19 juin 1908, p. 396).

Davis, A case of folliculitis decalvans (*Philadelphia Dermatological Society*, 18 février 1908 ; *J. of. C. D.*, juin 1908, p. 277).

DELBANCO, Photographien eines Mannes mit Lupus miliaris, sive Folliculitis disseminatus des Gesichtes (*Verhandlungen der deutschen dermatologischen Gesellschaft*, XI Kongress, Wien, 18-20 septembre 1913 ; *A. f. D.*, mai 1914, p. 117).

DELBANCO, Cicerœses Spätsyphilid, provoziert durch eine staphylogene Sykosis (*Dermatol. Gesellsch. Hamburg*, 11 novembre 1923).

DENNIE and BUFFORD, The bacterial treatment of certain chronic pyogenic dermatoses (*Boston medical and surgical journal*, 6 décembre 1915, p. 910).

DETRE, Vaccinationstherapie bei Sycosis (*Pester med.-chir. Presse*, 1909, nos 1 et 2).

DOMERNIKOWA, Un cas de folliculite (*Rousski Vratch*, 1912, p. 284).

DUBREUILH, Folliculites nécrosantes généralisées (*S. f. D.*, novembre 1902 ; *A. d. D.*, novembre 1902, p. 1067).

DUBREUILH, Pyodermite serpigineuse linéaire (*A. d. D.*, août 1902, p. 785).

DUBREUILH et BRANDEISS, Note sur la bactériologie des pyodermites (*A. d. D.*, juin 1910, p. 323).

DU CASSE, Sycosis vulgaris and radium (*Ohio State med. J.*, juin 1924, p. 357).

DUFFIN, A follicular eruption (*D. S. of L.*, 11 février 1885 ; *B. J. D.*, mai 1907 p. 186).

DUMONT, Sycosis non parasitaire traité par la méthode des scarifications (*S. f. D.*, novembre 1901 ; *A. d. D.*, novembre 1901, p. 989).

DUMONT, Sycosis non parasitaire traité par la méthode des scarifications combinées à l'application de topiques antiseptiques humides (*S. f. D.*, décembre 1902 ; *A. d. D.*, décembre 1902, p. 1159).

EDDOWES, Folliculitis necrotica (*D. S. of G. B*, mars 1899 ; *B. J. D.*, avril 1899, p. 168).

EHRMANN, Folliculitis exulcerans serpiginosa nasi (*W. D. G.*, 7 mars 1906 ; *A. f. D.*, novembre 1906, t. LXXXII, p. 270).

EHRMANN, Folliculitis decalvans (*W. D. G.*, 26 mai 1909 ; *A. f. D.*, fin septembre 1909, p. 129).

FIOCCO, Ricerche interno ad alcuni casi di dermatiti pierniche (*Nona riunione, della Societa dermatologica italiana*, Rome, 18-21 décembre 1907 ; *G. I. M. V.*, 1908, fasc. 2, p. 216).

FOX (COLCOTT), Pustular eruption of the hair follicles of the legs (*D. S. of L.*, 13 mai 1885 ; *B. J. D.*, juin 1907, p. 207).

FOX, Sycosis treated by the X-rays (*N. Y. D. S.*, 24 mars 1903 ; *J. of C. D.*, juillet 1903, p. 323).

FOX, Sycosis cured by the X-rays (*New York Academy of medicine, Section of Dermatology*, février 1909 ; *J. of C. D.*, août 1909, p. 357).

FOX, Sycosis (*N. Y. D. S.*, 26 octobre 1909 ; *J of C. D.*, mars 1910, p. 139).

FOX, Sycosis unsuccessfully treated by Rœntgen ray and turpentine injections (*New York Dermat. Soc.*, 27 mars 1923).

Fox (Colcott), Sycosis in a strumoud man.

Fox (Colcott), Extensive sycosis (*D. S. of. L.*, 10 février 1886 ; *B. J. D.*, juin 1907, p. 218).

Fox (Colcott), Sycosis successfully treated by serotherapy (*Royal Society of Medicine, Dermatological Section*, 28 novembre 1907 ; *British Med. Journ.*, 14 décembre 1907, p. 1714).

Fox (Colcott), Coccigenic sycosis (*Royal Society of Medicine, Dermatological Section*, 28 novembre 1907 ; *B. J. D.*, décembre 1907).

Fox (Howard), Chronic sycosis with spontaneous cicatrization of the check (*J. of C. D.*, juillet 1907, p. 185).

Fox (Howard), Treatment of sycosis by the X-rays (*Med. Review of Rewiews, New-York*, février 1908).

Fox (Howard), Sycosis treated by the the X-rays (*Section of Dermatology, New York Academy of medicine*, 3 décembre 1907 ; *J. of C. D.*, avril 1908, p. 185).

Fox (Howard), Sycosis treated by the X-rays (*New York Academy of medicine, Section of Dermatology*, 7 avril 1908 ; *J. of C. D.*, octobre 1908, p. 464).

Fox, Case for diagnosis. Bullæ with Staphylococcus aureus (*P. S of L., Dermatological Section*, 18 avril 1912, p. 117).

Freund, Sykosis (*W. D. G.*, 10 mai 1899 ; *A. f. D.*, t. XLIX, p. 365).

Freund, Fälle von Sycosis simplex, mit Röntgenstahlen behandelt (*W. D. G.*, 28 janvier 1903 ; *A. f. D.*, 1903, t. LXVI, n° 1, p. 200).

Freund, Sykosis barbæ (*W. D. G.*, 19 novembre 1902 ; *A. f. D.*, avril 1903, t. LXV, p. 104).

Friboes, Zur Follikulitis abscedens et suffodiens (*D. Z.*, septembre 1925, p. 18).

Frick, A note on staphylococcic diseases of the skin (*A. J. of D.*, avril 1905, p. 103).

Galewsky, Ein eigenartig Haar und Follikulerkrankung (*Versammlung deutscher Naturforscher und Aerzte in Dresden*, 17 septembre 1907 ; *A. f. D.* décembre 1907, p. 340).

Galewsky, Folliculitis decalvans (*Versammlung deutscher Naturforscher und Aerzte in Dresden*, 17 octobre 1907 ; *A. f. D.*, décembre 1907, p. 337).

Galewsky, Ueber die Behandlung von Pyodermien, und ähnlichen Affektionen mit « Staphar » (Maststaphylokkeneinheitsvakzine nach Strubbel) (*D. W.*, 28 août 1920, p. 599).

Galloway, Atrophic folliculitis of the scalp (*D. S. of L.*, 8 janvier 1902 ; *B. J. D.*, février 1902, p. 57).

Galloway, Papules and erythema in connection with skin follicles (*D. S. of L.*, 9 avril 1902 ; *B. J. D.*, mai 1902, p. 169).

Gaucher, La maladie d'Hallopeau (pyodermite végétante) (*Gazette des hôpitaux*, 6 décembre 1906, p. 1659).

Gaucher, Gougerot et Dubosc, Pyodermite impétigineuse verruqueuse (impétigo verruqueux) (*B. S. f. D.*, 24 avril 1911, p. 139).

Gaucher et Malloizel, Maladie de Hallopeau (*S. f. D.*, 8 novembre 1906 ; *A de D.*, novembre 1906, p. 953).

GAUDUCHEAU, Quelques notes de technique sur le traitement par l'ion zinc des folliculites non trichophytiques de la barbe (*A. d. D.*, mai 1911, p. 287).

GILDERSLEEVE, A case of sycosis vulgaris treated by opsonic therapy (*Philadelphia Dermatological Society*, 16 avril 1907 ; *J. of C. D.*, juillet 1907, p. 320).

GOTTHEIL, Acute suppurative folliculitis of the scalp (*Journ. of. Amer. Med. Assoc.*, 30 mars 1901, p. 859).

GOUGEROT, Affections tuberculoïdes dues à des bactéries pyogènes : folliculites papulo-nécrotiques et verrucomes tuberculoïdes (*Progrès médical*, 25 mai 1912, p. 257).

GOUGEROT, Affections tuberculoïdes dues à des bactéries pyogènes (*VIIe Congrès international de dermatologie et de syphiligraphie*, Rome, 8-13 avril 1912 ; *Presse médicale*, 27 avril 1912, p. 355).

GOUGEROT, Les pyodermites et leur traitement (*Progrès médical*, 19 juillet 1913, p. 382).

GREENBERG, Une poussée de sycosis simple sur l'emplacement d'une ancienne brûlure par l'ypérite et l'action favorable du vaccin strepto-staphylococcique (*A. de D.*, novembre 1921, p. 460).

GROLL, Folliculite herpétique de la lèvre supérieure, anthrax, pyohémie, mort (*Dauphiné médical*, août 1906, p. 199).

GRUNFELD, Fälle von Folliculitis decalvans (*W. D. G.*, 11 novembre 1908 ; *A. f. D.*, mai 1909, p. 96).

GRUNFELD, Ueber Folliculitis decalvans (*A. f. D.*, avril 1909, p. 331).

GRUNFELD, Folliculitis decalvans (*W. D. G.*, 13 janvier 1909 ; *A. f. D.*, juin 1909, p. 341).

GRUNFELD, Follikulitis der bebarrten Hapfhaut vielleicht im Uebergange zu der unter dem Namen Folliculitis decalvans bekannten Form (*W. D. G.*, 12 février ; *A. f. D.*, Berichtteil, mai 1913, p. 843).

GUTMANN, Das Eukupin bei der Behandlung der Folliculitis barbæ (*D. W.*, 1er octobre 1921, p. 1038).

HADENGUE, Traitement des sycosis et des folliculites (*Revue fr. de médecine et de chirurgie*, 25 octobre 1911, p. 307).

HADENGUE, Traitement des sycosis et des folliculites (*Revue fr. de médecine et de chirurgie*, 25 octobre 1911, p. 307).

HAGIWARA, Ueber Folliculitis decalvans profunda (*Japan. Zeitschr. f. Dermat. u. Urol.*, 1921, n° 6, p. 37).

HALLOPEAU et FOUQUET, Sur un cas de périfolliculites agminées d'origine staphylococcique (*S. f. D.*, décembre 1901 ; *A. d. D.*, décembre 1901, p. 1058).

HALLOPEAU et KRANTZ, Sur un nouveau cas d'acrodermatite suppurative (*S. f. D.*, 2 mars 1905 ; *A. d. D.*, mars 1905, p. 257).

HARTTUNG, Staphylokokkosis cutis (*Breslauer dermatologische Vereinigung*, 1903-1905 ; *A. f. D.*, t LXXIX, avril 1906, p. 462).

HARTZELL, Miliary pustular syphiloderm resembling a folliculitis (*The Phila-*

delphia Dermatological Society, 20 octobre 1908 ; *J. of C. D.*, décembre 1908, p. 581).

HEATH, Case of Hallopeau's pyodermite végétante (*P. S. of L., Dermatological Section*, 20 mai 1915, p. 156).

HEBERT, Sycosis lupoïde, traitement radiothérapique, guérison en deux mois (*Revue médicale de Normandie*, 25 décembre 1908, p. 439).

HELLER, Ulerythema sycosiforme (*B. D. G.*, 11 février 1913 ; *D. Z.*, mai 1913, p. 440).

HERXHEIMER und REINHART, Fall von Sycosis lupoïdes (*Verhandlungen der deutschen dermatologischen Gesellschaft. Zehnter Kongress*, Frankfurt, 8-10 juin 1908, p. 321).

HEYERDAHL, Sycosis non parasitaria barba helbredet med Rœntgenstraaler (*Tiddsk f. d. Norske Lægeforen*, février 1902).

HŒFT, Ein Fall von Folliculitis und Perifolliculitis capitis abscedens et suffcdiens (*Dermatol. Gesellsch. Hamburg-Altona*, 6 décembre 1925).

HOFFMANN, Zwei Patienten mit narbiger Alopecie Acné (Folliculitis) decalvans, Perifolliculitis capitis abscedens et suffodiens (*B. D. G.*, 12 novembre 1907 ; *D. Z.*, février 1908, p. 122).

HUDELO et HÉRISSON, Acrodermatite continue (forme suppurative) (*S. f. D.*, 2 mars 1905 ; *A. d. D.*, mars 1905, p. 255).

IVANOW, Uber weite atropische und narbenähnlich perifollikuläre Flecke der Rumpfhaut (*A. f. D.*, mars 1903, t. LXIV, p. 369).

JACKSON, A case of folliculitis decalvans (*N. Y. D. S.*, 26 mars 1901 ; *J. of C. D.*, novembre 1901, p. 541).

JADASSOHN, Ueber Pyodermien mit Demonstration mikroskopischer Präparate (*Schweizerischer Aerzetag zugleich LXXV. Versammlung des ärztlichen Centralvereins in Bern*, 11-13 juin 1909 ; *Correspondenz-Blatt für schweizer Aerzte*, 1er novembre 1909, p. 740).

JADASSOHN, Ueber Pyodermien, die Infektionen der Haut mit den banalen Eitererregern (*Sammlung zwangloser Abhandlungen aus dem Gebiete der Dermatologie, der Syphyliologie und der Krankheiten des Urogenitalapparates*, Halle, 1912).

JAMET, Les pyémies bénignes à déterminations cutanées (pustules de Colles) (*Thèse Paris*, 28 mai 1902).

JANSSEN, Staphylococcosis (*Breslauer dermatologische Vereinigung*, 19 octobre 1905 ; *A. f. D.*, décembre 1906, t. LXXXII, p. 416).

JANSION et DIOT, Le traitement des pyodermites par les gélo-vaccins (*C. R. Soc. de biologie*, 1925, n° 19, p. 1497).

JANSION et DIOT, Les gélo-vaccins ; leur principe, leur technique, leurs avantages dans le traitement des pyodermites (*B. S. f. D.*, 14 juin 1925, p. 303).

JOURDANET, Diagnostic des affections péripilaires (*Dauphiné médical*, mai 1907, p. 97).

JULIUSBERG, Fall von Folliclis (*Verhandl. der Breslauer dermat. Vereinig.* 26 octobre 1901 ; *A. f. D.*, avril 1902, t. LX, p. 143).

JUNKERMANN, Zur Behandlung der Sykosis staphylogenes s. vulgaris (*M. f. p. D.*, 1er novembre 1911, p. 486).

KLAUDER, Sycosis vulgaris with eruption on the body (*Philadelphia Dermat. Soc.*, 12 janvier 1925).

KNOWLES, A case of markedly circumscribed sycosis vulgaris of the upper lip (*Philadelphia Dermatological Society*, 20 novembre 1906 ; *J. of. C. D.*, mars 1907, p. 122).

KREN, Sycosis des Bartes und Augenbrau Ekzema folliculare aller übrigen Schafthaare des Körpers (*W. D. G.*, 1er juin ; *A. f. D.*, Berichtteil, août-septembre 1912, p. 1020).

KRUGER, Folliculitis sclerotisans nuchæ (*W. D. G.*, 23 novembre 1922).

KUMER, Chronische Pyodermie (*W. D. G.*, 10 décembre 1925).

KURITA, Ueber eine eigenartige, multiple Hautgeschwulst ausgegangen aus dei Haarfollikeln (*Japanische dermat. urol. Gesellschaft*, 1er janvier 1903; *Japanische Zeitschrift f. Dermat. u. Urol.*, septembre 1903, p. 345).

LEDERMANN, Folliculitis atrophicans (*B. D. G.*, 17 novembre 1903 ; *D. Z.*, mai 1904, p. 367).

LEDERMANN, Ein Fall von Pyodermite végétante (*Berliner klinische Wochenschrift*, 1905, n° 6).

LEVIN, Folliculitis decalvans (*New-York Academy of Med.*, *Section of Dermatology*, 1er novembre 1922).

LEWANDOWSKY, Zur Pathogenese der multiplen Abscesse im Säuglingsalter (*A. f. D.*, juin 1906, t. LXXX, p. 179).

LEWANDOWSKY, Sykosis staphylogenes non trichophytica (*Demonstrationsabende im allgemeinen Krankenhause S. Georg, Hambourg*, 16 avril 1910 ; *A f. D.*, décembre 1910, p. 495).

LIBERTHAL, Folliculitis decalvans (*Chicago Dermatol. Soc.*, 16 avril 1924).

LIER, Fall einer echten Pyodermite végétante im Sime Hallopeau (*W. D. G.*, 2 février ; *A. f. D.*, Berichtteil, mai 1923, p. 844).

LIPSCHUTZ, Dermatitis papillaris capillitii oder Sycosis nuchæ sclerotisans (*W. D. G.*, 7 février 1912 ; *A. f. D.*, Berichtteil, avril 1912, p. 399).

LITTLE (GRAHAM), A follicular eruption (*D. S. of G. B.*, 26 février 1902 ; *B. J D.*, avril 1902, p. 135).

LITTLE, Folliculitis decalvans in a young lady aged 19 (*P. S. of L.*, *Dermatological Section*, 20 juillet 1911, p. 144).

LITTLE, Case of folliculitis ulerythematosa reticulata of Mac Kee and Parounagian (*P. S. of L.*, *Section of Dermatology*, 16 octobre 1919, p. 10).

LITTLE, Lichen spinulosus with folliculitis decalvans (*P. S. of L.*, *Section of Dermatology*, 17 mars 1921, p. 67).

LITTLE, Case of folliculitis decalvans (*P. S. of L.*, *Section of Dermatology*, 18 mai 1922, p. 50).

LITTLE, Case of folliculitis decalvans (*P. S. of L., Section of Dermatology*, 16 novembre 1922, p. 50).

LITTLE, Case of folliculitis ulerythematosa reticulata (*P. S. of L., Section of Dermatology*, 15 mars 1923, p. 81).

LITTLE, Case of folliculitis decalvans et atrophians (*P. S. of L., Section of Dermatology*, 20 mars 1924, p. 74).

LOP, Pyodermatose à staphylocoques, transmission de la mère au fœtus (*Soc. d'obstétrique de Paris*, 20 février 1902).

MAC KEE, Sycosis vulgaris treated with stock staphylococcic vaccines (*New-York Academy of medicine, Section of Dermatology*, 4 février 1913 ; *J. of C. D.*, décembre 1913, p. 1042).

MAC MURTRY, Ulerythema sycosiforme (*Manhattan Dermatological Society*, décembre 1913 ; *J. of C. D.*, juin 1914, p. 464).

MACKENZIE, Leloir's perifolliculitis (*D. S. of L.*, 10 novembre 1886 ; *B. J. D.*, juillet 1907, p. 247).

MARFAN, De la sueur et des éruptions sudoriales chez le nourrisson. Rapports des éruptions sudorales et des pyodermites (*Presse médicale*, 3 octobre 1925, p. 1313).

MERET, Folliculite de la barbe guérie par la radiothérapie après deux récidives (*Société de radiologie*, 11 janvier 1910).

MESCHTSCHERSKY, Sycosis unilatéral (*Soc. derm. Moscou*, 22 janvier 1899).

MEYER, Deux cas de sycosis traités par la vaccinothérapie intradermique (*B. S. f. D.*, 14 mai 1925, p. 195).

MONTGOMERY, Sycosis vulgaris (*Chicago Dermatological Society*, 1905 ; *J. of C. D.*, avril 1905, p. 183).

MORRANT BAKER, Sycosis (folliculitis pustulosa) (*D. of L.*, 12 mars 1884 ; *B. J. D.*, mai 1907, p. 177).

MORRANT BAKER, Recurrent small pustular eruption (sycosis) (*D. S. of. L.*, 11 mars 1885 ; *B. J. D.*, juin 1907, p. 205).

MORRIS and DORE, An unusual case of cicatrizing folliculitis of the scalp in a woman aged 55 (*P. S. of L., Dermatological Section*, 15 février 1912, p. 94).

MUCHA, Folliculitis decalvans (*W. D. G.*, 9 janvier 1907 ; *A. f. D.*, octobre 1907, p. 441).

MUCHA, Fall von Folliculitis exulcerans serpiginosa nasi (*W. D. G.*, 12 février 1908 ; *A. f. D.*, mai 1909, p. 86).

MUHLEMKAMP, Ueber eine hartnäckige Folliculitis mit Abszessbildungen und Fistelöffnung nach aussen hin im Nasenflügel (*Münchener medizinische Wochenschrift*, 1908, n° 52).

NAKAGAWA, Ueber Sycosis lupoïde Brocq (*Japan Zeitschr. f. Dermatol. u. Urol.*, 1921, n° 7, p. 39).

NAKANO, Staphylococcus pyogenes citreus als Erreger der Sycosis vulgaris (*Dermato-urologische Gesellschaft in Tokio*, 4 juin 1910 ; *Japanische Zeitschrift für Dermatologie und Urologie*, octobre 1910, p. 804).

NEUBERGER, Ueber Eiteruntersuchungen von Akne- Follikulitis- und Furunkel-Sekret. Ein Beitrag zur Morphologie der Exsudatzellen (*A. f. D.*, décembre 1907, p. 163).

NEUMANN, Sykosis und Acne (*W. D. G*, 21 février 1900 ; *A. f. D.*, 1900, t. LIII, p. 102).

NEVINS HYDE, Lupoïd sycosis (*Journal of the American Medical Association*, 16 septembre 1905, p. 847).

NIELSEN, Périfolliculitides ombiliquées disséminées (*Soc. danoise de dermat.*, 4 octobre 1899).

NOBL, Ein eigenartiges perifolliculäres Knötchenexanthem (*W. D. G.*, 19 novembre 1902 ; *A. f. D.*, avril 1903, t. LXV, p. 102).

OKUDA, Ueber einen Fall von subcutanen Abcessen (*Japanische Zeitschrift für Dermatologie u. Urologie*, avril 1908, p. 179).

OPPENHEIM, Folliculitis und Perifolliculitis decalvans (*W. D. G.*, 27 mai 1908 ; *A. f. D.*, mai 1909, p. 92).

ORMSBY, Sycosis vulgaris with scarring (*Chicago Dermatological Society*, mai à décembre 1910 ; *J. of C. D.*, février 1912, p. 108).

OYARZABAL, Folliculitis decalvante. Invasion de casi toda la cabeza (*Sociedad española de dermatologia y sifiliografia*, 3 février 1910 ; *Actas dermosi-filigrafias*, février-mars 1910, p. 246).

PAROUNAGIAN, Impetigo of Bockhart or sycosis (?) (*New York Acad. of. med. Section of Dermatology*, 2 janvier 1924).

PAUJA, Superficial pustular folliculitis (*Calcutta Med. J.*, août 1925, p. 64).

PERRY, Necrosing folliculitis (*D. S. of L.*, 8 février 1899 ; *B. J. D.*, mars 1899, p. 119).

PERRY, A boy with follicular eruption (*D. S. of L.*, 10 janvier 1888 ; *B. J. D.* juillet 1907, p. 262).

PFOHLER, Sycosis vulgaris treated with the X-rays (*Philadelphia Dermatological Society*, 9 octobre 1911 ; *J. of C. D.*, août 1912, p. 493).

PREIS, Säurefeste Bazillen in zwei Fällen von Perifolliculitis agminata suppurativa (*A. f. D.*, octobre 1908, p. 205).

PRINGLE, Pustular folliculitis of the scalp (*D. S. of L.*, 14 juin 1899 ; *B. J. D.*, juillet 1899, p. 290).

PRINGLE, Pustular folliculitis of the scalp (*D. S. of L.*, 8 novembre 1899 ; *B. J. D.*, décembre 1899, p. 467).

PUSEY (ALLEN), Acne and sycosis treated by exposures to Rœntgen rays (*J. of C. D.*, mai 1902, p. 204).

PYE-SMITH, Sycosis frambœsiformis capillitii or ulcerating tuberculated syphiloderm ? (*D. S. of L.*, 9 décembre 1885 ; *B. J. D.*, juin 1907, p. 216).

RADCLIFFE CROCKER, Case of pyodermite végétante of Hallopeau (*Proceedings of the Royal Society of medicine of London, Dermatological Section*, 18 février 1909, p. 85 ; *B. J. D.*, mars 1909, p. 87).

RAVOGLI, Folliculitis and its etiological factor (*Acta dermato-venereologica*, octobre 1925, p. 290).

REGENSBURGER, Why sycosis? (*Journ. of Amer. Med. Assoc.*, 18 mars 1899, p. 588).

RENAUD-BADET, Traitement du sycosis de la face par les auto-vaccins (*Paris médical*, 19 février 1921, p. 157).

RESCHETILLO, Sycosis de la barbe traité par les rayons Rœntgen (*Société dermatologique de Moscou*, 14 décembre 1906).

RINEHART, Treatment of epithelial skin cancers and sycosis non parasitica with the X-rays (*Philadelphia Medic. Journ.*, 1er février 1902).

RISENSTAEDT and ZEISLER, Hyphosgenous sycosis. Erythema nodosum (*Chicago Dermatol. Soc.*, 21 janvier 1925).

ROBINSON, A case of tertiary syphilis with sycosis (*N. Y. D. S.*, 23 avril 1901 ; *J. of C. D.*, décembre 1901, p. 577).

ROBINSON, A case of folliculitis decalvans (*N. Y. D. S.*, 22 janvier 1901 ; *J. of C. D.*, août 1901, p. 390).

ROBINSON, Case for diagnosis : pyogenic infection of subcutaneous tissue of jaw (*N. Y. D. S.*, 25 mai 1909 ; *J. of C. D.*, octobre 1909, p. 457).

RUCTE, Ein Fall von Perifolliculitis capitis abscedens et suffodiens (*D. Z.* octobre 1913, p. 901).

R. SABOURAUD et AMABILIS, L'acné nécrotique (*Ann. de dermat. et de syph.*, 1894, p. 841).

R. SABOURAUD, Folliculites (*Pratique dermatologique*, 1901, p. 651).

R. SABOURAUD et H. NOIRÉ, Recherches sur la vaccinothérapie de Wright en ce qui concerne les staphylocoques et le microbacille séborrhéique (*Ann. de dermat. et de syph.*, 1913, p. 252).

R. SABOURAUD, Des eczémas artificiels durables, causés autour des plaies de guerre par l'abus des antiseptiques (*Presse médicale*, 1916, p. 65).

R. SABOURAUD, Pratique de la vaccination antifuronculeuse (*Le Journal médical français*, 1919, p. 108).

R. SABOURAUD, Étude iconographique de la pustule staphylococcique et des lésions dérivées d'elle (*Ann. de dermat. et de syphil.*, 1925 ; Ier mémoire, p. 353 ; IIe mémoire, p. 417 ; 1926 : IIIe mémoire, p. 1 ; IVe mémoire, p. 129 ; Ve mémoire, p. 403).

R. SABOURAUD, Les plus fréquentes dermatoses du cuir chevelu (*Presse médicale*, 1926, p. 961).

R. SABOURAUD, Note sur les formes atténuées de l'acné nécrotique et le traitement de l'acné nécrotique en général (*Paris médical*, 1926, p. 59).

R. SABOURAUD, *Dermatologie topographique*, 1905. Folliculites, furoncle, pustulation folliculaire intranarinaire, p. 95; acné nécrotique, p. 104; furoncle du conduit auditif externe, p. 120 ; blépharite staphylococcique, p. 139 ; sycosis, p. 178 ; acné pustuleuse, p. 186 ; furoncle, p. 189; impétigo de Bockhardt, p. 204 ; furoncles et abcès folliculaires, p. 204 ; alopécies post-furonculeuses, p. 353 ; dermite pustuleuse miliaire, p. 362 ; pustule staphylococcique, p. 399 ; onychose, p. 440.

R. SABOURAUD, *Entretiens dermatologiques*, Doin, 1913. Sur la pustule épidermique, p. 248 ; dermite pustuleuse du cuir chevelu chez l'enfant, p. 254 ; l'abcès furonculeux et le furoncle, p. 261 ; prophylaxie de la furonculose à répétition, p. 263 ; la querelle du terrain et du microbe en dermatologie à propos de l'étiologie du sycosis de la lèvre supérieure, p. 276.

SACHS, Folliculitis exulcerans serpiginosa nasi (*W. D. G.*, 13 mai 1908 ; *A. f. D.*, mai 1909, p. 89).

SACHS, Folliculitis decalvans (*W. D. G.*, avril 1911 ; *A. f. D.*, juillet 1911, p. 532).

SACHS, Folliculitis decalvans (*W. D. G.*, 23 avril ; *A. f. D.*, Berichtteil, juillet 1913, p. 10).

SACHS, Folliculitis exulcerans serpiginosa nasi (*W. D. G.*, 7 décembre 1922).

SAINZ DE AJA (ALVAREZ), Dermitis estafiloccocica polimorfa gangrenosa (*Sociedad española de dermatologia y sifiliografia*, octobre-novembre 1912 ; *Actas dermo-sifiliografias*, octobre-novembre 1912, p. 10).

SAINZ DE AJA, Dermitis estafilococcica prolimorfa gangrenosa (caso clinico) (*Revista clinica de Madrid*, 15 juillet 1913, p. 20).

SAMBERGER, Folliculitis (Sycosis) sclerotisans (*A. f. D.*, février 1907, t. LXXXIII, p. 163).

SANGSTER, Sycosis (*D. S. of L.*, 10 janvier 1883 ; *B. J. D.*, mars 1907, p. 98).

SAVATARD, Varioliforma atrophic folliculitis (*Archives of Dermatology and Syphilology*, décembre 1920, p. 743).

SAVILL, Suppurative folliculitis (*D. S. of G. B.*, 25 octobre 1899 ; *B. J. D.*, décembre 1899, p. 473).

SCHAMBERG, Folliculitis decalvans (*Philadelphia Dermatological Society*, 21 janvier 1908 ; *J. of C. D.*, mai 1908, p. 242).

SCHAUMANN, Cas de folliculite décalvante chez un vieillard (*Proceedings of the fifth Meeting of the Northern Dermat. Soc.*, Stockholm, 6-8 juin 1922 ; *Acta dermato-venereologica*, décembre 1922, p. 428).

SCHAMBERG, Lupoïd sycosis extensive (*Philadelphia Dermatological Society*, 16 janvier 1906 ; *J. of C. D.*, avril 1906, p. 181).

SCHAMBERG, A case of sycosis vulgaris of the upper lip (*Philadelphia Dermatological Society*, 20 novembre 1906).

SCHAMBERG, A case of lupoïd sycosis with bled formation (*Transactions of the sixth International Dermatological Congress, New-York*, 1908, vol. I, p. 345).

SCHAMBERG, A case of lupoïd sycosis with bled formation (*Transactions of the American Dermatological Association*, Philadelphie, 3-5 juin 1909, p. 273).

SCHAMBERG, A case of sycosis cured by the vaccine method (*Transactions of the American Dermatological Association*, Philadelphie, 3-5 juin 1909, p. 275).

SCHERBER, Zur Röntgenbehandlung der Sycosis simplex (*D. Z.*, juillet 1905, p. 435).

SCHEUER, Beginnt die Dermatitis papillaris capilliti (Kaposi) als Folliculitis oder nicht? (*M. f. p. D.*, 1er octobre 1910, p. 291).

SCHMIDT und WAGNER, Beitrag zur pathologischen Anatomie der Dermatitis papillaris capillitii (Kaposi) ; Folliculitis nuchæ sclerotisans (Ehrmann) (*D. Z.*, juillet 1912, p. 581).

SCHRESU und GOEHL, Ueberlichenoïde Eruption bei Pyodermie (Lichen pyodermicus) nebst Bemerkungen über Komplementallenkung und Berücksichtigung der Einwirkung von Röntgenstrahlen (*D. Z.*, décembre 1920, p. 273).

SCHIFF, Traitement du sycosis par les rayons de Röntgen (*Soc. des méd. de Vienne*, 16 juin 1899).

SCHIFF et FREUND, Sycosis traité par les rayons Röntgen (*Soc des méd. de Vienne*, 12 mai 1899).

SCHIFF und FREUND, Sykosis behandelt mit Röntgenstrahlen (*W. D. G.*, 7 février 1900 ; *A. f. D.*, 1900, t. LII, p. 402).

SCHUTZ, Ueber eine rasche, sichere unblutige lokale Behandlung der Furunkel und Pyodermien (*Münchener med. Wochenschr.*, 1925, n° 24, p. 988).

SCHŒNHOF, Folliculitis des behaarten Kopfes (*Deutsche dermatol. Ges. i. d. tschechosl. Republik*, 19 juin 1923).

SEDERHOLM, Dermatose pustuleuse (*Société dermatologique de Stockholm*, 15 décembre 1904).

SELENEW, Étiologie des pyodermites (*J. K. D.*, avril 1910, p. 173).

SELLEI, Die aktive Immunisierung bei Akne Furonkulose und Sykosis (*Wiener klinische Wochenschrift*, 1909, n° 43).

SELLEI, Traitement du sycosis par le vaccin (*Gyogyaszat*, 1910, n° 12).

SENEAR, Follicutilis decalvans and lichen spinulosus ; report of cases (*Arch. of Dermatology and Syphilology*, août 1920, p. 198).

SEQUEIRA, Multiple subcutaneous abcesses in a young girl (*D. S. of L., Dermatological Section*, 17 avril 1913, p. 130).

SHILLITOSE, Pustular folliculitis (*D. S. of G. B.*, 27 mars 1901 ; *B. J. D.*, mai 1901, p. 183).

SHOEMAKER, A case of numerous scars with suppurating lesion over the lower border of the lower jaw (*Philadelphia Dermatological Society*, 16 avril 1907 ; *J. of C. D.*, juillet 1907, p. 319).

SHOEMAKER, Immunisation of cases of furunculosis, acne and sycosis. Bacterial vaccines of staphylococcic strains. A technique for their preparation (*Proceedings of the Pathological Society of Philadelphia*, avril-mai 1908, p. 128).

SHŒMAKER, Sycosis (*A. J. of. D.*, 1900, p. 31).

SICILIA, Casuistica de piodermitis (*Congresso de Ciencias de Salamanca*, 1923).

SICILIA, Las foliculopatías (poritis y poro-foliculitis) (*Congreso de Ciencias de Salamanca*, 1923).

SIMON et COURATTE-ARNAUDE, Traitement des épidermites des régions pileuses et des folliculites par la dépilation chimique (*B. S. f. D.*, 13 mars 1919, p 68).

SMITH, Folliculitis capitis fulminans (*British med. J.*, 21 février 1925, p. 355).

SPIEGLER, Sycosis mit Röntgenstrahlen behandelt (*W. D. G.*, 14 novembre 1900 ; *A. f. D.*, 1901, t. LVI, p. 131).

SPILLMANN et ZUBER, La vaccinothérapie dans le traitement des pyodermites staphylococciques (*Province médicale*, 21 mars 1914, p. 125).

SPITZER, Dermatitis follicularis et perifollicularis conglobata (*Wien. klin. Rundschau*, 1902, n° 20).

SPITZER, Dermatitis follicularis et perifollicularis conglobata (*D. Z.*, avril 1903, p. 109).

SPRINZ, Ulerythema sycosiforme Unna (Sycosis lupoïde Brocq) (*D. Z.*, novembre 1913, p. 967).

SPRINZ, Demonstration mikroskopischer Präparate von Ulerythema sycosiforme (*B. D. G.*, 8 juillet 1913 ; *D. Z.*, décembre 1913, p. 1131).

STOWERS, Case of Leloir's perifolliculitis (*D. S. of L.*, 13 novembre 1889 ; *B. J. D.*, août 1907, p. 298).

STRANDBERG, Ein Fall von vesiko-pustulösem Pyämid (Merk) (*A. f. D.*, janvier 1912, p. 83).

STRANDBERG, Cas de dermatite pyémique (*Société de dermatologie de Stockholm*, 29 avril 1912).

TANIMURA, Ueber Sycosis lupoïde Brocq (Ulerythema sycosiforme Unna) (*Japan Zeitschr. f. Dermatol. u. Urol.*, 1922, n° 10, p. 72).

TERZAGHI, Folliculite ulcerosa ed ulceri simplici contagiose (*Clinica dermo-sifilopatica della r. Universita di Roma*, mars 1907, p. 11).

THIM, Ueber die Therapie der Folliculitis barbæ (*D. W.*, 21 janvier 1922, p. 60).

TOYAMA et USUBA, Ein Fall von Folliculitis decalvans (*Japanische Zeitschrif für Dermatologie u. Urologie*, septembre 1914, p. 825).

TRIMBLE, An unusually extensive folliculitis and perifolliculitis ; its connection with the so-called tuberculides (*Transactions of the international dermatological Congress*, New-York, 1908, vol. I, p. 342).

TRIMBLE, An unusually extensive folliculitis and perifolliculitis; its connection with the so-called tuberculides (*J. of C. D.*, juin 1907, p. 256).

TRUFFI, Follicolite staphylogena vegetante (*G. I. M. V.*, 1906, t. XLVII, fasc. 3, p. 327).

TRUFFI, Follicolite atrofizzante della parti glabre (*XIVa Riunione della Societa italiana di dermatologia e sifilographia*, Rome, 17-18 décembre 1912 ; *G. I. M. V.*, mars 1913, p. 92).

TSCHERNOGUBOFF, Zur Frage der chronischen Pyodermie (Ein Fall von chronischer vegetierender Pyodermie) (*A. f. D.*, 1915, t. CXLIX, n° 1, p. 76).

TUCCIO, Ulcerazioni cutanei multiple da staphilococco piogeno, ad adamento a decorso cronico, d'origine interna (*G. I. M. V.*, 28 septembre 1911, p. 520).

ULLMANN, Perifolliculitis fibrosa atrophicans neben Lupus erythematoides (*W. D. G.*, 15 mai ; *A f. D.*, Berichtteil, août-septembre 1912, p. 1007).

ULLMANN, Fall von Perifolliculitis fibrosa atrophicans (*W. D. G.*, 19 novembre 1913 ; *A. f. D.*, Berichtteil, avril 1914, p. 864).

UTIONKOFF et GEMPEL, Vaccinothérapie intraveineuse dans les pyodermies (*Moskauer med. J.*, 1923, n°s 3-5, p. 3).

VERBIZIER, Sur les pyodermites à bacilles de Lœffler (*A. d. D.*, février 1912, p. 82).

VERSARI, Piodermite vegetante di Hallopeau (*Riforma med.*, 25 août 1924, p. 795).

WALZER, Sycosis and Rœntgen-ray therapy (*New-York Acad. of med.*, *Section of Dermatol.*, 5 février 1924).

WECHSELMANN und MICHAELIS, Ueber die Behandlung der multiplen Abscesse der Säuglinge mit spezifischer Vaccine (*Deutsche medizinische Wochenschrift*, 1909, n° 30).

WEIDMAN, Sycosis barbæ (*Philadelphia Dermat. Soc.*, 14 mai 1923).

WEISS, Recurring folliculitis (*Manhattan Dermatological Society*, janvier 1914 ; *J. of C. D.*, juillet 1914, p. 522).

WEISS, Two cases of folliculitis ulerythematosa reticularis in sisters (*Saint-Louis Dermatol. Soc.*, 16 mai 1923).

WERTHER, Ueber metastatische Hautentzündung bei Pyämie und über Hautentzündungen bei Infektionskrankheiten im Allgemeinen (*Deutsches Arch. f. klinische Medizin*, 1905, n°s 1-2, p. 85).

WERTHER, Ueber metastatische Hautenzüdung bei Pyämie und über Hautentzündungen bei Infektionskrankheiten im Allgemein (*Deutsche Arch. f. klinische Medizin*, 1906, p. 85).

WERTHER, Ueber Pyämide (*B. D. G.*, 11 mars 1913 ; *D. Z.*, août 1913, p. 708).

WERTHER, Beitrag zur Kenntnis der Pyämide (*Münchener medizinische Wochenschrift*, 5 août 1913, p. 1709).

WESSELY, Staphylokokkeninfektion der Haut über dem Sternum (*W. D. G.*, 7 mai ; *A. f. D.*, Berichtteil, août 1913, p. 99).

WHITEHOUSE, Folliculitis decalvans (*Midyear clinical Meeting of the American Dermatological Association*, New-York, 29 décembre 1910 ; *J. of C. D.*, octobre 1911, p. 562).

WHITEHOUSE, Folliculitis decalvans (*New-York Acad. of Med.*, *Section of Dermat.*, 1er mai 1923).

WHITE, A case of impetigo Bockhart (*Boston Dermatological Society*, mars 1905 ; *J. of C. D.*, juin 1905, p. 276).

WINFIELD, Case of sycosis (*N. Y. D. S.*, 8 décembre 1906 ; *J. of C. D.*, mars 1907, p. 116).

WINTER, Autovakzinebehandlung bei Staphylokokkenerkrankungen der Haut (*Dermatologische Sektion der LXXXV. Versammlung deutscher Naturforscher und Aerzte*, Wien, 21-27 septembre 1913 ; *A. f. D.*, mai 1914, p. 445).

WIRZ, Die Heilung der Sykosis staphylogenes auf iontophoretischem Wege (*D. W.*, 1923, t. LXXVI, n° 1, p. 3).

WISE, Lupoïd sycosis (*Manhattan Dermat. Soc.*, 11 octobre 1922).

WITTNEBEN, Schwer färbbare Stäbehen bei einen Fall von multiplen Hautabscessen (*Centralblatt f. Bakteriologie*, 1907, p. 5).

WOLFF, Die Keizvakzinetherapie der Staphylomykosen der Haut (*Deutsche med. Wochenschrift*, 1925, n° 24, p. 991).

WRIGHT, Furonculosis, sycosis and acne. Treatment by inoculation of a staphylococcus vaccine (*Lancet*, 29 mars 1902, p. 874).

WRIGHT, On the treatment of acne furunculosis and sycosis by therapeutic inoculations of staphylococcus vaccinæ (*British medical Journal*, 7 mai 1904, p. 1075).

WRIGT, A case of sycosis, probably due to the gonococcus (*The Journal of the American Medical Association*, 19 juin 1909, p. 1996).

ZECKENDORF, Zur Therapie der Sycosis (*Klin. therap. Wochenschr.*, 1902, n° 20).

ZECHMEISTER, Beitrag zur Radiotherapie der Sykosis hyphogenes (*M. f. p. D.*, 1er avril 1901, p. 329).

ZEISSL, Die Behandlung der Akne vulgaris, der Sykosis und Folliculitis (*Wiener medizinische Presse*, 22 avril 1906, p. 249).

ZEISSL, Die Behandlung der Akne vulgaris, der Sykosis und Folliculitis (*Wiener medizinische Presse*, 22 avril 1906, p. 249).

ZIELER, Behandlung durch Staphylokokkenhervorgernfeuer oder unterhaltener Erkrankungen der Haut mit abgetoten Staphylokokkenkulturen (*Würzburg Aerzteabende*, 28 novembre 1911 ; *Münchener medizinische Wochenschrift*, 2 janvier 1912, p. 59).

ZIRN, Ueber die Trichophytie (Sycosis parasitaria) (*Japan J. of Dermatology and Urology*, 1924, n° 8, p. 59).

ZWEIG, Die Behandlung der Furunkulose und der Sycosis coccogenes mit den Staphylokokkenvakzin « Opsonogen » (*Deutsche medizinische Wochenschrift*, 30 janvier 1913, p. 204).

IMPÉTIGO (STREPTOCOCCIQUE)

ABE, Zur Aetiologie des Impetigo contagiosa (*Archiv. fur Hygiene*, 1908, t. XXVIII).

ABRAHAM, Impetigo (*D. S. of G. B.*, 27 mars 1901 ; *B. J. D.*, mai 1901, p. 182).

ABRAHAM, A case of impetigo (*D. S. of G. B.*, octobre 1902 ; *B. J. D.*, décembre 1902, p. 471).

ADAMSON, A case of impetigo circinata with bullous lesions on the hands and feet, and subsequent infection of the nailmatrices (*B. J. D.*, mai 1904, p. 165).

ALLEN, The treament of eczema and impetigo in children (*Medical Record*, 20 mai 1905, p. 768).

ANTHONY, Impetigo contagiosa (*Chicago Dermatological Society*, 1903 ; *J. of C. D.*, décembre 1903, p. 571).

ASSELBERGS, Alopécie post-impétigineuse (*Soc. médico-chirurg. de Brabant*, mai 1902 ; *Presse méd. belge*, 8 juin 1902).

Auché, De l'albuminurie au cours de l'impétigo et de l'eczéma impétigineux des enfants (*Journal de médecine de Bordeaux*, 5 mai 1907).

Azua (J. de), Piodermitis vegetante post-impetiginosa (*Societad española de dermatologia y sifiliografia*, juin-juillet 1911 ; *Actas dermo-sifiliograficas*, juin-juillet 1911, p. 429).

Azua (J. de), Impetigo vegetante (*Actas dermo-sifiliograficas*, janvier 1912, p. 43).

Balzer, Impétigo sycosiforme de la barbe (*S. f. D.*, avril 1901 ; *A. d. D.*, avril 1901, p. 368).

Balzer, L'ecthyma et son traitement (*Bulletin médical*, 4 octobre 1902, p. 829).

Balzer, Contribution clinique à l'étude de l'impétigo chronique et des streptococcies cutanées (*Paris médical*, 17 septembre 1921, p. 221).

Barlow, Impetigo tropica (*American Journal of tropical diseases and preventive medicine*, New-Orleans, mai 1914).

Beers, Impetigo contagiosa (*New York Medical Journal*, 8 juin 1907, p. 1078).

Benders, Beiträge zur Aetiologie der Impetigo contagiosa (*A. f. D.*, avril 1907, t. LXXXIV, p. 59).

Bernhart, Impétigo vulvaire bulleux des adultes. Impétigo vulvaire circiné (*A. d. D.*, mars 1923, p. 166).

Blaisdell, The management of impetigo contagiosa in maternity hospitals (*J. of the American Med. Association*, 13 septembre 1924, p. 883).

Blondeau, De l'ecthyma parturitionis (*Journ. de méd. et de chir. pratiques*, 25 mai 1902, p. 374).

Bodin, L'impétigo et son traitement (*Paris médical*, 7 mars 1914, p. 345).

Bodin, A propos du traitement de l'ecthyma (*Réunion médico-chir. de la 6e armée*, 11 décembre 1915).

Bommer, Bakteriologische Untersuchungen bei Impetigo contagiosa (*D. Z.*, août 1923, p. 143).

Bouquet, La néphrite impétigineuse (*Revue internationale de médecine et de chirurgie*, 25 décembre 1909, p. 463).

Bourgeois, L'impétigo des narines (*Progrès médical*, 29 juin 1912, p. 323).

Bowen, Impetigo contagiosa : cutaneous abscesses caused by pyogenic micro-organisms (*Boston medical and surgical Journal*, 22 juin 1905, p. 721).

Brandweiner, Ekthyma gangrænosum (*W. D. G.*, 27 mai 1908 ; *A. f. D.*, mai 1909, p. 91).

Brocq, Traitement de l'impétigo (*Journal de médecine et de chirurgie pratiques*, 10 avril 1911, p. 249).

Brundler, Impetigo chronica (Sabouraud, Balzer) (*W. D. G.*, 20 octobre 1921).

Buschke, Impetigo oder impetiginös veränderter Lichen simplex (*B. D. G.*, 8 novembre 1921).

CALLOMON, Impetigo frambœsiformis (*Breslauer dermat. Vereinig.*, 10 mai 1902 ; *A. f. D.*, 1903, t. LXIV, p. 421).

CARLES, Impétigo et néphrite impétigineuse (*J. de méd. de Bordeaux*, 10 janvier 1924).

CARRIÈRE, Sur quelques cas de vulvite impétigineuse chez des enfants (*Bull. méd.*, 27 décembre 1902, p. 1105).

COOLIDGE, Two cases of the bullous form of impetigo contagiosa (*Arch. of. pediatrics*, octobre 1901).

CORES, Flictenosis estreptogena serpiginosa (*Casas de observacion de Argentina médica*, Buenos-Aires, 1909, p. 379).

CUSHING, Stomatitis in impetigo contagiosa (*Archives of Pediatrics*, juin 1904).

DANLOS, Lupus érythémateux avec poussées de dermatite impétigineuse (*S. f. D.*, 13 juillet 1899 ; *A. D. D.*, juillet 1899, p. 659).

DANLOS, Un cas d'ecthyma térébrant infantile de nature varicelleuse (varicelle gangreneuse) (*B. S. f. D.*, 6 février 1908, p. 75).

DELCOURT, Impetigo, its nature and complications (*New-Orleans Medical and Surgical Journal*, mars 1910).

DENSSING, Zur Aetiologie der Impetigonephritis (*Klin. Wochenschr.*, 1923, n° 2, p. 79).

DIAZ, Impetigo (*Sociedad dermatologica Argentina*, 7 octobre 1908 ; *Revista dermatologica*, décembre 1909, p. 1).

DOHI, Impetigo contagiosa (*W. D. G.*, 23 novembre 1910 ; *A. f. D.*, février 1911, p. 565).

DOHI und DOHI, Zur Klinik und Aetiologie der Impetigo contagiosa (*A f. D.* mars 1912, p. 629).

DOHI und KURITA, Beiträge zur Lehre von Impetigo (*Japanische Zeitschrift f. Dermatologie u. Urologie*, août 1904, p. 9).

DROUET et Mlle LAURENT, Impétigo varioliforme (*B. S. fr. D.*, 1924, n° 7 ; *R. N.*, 3 juin 1924, p. 21).

DUBOIS-HAVENITH, Cas d'ecthyma (*Société belge de dermatologie et de syphiligraphie*, 10 avril 1910).

DUDDEN, Ueber Ekthyma gangrœnosum ; ein Beitrag zu den Pyocyaneuserkrankungen des Kindesalters (*Jahrb f. Kinderheilk.*, 1922, t. XLVIII, nos 5-6, p. 257).

DUVERNAY, De la néphrite impétigineuse (*Lyon médical*, 25 avril 1909, p. 854).

DUVERNAY, Néphrite impétigineuse (*Société des sciences médicales de Lyon*, 27 janvier 1909 ; *Lyon médical*, 9 mai 1909, p. 969).

EDDOWES, A streptogenic necrogenic folliculo-adenitis (*D. S. of G. B.*, 25 mars 1903 ; *B. J. D.*, mai 1903, p. 172).

EDDOWES, Pigmente hairy mole benefited by impetigo contagiosa (*S. P. of L.*, *Section of Dermatology*, 15 mai 1919, p. 47).

ENGMAN, Impetigo contagiosa bullosa and its bacteriology (*J of C. D.*, avril 1901, p. 180).

FAGE, Séquelles de l'impétigo et de l'ecthyma, papillomatoses post-impétigineuses (*Bulletin médical de l'Algérie*, 24 mars 1914).

FARLEY and KNOWLES, Impetigo contagiosa. Results of cultures made in thirty cases with special reference to the character of streptococci isolated (*Archives of Dermatology and Syph.*, juin 1921, p. 753).

FERREIRA, Les applications locales de fuchsine de Ziehl dans le traitement de l'impétigo et des pyodermites en général (*Archives de méd. des enfants*, août 1915, p. 425).

FINKELSTEIN, Kind mit einer akuten Hautaffektion, differential Diagnose zwischen Impetigo, Vaccinerückfall und Pustulosis acuta vacciniformis (*Verein für innere Medizin und Kinderheilkunde zu Berlin*, 7 février 1910).

FISCHKIN, Impetigo contagiosa (*Journ. of Americ. Med. Assoc.*, 23 août 1902, p. 431).

FOERSTER, Pemphigus neonatorum or bullous impetigo contagiosa in the new-born (*Journal of the American Medical Association*, 31 juillet 1909, p. 358).

FOURNIER et MILIAN, Ecthyma ulcéreux de l'enfance (*S. F. D.*, 1er mai 1902; *A. d. D.*, mai 1902, p. 516).

FOX COLÇOTT, Vacciniform ecthyma of infants (*B. J. D.*, juin 1907, p. 191).

FOX (COLCOTT), Impetigo contagiosa (*D. S. of L.*, 13 mai 1885; *B. J. D.*, juin 1907, p. 207).

FUCHS, Beitrag zur Frage der Impetigo contagiosa und des Ecthyma (*Arch. f. Dermatol. u. Syph.*, 1922, nº 1, p. 132).

FUJIWARA, Enweder Variola oder Impetigo (*Japanische Zeitschrift für Dermatologie und Urologie*, décembre 1908, p. 653).

GAILLETON, Ecthyma paludique (*Soc. de méd. de Lyon*, 28 avril 1902).

GASTOU et PAYENNEVILLE, Note sur une épidémie familiale de favus consécutive à l'impétigo et à la phtiriase (*B. S. f. D.*, 18 mars 1909, p. 152).

GAUCHER et TOUCHARD, Ecthyma térébrant infantile (*S. f. D.*, 6 avril 1905; *A. d. D.*, avril 1906, p. 361).

GAUCHER, GOUGEROT et DUBOSC, Pyodermite impétigineuse verruqueuse (impétigo verruqueux) (*B. S. f. D.*, 24 avril 1911, p. 139).

GENISO, Urticaria perstans eczematizada e impetiginizada (*Casos de observacion [de Argentina Medica]*), Buenos-Aires, 1909, p. 297).

GOTTHEIL, Impetigo (*Medical Fortnightly, S. Louis*, 25 décembre 1908).

GOUGEROT, Le traitement des dermo-épidermites strepto-staphylococciques (*Bruxelles médical*, 4 octobre 1925, p. 1443).

GRINDON, Report of two cases of impetigo contagiosa bullosa; one of them fatal (*J. of C. D.*, avril 1901, p. 188).

GROEN, Ueber Ecthyma gangrænosum (*A. f. D.*, mars 1911, p. 217).

GRUBER, Éruption ecthymateuse généralisée (*Société de médecine de Lyon*, 10 juillet 1905 ; *Lyon médical*, 30 juillet 1095, p. 179).

GRUTER, Zur Aetiologie der Impetigo contagiosa und anderer herpetischer Erkrankungen (*Zentralbl. f. d. ges. Ophth. u. i. Grenzgeb.*, 1924, n° 8, p. 327).

GUPTA, « Ecthyma » as menace against smallpox vaccination (*Calcutta med. Journ.*, mai 1925, p. 432).

GUYARD, De la néphrite dans l'impétigo chez l'enfant (*Thèse Paris*, 1908).

HALLOPEAU, Sur un cas probable de syphilis ulcéreuse héréditaire compliquée d'une infection purulente tégumentaire à marche progressive (*S. f. D.*, juillet 1901 ; *A. d. D.*, juillet 1901, p. 676).

HAMMER, Ueber die Beziehungen der Impetigo zum Ekzem (*A. f. D.*, 1924, t. CXLV, p. 137 et 152).

HANSELL, Ocular complications in case of impetigo contagiosa (*Ophtalmology, Seattle Washington*, janvier 1912).

HERING, Impetigo-nephritis (*Zentralbl. für innere Med.*, 30 septembre 1922, p. 633)

HOCHSINGER, Pemphigus neonatorum und Impetigo contagiosa (*Centralbl. f. Kinderheilk.*, 1902).

HODARA, Zur Behandlung der Impetigo vulgaris (*U. f. p. D.*, 1er août 1901, p. 119).

HODARA, Therapeutische Bemerkungen zur Behandlung der Tricophytiasis der Alopecia areata, des Lupus erythematosus und der Impetigo contagiosa (*M. f. p. D.*, 1er juin 1909, p. 508).

HOFFMANN, Zur Kenntnis der Aetiologie des Pemphigoids (Pemphigus neonatorum resp. infantili), siener Beziehungen zur Ritter von Rittershainschen Dermatitis exfoliativa neonatorum und zur Impetigo contagiosa staphylogenes (*A. f. D.*, septembre 1913, p. 245).

HOMMURA, Bakteriologisches von Impetigo contagiosa in Formosa (*Japanische Zeitschrift für Dermatologie und Urologie*, novembre 1911, p. 1220).

HORAND, Ecthyma (*Société nationale de médecine de Lyon*, 14 décembre 1903 ; *Lyon médical*, 3 janvier 1904, p. 23).

HUFFMAN, Impetigo contagiosa transmitted by machine oil (*New-York Medical Journal*, 31 décembre 1910, p. 1329).

HUSLER, Zur Frage der Impetigonephritis (*Klin. Wochenschr.*, 1922, n° 37, p. 1826).

HUTINEL, La néphrite impétigineuse (*Journal des praticiens*, 25 janvier 1908, p. 50).

HUTINEL, Néphrite impétigineuse (*Revue internationale de médecine et de chirurgie*, 25 août 1909, p. 301).

IJIRI, Impetigo mit Nephritis (*Japanische Zeitschrift für Dermatologie und Urologie*, avril 1913, p. 198).

ISAAC, Ekthyma oder multiple Hautgangrän (*B. D. G.*, 9 juillet 1912 ; *D. Z.*, décembre 1912, p. 1081)

JACOBSOHN, Du traitement de l'impétigo par le nitrate d'argent (*Thèse de Paris*, 28 mai 1903).

JAMIESON et HUIE, Ecthyma terebrans (*B. J. D.*, novembre 1903, p. 391).

KAWADA, Ueber die Behandlung von Impetigo contagiosa (*Japanische Zeitschrift für Dermatologie und Urologie*, février 1912, p. 135).

KIRBY-SMITH, Bullous dermatitis following vaccination, with a report of a case (*Medical Record*, 17 août 1912, p. 290).

KNOWLES and MUNSON, Institutional epidemies of bullous impetigo contagiosa in infants (*Arch. of Dermatology and Syphilology*, mars 1923, p. 376).

KRAUSS, Impetigo contagiosa circinata corporis (*Verein deutscher Aerzte in Prag*, 13 janvier 1911 ; *Wiener klinische Gesellschaft*, 9 février 1911, p. 226).

KREIBICH, Impetigo luetica (*W. D. G.*, 14 janvier 1902 ; *A. f. D.*, août 1902, t. LXI, p. 458).

KREN, Ekthyma gangrænosum (*W. D. G.*, 6 mars 1907).

KREN, Staphylococcie ad nates (*W. D. G.*, 1er juin; *A. S. D.*, Berichtteil, août-septembre 1912, p. 1020).

KUHARA, Ueber die Impetigo contagiosa T. Fox (*Dermato-urologische Gesellschaft in Osaka*, 17 septembre 1910 ; *Japanische Zeitschrift für Dermatologie und Urologie*, novembre 1910, p. 941).

LABBÉ et DEMARQUE, L'impétigo et l'ecthyma à bacilles diphtériques (*Revue mensuelle des mal. de l'enfance*, février 1904).

LAPOWSKI, Bullous eruption (*New York Academy of medicine*, *Section of Dermatology*, février 1909 ; *J. of C. D.*, août 1909, p. 352).

LAURENS, Traitement de l'impétigo des narines et de la rhinite vestibulaire (*Journal de médecine de Paris*, 14 novembre 1913, p. 881).

LAURENT, Impétigo pédiculaire mortel (*Arch méd. de Toulouse*, 1er août 1901).

LEINER, Pemphigus contagiosus bei Maseirn Impetigo contagiosa (*Jahrb. f. Kinderheilk.*, 1902, t. LV, p. 316).

LEINER, Ekthyma gangrænosum (*W. D. G.*, 20 mai 1905 ; *A. f. D.*, octobre 1905, t. LXXVII, p. 136).

LEINER, Kind mit Milienbildung im Gesichte nach einer Impetigo luetica (*W. D. G.*, 25 octobre 1911 ; *A. f. D.*, Berichtteil, janvier 1912, p. 5).

LEROUX, L'impétigo et son traitement (*Clinique infantile*, 1er janvier 1904, p. 1).

LEWANDOWSKY, Ein Fall von impetigoartiger Hautkrankheit beim Menschen verursacht durch Demodex follicularis canis (*Deutsche medizinische Wochenschrift*, 1907, n° 20, p. 801).

LEWANDOWSKI, Ueber Impetigo contagiosa s. vulgaris, nebst Beiträgen zur Kenntnis der Staphylo und Streptokokken bei Hautkrankheiten (*A. f. D.*, février 1909, p. 163).

LEWANDOWSKY, Zur Impetigofrage (*Arch. f. Dermatol. u. Syph.*, 1922, t. CXXXVIII, p. 438).

LITTLE, Case of chronic septic papilloma which had originated apparenty in a bullous eruption (*P. S. of L., Dermatological Section*, 1er mai 1915, p. 166).

Lutembacher, Ueber Echthyma und Lymphangitis und deren Behandlung mit Ichthyollösungen (*Allegemeine medizinische Centralzeitung*, 1910, n° 23).

Lutembacher, Ecthyma et lymphangite, Traitement par les solutions d'ichtyol (*Revue internationale de médecine et de chirurgie*, XXV, janvier 1910, p. 22).

Mac Candlish, Impetigo in new-born, two hundred and twenty-four cases (*American J. of. Obstetrics and Gynecology*, février 1925, p. 228).

Mac Leod, Case of alopecia following severe impetigo of the scalp in a girl aged 6 (*P. S. of L., Dermatological Section*, 19 février 1914, p. 111).

Mac Kee, Case for diagnosis. Dermatitis herpetiformis or pyodermia (*New-York Academy of medicine, Section of Dermatology*, 3 mai 1910 ; *J. of C. D.*, juin 1911, p. 352).

Magyar, Kind mit Impetigo circinata (*Gesellschaft für innere Medizin und Kinderheilkunde in Wien*, 6 novembre 1913 ; *Wiener klinische Wochenschrift*, 27 novembre 1913, p. 2015).

Magyar, Kind mit Ekthyma gangrænosum des rechten Unterschenkels (*Gesellschaft für innere Medizin und Kinderheilkunde in Wien*, 9 novembre 1911 ; *Wiener klinische Wochenschrift*, 30 novembre 1911, p. 1684).

Malherbe, Impétigo. Albuminurie grave (*Gazette médicale de Nantes*, 6 novembre 1909, p. 945).

Malinowski, Impetigo serpiginosa (*Sekja skornoweneryeznu w Warsawsk Touwarzystwic Ckarskiem*, 9 juin 1910 ; *Przeglad chorob skornych i wenerycznych*, 1910, nos 11-12, p. 100).

Manning, Impetigo (*Journal Kansas Medical Society*, Kansas City, mai 1910).

Marcus, Ecthyma térébrant de l'enfance (*Société de dermatologie de Stockholm*, 24 février 1910).

Margarot et Devize, Ecthyma térébrant, association de staphylocoques et de bacilles pyocyaniques (*Soc. des sc. méd. de Montpellier*, juin 1925).

Mellon, Caldwell and Winans, The mother's milk as a source of infection in epidemic pemphigus neonatorum (impetigo contagiosa bullosa) (*American J. of the med. sciences*, mars 1925, p. 419).

Milian et Périn, Teigne amiantacée, impetigo retro-auriculaire et «seborrhéides» *Bulletin de la Soc. fr. Derm. et Syph.* 13 janvier 1925, p. 16.

Moberg, Étude sur l'eczéma et l'impetigo contagiosa (*Hygiea*, mai-juin 1905).

Moller, Impétigo bulleux contagieux (*Soc. derma. Stockholm*, nov. 1903).

Möller, Ecthyma simplex aux membres inférieurs (*Société de dermatologie de Stockholm*, 25 février 1909).

Moore, Impétigo (*Electric med. Journ.*, 1901, p. 21).

Morel-Lavallée, Les pyodermies, l'impétigo et leur traitement (*B. gén. de thérap.*, 15 octobre 1899).

Moskalew, Un cas d'ecthyma phagédénique (pseudo-chancre) gangreneux (en russe) (*J. R. D.*, 1901, n° 2).

MOURIQUAND, Tournioles multiples et impétigo (*Société des sciences médicales de Lyon*, 31 janvier 1906 ; *Lyon médical*, 25 mars 1906, p. 621).

MURRAY, Impetigo contagiosa in infancy (*Ohio State medical Journal*, 1er septembre 1919, p. 561).

MAKANO, Demonstration von Impetigo contagiosa (*Dermato-urologische Gesellschaft in Osaka*, 12-15 juin 1911 ; *Japanische Zeitschrift für Dermatologie und Urologie*, octobre 1911, p. 1118).

NEUMANN, Impetigo gangrenosa (*W. D. G.*, 30 avril 1902 ; *A. f. D.*, décembre 1902, t. LXIII, p. 381).

NEUMANN, Impetigo simplex (*W. D. G.*, 23 avril 1903 ; *A. f. D.*, octobre 1903, t. LXVII, p. 120).

NIELSEN, Impetigo contagiosa annulata et figurata trunci (*Société danoise de dermatologie*, 6 février 1907 ; *D. Z.*, avril 1909, p. 247.)

NOBL, Belege für die Unität von Pemphigus infantium und Impetigo contagiosa « Fox » (*Medicinische Blätter*, n° 38, 1902).

NOBL, Zum Kapitel der Graviditätsdermatosen. Impétigo herpétiforme. Pyodermite végétante (*Wiener medizinische Wochenschrift*, 1905, nos 21 et 22).

NOYES, Pyodermata and vaccines in skin diseases (*Australian medical*, Melbourne, 7 octobre 1911, n° 2).

OMI, Ueber die Epidemie der Impetigo contagiosa in der Umgebung der Stadt Taihoku (*Japanische Zeitschrift für Dermatologie und Urologie*, mars 1909, p. 218).

OYARZABAL, Impetigo ulceroso en un recien nacido (tipo ectima infantil profundo) (*Sociedad española de dermatologia y sifiliografia*, 7 avril 1910 ; *Actas dermo-sifiliograficas*, avril-mai 1910, p. 277).

PALMEGIANI, Trattamento delle piodermitti dell' infanzia col liquido di Ziehl (*La Pediatria*, 31 juillet 1913, p. 519).

PAUTRIER, Origine médicale du préjugé populaire : On ne doit pas guérir la gourme (*Presse médicale*, 14 décembre 1904, p. 793).

PELLICCIOTTI, Contributo allo studio degli ascessi multipli della pelle (*Il Policlinico*, sezione pratica, 12 avril 1908, p. 470).

PETGES et ROCAZ, L'ecthyma vacciniforme syphiloïde infantile (*Paris médical*, 5 mars 1921, p. 190).

PICK, Zur Aetiologie der Impetigo und der Conjunctivitis eczematosa (phlyctænulosa sive lymphatica) (*Münchener medizinische Wochenschrift*, 23 janvier 1912, p. 187).

PITSCH, Zur Frage der Staphylokokkenmischinfektion bei Impetigo streptogeneus (*A. f. D.*, 1922, t. CXLI, n° 2, p. 204).

PLAZY, Deux affections non syphilitiques (ulcération de la bouche et ecthyma) guéries par le néosalvarsan (*Archives de médecine et de pharmacie navales*, juin 1914).

POLLET (M.-J.-H.), Des néphrites impétigineuses (*Thèse de Lille*, 8 juin 1911).

PUDDICOMBE, Note on a case of diphteria and impetigo contagiosa in the child (*The Lancet*, 8 août 1908, p. 374).

RASH, Vaccinatio, impetigo faciei et antibrachiorum ; traitement par l'acide phénique : érythème papuleux (*Soc danoise dermat.*, 6 décembre 1899).

RASH, Psoriasis impétigineux (*Société danoise de dermatologie*, 5 décembre 1906 ; *D. Z.*, avril 1909, p. 247).

REYHER, Sehr ausgeprägter Fall von Ecthyma cachecticum (*Hufelandische Gesellschaft*, 14 janvier 1909 ; *Berliner klinische Wochenschrift*, 1er février 1909, p. 225).

ROCAZ et LEURET, Accidents laryngés consécutifs à la stomatite impétigineuse (*Gazette hebdomadaire des sciences médicales de Bordeaux*, 10 décembre 1905).

RUDAUX, Tourniole et ecthyma des nouveau-nés (*La Clinique*, 24 juillet 1908, p. 480).

R. SABOURAUD, Sur la parasitologie de l'éléphantiasis nostras (*Ann. de dermat. et syph.*, 1892, p. 592).

R. SABOURAUD, Pathogénie et traitement de l'impétigo (*Arch. de méd. des enfants*, 1898, p. 21).

R. SABOURAUD, Le streptocoque envisagé comme dermatophyte (*Livre jubilaire de Moritz Kaposi*, 1900).

R. SABOURAUD, Étude clinique et bactériologique de l'impétigo (*Ann. de dermat. et de syph.*, 1900 : Ier mémoire, p. 62 ; IIe mémoire, p. 320 ; IIIe mémoire, p. 427).

R. SABOURAUD, Article « Impétigo » de la *Pratique dermatologique* (Besnier, Brocq et Jacquet), 1901, p. 856 ; article « Ecthyma », 1901, p. 923.

R. SABOURAUD, *Dermatologie topographique*, 1905. Impétigo, p. 8 ; dartre volante, p. 11 ; eczéma impétigineux, p. 13 ; perlèche, p. 81 ; impétigo narinaire streptococcique, p. 92 ; intertrigo rétro-auriculaire, p. 121 ; eczéma impétigineux, p. 125 ; kératite phlycténulaire, p. 147 ; impétigo, p. 182 ; impétigo pédiculaire, p. 184 ; impetigo contagiosa de Tilbury Fox, alopécie post-impétigineuse, p. 203 ; intertrigo de l'adulte, p. 297, 307 ; eczéma impétigineux des adolescents, p. 353 ; dermite suintante streptococcique, p. 362 ; phlyctènes streptococciques, p. 401 ; tourniole, p. 424 ; onychose streptococcique, p. 441 ; bulles streptococciques, p. 450 ; intertrigo des doigts, p. 457 ; des lèvres, p. 501.

R. SABOURAUD, Les streptococcies épidermiques (*Paris médical*, 1913, p. 8).

R. SABOURAUD, Les eczémas du cuir chevelu capables de déterminer des alopécies (*Presse médicale*, 1923, avril, no 30).

R. SABOURAUD, De la streptococcie cutanée (*Entretiens dermatologiques*, Doin, 1913, p. 293) ; Traitement de la pédiculose compliquée d'impétigo (*Entretiens dermatologiques*, 1913, p. 315) ; Diagnostic différentiel de l'impétigo et du favus du cuir chevelu, p. 318 ; Diagnostic des syphilides impétigineuses de la face chez l'homme adulte, p. 321.

R. SABOURAUD, Sur les streptococcides eczématiformes (*Ann. de dermat. et de syphil.*, 1927, p. 321).

SABOURAUD, Traitement de la pédiculose compliquée d'impétigo pédiculaire (*La Clinique*, 5 novembre 1909, p. 710).

SABOURAUD, Diagnostic clinique différentiel de l'impétigo et du favus du cuir chevelu. (*La linique*, 12 janvier 1912, p. 21).

SABOURAUD, Les infections streptococciques de l'épiderme et leur traitement (*Tunisie médicale*, mars 1913, p. 80).

SACHS, Narben nach Impétigo, Ekthyma, Lichen scrophulosorum oder Akne (*W. D. G.*, 7 mai ; *A. f. D.*, Berichtteil, août 1913, p. 100).

SACHS, Ueber eine neue Behandlungsart der Impetigo contagiosa (*Wiener klin. Wochenschr.*, 23 octobre 1924, p. 1116).

SAINZ DE AJA, Las infecciones en las eczemas y las eczematizaciones en las piodermitis (*Siglo médico*, 1925, p. 305).

SAINZ DE AJA, Tratamiento del impetigo (*Actas dermo-sifiliograficas*, février-mars 1914, p. 160).

SALTER, Pediculosis capitis especially in its relation to impetigo contagiosa (*Australasian Medical Gazette*, Sydney, février 1909).

SAMBERGER, Ueber den Befund eines proteolytischen Fermentes in der crusta lactea infantum (*A. f. D.*, avril 1910, p. 247).

SANGSTER, Relapse of pemphigus? Impetigo contagiosa (*D. S. of L.*, 14 décembre 1907 ; *B. J. D.*, juillet 1907, p. 260).

SAVATARD, Pustular herpetiforma dermatitis (Impetigo herpetiformis ?) (*Manchester Dermatological Society*, 13 décembre 1912 ; *B. J. of D.*, janvier 1913, p. 47).

SCHAMBERG, Impetigo contagiosa (*Internat. med. Magazine*, avril 1901).

SCHINCKEL, Recherches hématologiques dans l'impetigo contagiosa, l'érythème noueux et l'herpes gestationis (*Annales de la Société de médecine de Gand*, 1904, t. LXXXIV).

SEMON, Case for diagnosis. Impetigo chronic pyodermia (*P. S. of L., Dermatological Section*, 20 octobre 1921, p. 2).

SHEILD, Impetigo contagiosa (*D. S. of L.*, 16 février 1892 ; *B. J. D.*, octobre 1907, p. 362).

SHERWELL, A case for diagnosis. Dermatititis seborrhoica ? Impetigo ? (*N. Y. D. S.*, 17 décembre 1907 ; *J. of. C. D.*, mars 1908, p. 126).

SHOEMAKER, Acute ecthyma (*Monthly Cyclopædia and Medical Bulletin Section*, août 1908, p. 425).

SICILIA, Las infecciones cutaneas. Las dermoepidermitis infectivas (*Arch. dermo-sifiliograficas*, mars 1922, p. 29).

SICILIA, Relaciones morfologicas y de indicaciones terapeuticas entre pityriasis e impetigos (*Congreso de Ciencias de Salamanca*, 1923).

SIEBEN, Zur Frage der Impetigonephritis (*Klin. Wochenschr.*, 1922, n° 18, p. 896).

SIEBERT, Die Staphylo- und Streptokokkeninfektionen der Haut (Pyodermien) (*Zeitschr f. ärtzl. Forbild.*, 23 janvier 1920, n° 6, p. 167).

SIMEY, Impetigo contagiosa as seen in schools (*Lancet*, 15 avril 1922, p. 738).

SMITH and BURKY, Impetigo contagiosa in children (*Johns Hopkins Hosp. Bull.*, mars 1924, p. 78).

SPECHT, Ekthyma vacciniforme (*Breslauer dermatologische Vereinigung*, 1903-1905 ; *A. f. D.*, avril 1906, t. LXXIX, p. 464).

STELWAGON, A case of more or less generalized impetiginous eruption (*Philadelphia Dermatological Society*, 21 novembre 1905 ; *J. of C. D.*, janvier 1906, p. 32).

STOUT, Impetigo contagiosa (*Philadelphia Dermatological Society*, 23 mai 1905 ; *J. of C. D.*, juillet 1905, p. 325).

SUTTON, Impetigo contagiosa (*New York Medical Journal*, 1er août 1908, p. 202).

TAKAGI, Demonstration von Ecthyma gangrænosum (*Dermato-urologische Gesellschaft zu Fukuoka*, 18 octobre 1918 ; *Japanische Zeitschrift für Dermatologie und Urologie*, janvier 1914, p. 73).

TAKAGI und IJIRI, Ein Fall von Hautdiphterie und Beitrag zur Aetiologie des Ekthyma gangrænosum (*Japanische Zeitschrift für Dermatologie und Urologie*, mars 1914, p. 243).

TIMMERMANS (ADRIEN), Sur l'origine des noms « impétigo » et « pétéchies » (*J. d. M. C.*, avril 1899, p. 203).

TÖRÖK, Sur l'agent pathogène de l'impétigo circinata (figurata, annularis) (en hongrois) (*Gyogyaszat*, 1901, n° 31).

TÖRÖK, Die Aetiologie der Impetigo circinata (annularis figurata) (*Pest. med.-chir. Presse*, 4 août 1901).

TÖRÖK, Ueber die Aetiologie der Impetigo circinata (*Dermat. u. urol. Sektion des kön. Vereines der Aerzte in Budapesth*, 20 mai 1901 ; *A. f. D.*, avril 1903, t. LXV, p. 126).

TOWLE, Case for diagnosis : impetigo or impetigo herpetiformis (*J. of C. D.*, avril 1914, p. 257).

TOYAMA, Ueber Ekthyma gangränosum (*Dermato-urologische Gesellschaft in Tokio*, 6 octobre 1096 ; *Japaniche Zeitschrift f. Dermatologie u. Urologie*, février 1907, p. 44).

TRIBET et PERRIN, Un cas de dermo-épidermite streptos-taphylo-pyocyanique généralisée (*Comité méd. des Bouches-du-Rhône*, 6 avril 1923).

TRIBOULET, Traitement des pyodermites par les applications locales de fuchsine de Ziehl (*Tours médical*, février 1913).

VIDAL SOLARIS, De l'impetigo y su tratamiento (*Rep. esp. de Sil. y Derm.*, août 1899).

VORSTER, Ueber Pemphigus neonatorum, seinen Zusammenhang mit Dermatitis exfoliativa neonatorum und Impetigo contagiosa (*Inaug. Dissert. Rostok*, 1907).

WATANABE, Demonstration von Impetigo contagiosa circinita (*Dermato-uro-

logische Gesellschaft in Tokio, 6 juin 1908 ; *Japanische Zeitschrift für Dermatologie u. Urologie*, décembre 1908, p. 581).

WATANABE, Demonstration von Impetigo vulgaris (*Dermato-urologische Gesellschaft in Tokyo*, 6 février 1909 ; *Japanische Zeitschrift für Dermatologie und Urologie*, mars 1909, p. 211).

WAUGH, Vaccinia followed by impetigo (*Chicago Dermat. Soc.*, 16 janvier 1924).

WELANDER, Fall von Ecthyma térébrant de l'enfance (*A. f. D.*, janvier 1910, p. 349).

WHIPHAM, Bullous purpura following impetigo (*Proceedings of the Royal Society of Medicine of London, Section for the study of diseases of children*, 26 mars 1909, p. 167).

WHITE, A case of ichthyosis in a boy four years old (*Boston med. a. surg. Journ.*, 16 mai 1901, p. 472).

WHITE, A case of impetigo contagiosa circinata (*Boston Dermat. lub*, 30 décembre 1902 ; *J. of C. D.*, avril 1903, p. 179).

WHITFIELD, On cases of eczema in subjects of ichthyosis and others (*Southern med. Journ.*, La Grange, juin 1901).

WHITFIELD, Photographs of demodex impetigo (*P. S. of L.*, *Section of Dermatology*, 19 octobre 1922, p. 28).

DES ÉPIDERMOMYCOSES

(Pour servir à l'histoire des intertrigos.)

ALEXANDER, Ueber interdigitale Soormykose (*Dermat. Wochens.*, 1921, t. LXXIII, p. 984).

ALEXANDER, Interdigital Soormykose (*Archiv. f. Dermat. u. Syphil.*, 1922, t. CXXXVIII, p. 410).

ALEXANDER, Beiträge zur Klinik und Diagnose der Soorerkrankungen der Haut (*Dermat. Wochens.*, 1922, t. LXXV, p. 1125).

BALZER, GOUGEROT et BURNIER, *Annales de dermatologie et syphiligraphie*, 1912, n° 3, p. 282.

BECK, Ueber das Erythema mycoticum infantile (*Dermat. Studien, Unna Festschrift*, 1910, t. XX, p. 494).

BECK, Neuere Beiträge zur Kenntnis des Erythema mycoticum infantile (*Dermat. Wochens.*, 1915, t. LX, p. 301).

BENEDEK, Vulvo-vaginite isolée oïdiomycétique et balanoposthite oïdiomycétique par infection conjugale chez des sujets sains (*Dermat. Wochens.*, 21 mars 1925, t. LXXX, n° 12).

BERENDSEN, Weitere Mitteilungen über Erosio interdigitalis blastomycetica (*Archiv. f. Dermatol. u. Syphil.*, 1919, t. CXXVI, p. 751).

BLOCH, *Cor. Bl. schweiz. Aerzte*, 1916, t. XLVI, p. 273.

BRUNO-BLOCH, Les trichophytides (*Ann. de dermat.*, 1921, nos 1 et 2, p. 1 et 55).

Bourgeois, Ueber Onychomykosis saccharomycetica (*Dermat. Zeitschr.*, 1915, t. XXII, p. 411).

Brumpt, *Précis de parasitologie*, 1913, 2e édition, p. 902.

Burnier et Langeron, Épidermite dysidrosiforme des pieds due à une levure (*Ier Congrès des dermat. et syphil. de langue française*, Paris, juin 1922).

Castellani, *Castellani and Chalmer's Manual of tropical medicine*, 3e éd., New-York, William Wood and Co, 1920, p. 2092.

Ciarrocchi, Dermatosi symetrica del terzo spacio interdigitale della mani (*Giorn. ital. d. mal. ven.*, 1908, p. 239).

Dubendorfer, Ein Fall von Onychomycosis blastomycetica (*Derm. Zentralbl.*, 1904, no 7, p. 290).

Dubreuilh, La question des intertrigomycoses (*Ann. de dermat. et syphil.*, 1924, no 2, p. 65).

Dubreuilh et Joulia, De l'intertrigo mycosique, forme nouvelle d'épidermophytie due à une levure (*Bull. Soc. fr. de derm. et de syph.*, 1921, t. XXVIII, p. 192 ; *Ann. de derm. et syph.*, 1922, t. III, p. 145).

Engelhardt, Ein Beitrag zur Aetiologie oberflachilicher Hautblastomycosen und Hautsoormykosen (*Arch. f. Dermatol. u. Syphil.*, 1924, t. CXLVI, p. 313).

Engman, A pedicular fungus infection of the skin (soorpilze) (*Arch. Dermat. and Syph.*, avril 1920, no 1, p. 370).

Fabry, Ueber Erosis interdigitalis blastomycetica seu saccharomycetica (*Münch. med. Wochens.*, 1917, t. LXIV, p. 1557).

Fabry, Weitere Mitteilungen über Erosio interdigitalis blastomycetica (*Dermat. Wochens.*, 1918, t. LXVI, p. 321).

Favre, Sur une forme vésico-pustuleuse de l'intertrigo mycosique de Dubreuilh (*Ier Congrès des dermat. et syph. de langue française*, Paris, juin 1922).

Forbes, *Réunion de la Section dermatologique de la Société royale de médecine*, juin 1907 (*Brit. Journ. Dermatol.*, 1909, t. XXI, p. 221).

Freti, Ein Soormykose der Nagel bei einer Salvarsan Dermatitis (*Arch. f. Dermatol. u. Syphil.*, 1921, t. CXXIX, p. 404).

Garin, Le champignon du muguet et ses manifestations anatomo-cliniques chez l'homme (*Gazette des hôpitaux*, 1914, no 48, p. 789).

Gougerot, Les dysidroses vraies (sans mycoses) et les épidermomycoses dysidrosiformes ; les cas mixtes ou dysidroses secondairement infectées (*Ier Congrès des dermat. de langue française*, Paris, 1922, p. 43).

Gougerot et Gancea, Épidermomycose due à un parasite levuriforme (*Bull. Soc. fr. de dermat. et syph.*, 1914, t. XXV, p. 295 et 335).

Greenbaum et Klauder, Yeart infections of the skin (*Arch. Dermatol. and Syph.*, mars 1922, t. V, no 3, p. 332).

Guggenheim, Ueber Onychomykosis oïdiomycetica (*Archiv. f. Dermat. u. Syph.*, 1923, t. CXLII, p. 308).

Hanna, Oïdiomycosis (Blastomycosis) of skin and its fungi (*Journ. mod. Ris.*, 1901, no 6, p. 378).

HEUBNER, Ueber einen Fall von Soorallgemeneiinfection (*Deutsch. med. Wochens.*, 1903, nos 33 et 34).

HOFFMAN, Hartnackige Pilzerkrankungen der Interdigitalraume mit familiarer Uebertragung (*Deuts. med. Wochens.*, 1916, t. LI, p. 1579).

HOHLFELD, *Deuts. med. Wochens.*, 1914, Bd. XXXIX, p. 1779 (compte rendu de séance de la Société de pédiatrie de Saxe-Thuringe).

HOLBERT, *Réunion de la Société de dermatologie de Silésie*, Breslau, juin 1923.

HUDELO et MONTLAUR, Epidermomycose eczématoïde par parasites du genre des levures (*Bull. Soc. franç. de dermat. et syph.*, 1914, t. XXV, p. 403).

HUDELO, SARTORY et MONTLAUR, Epidermomycose eczématiforme provoquée par une levure du genre *saccharomyces* (*C. R. Acad. de médecine*, oct. 1918, p. 361).

IBRAHIM, Ueber eine Soormykose der Haut in frühen Saüglingsalter (*Archiv. f. Kinderheilk.*, 1911, t. LV, p. 91).

JACOBI, Eine besondere Form der Trichophytie als Folgeerscheinungen des permanenten Bades (*Archiv. f. Dermat. u. Syph.*, 1907, t. LXXXIV, p. 289).

JOSEPH MAX, Dermatologische Diagnostik (*Deuts. med. Wochens.*, 1913, n° 10).

KAUFFMANN-WOLF, Pilzerkankungen der Hände (*Dermatol. Soc. Ref. Dermatol. Zeits.*, 1914, t. XXI, p. 932).

KAUFFMANN-WOLF, Zur Klassifizierung einiger Dermatomykosen (*Dermatol. Zeits.*, 1915, t. XXII, p. 441).

KINGERY et THIENES, Mycotic paronychia and dermatitis (*Arch. Dermatol. and Syphil.*, 1925, n° 11, p. 186).

KRAPELIN, *Zentralbl. f. Nervenheilk. u. Psychiat.*, 1901, p. 711.

KUMER, Ueber die Wasserbettmycose (*Archiv. f. Dermatol. u. Syph.*, 1921, t. CXXXVI, p. 12).

KUMER, Ueber eine Form der chronischen Paronychie (*Mill. a. d. Grenzgeb. d. Med. u. Chir.*, 1921, t. XXXIII, p. 160).

KUMER, Die Soormykose der Haut (*Archiv. f. Dermat. u. Syphil.*, 1922, t. CXL, p. 137).

KUSTER, Untersuchungen über ein bei Anwendung von Sauerbadern beobachtes Ekzem (*Münch. med. Wochens.*, 1907, t. XXXII, p. 1571).

KUSTER, Ueber die Ursache der Hauterkrankung bei Anwendung von Dauerbadern (*Archiv. f. Hyg.*, 1907, t. LXII, p. 365).

LANGE, Beitrag zur Klinik der Soormykose der Haut (*Dermatol. Wochens.*, 1923, t. LXXVI, p. 429).

LEE MAC CARTHY, Contribution à l'étude des épidermomycoses, avec présentation de six parasites nouveaux (*Annales de dermat. et syph.*, n° 1, 1925, p. 19).

LITTAUER, *Zentralbl. f. Gyn.*, 1923, n° 47.

LOMBARDO, Dar la conoscenza della endomicosi cutanea (Communication faite à la *XVIIe Réunion de la Soc. de dermat. et de syphil. italienne*, Bologne, 1920, jubilé de Majocchi. Faenza, Pozzo et fils, édit., 1921).

LOMBARDO, Dermite endomicetica interdigitale (*XVIIIe Réunion de la Soc. ital.*

de dermatol., Rome, décembre 1921 ; *Giorn. ital. d. mal ven.*, 1922, fasc. 2).

LOMBARDO, Nuove osservaziono di endomicosi cutanea (*Giorn. ital. mal. d. ven.*, 1923, t. LXIV, p. 563).

MENDES DA COSTA, Bericht der Niederl. Ver. f. Dermatologen (*XXV. Allg. Versanne Ned. Tijdschrift voor Geneeskunde*, 1908 ; *D. J.*, p. 955).

MIESCHER, *Réunion de la Société dermat. suisse*, août 1912 ; *Ref. Dermat. Zentralbl.*, 1912, t. I, p. 60.

MIESCHER, Miliaria rubra oïdiomyceta (*Dermat. Wochens.*, 1921, t. LXXIII, p. 1265).

MITCHELL, Erosio interdigitalis blastomycetica (*Arch. Dermat. and Syphilis*, décembre 1922, n° 6, p. 675).

MUJIS, Endomyces albicans als Ursache einer Epidermomycosis inguinalis (*Dermat. Wochens.*, 1918, t. LXVI, p. 65) (Communication au *Congrès de dermatologie des Pays-Bas*, 26 mars 1916).

PAMOUKTCHIEFF, Contribution à l'étude de la forme vésico-pustuleuse de l'intertrigo mycosique (*Thèse de Lyon*, 1922, Imprimerie Express).

PELLIER, Sur une nouvelle forme parasitaire des onychomycoses (*Ann. de dermat. et syph.*, 1912, p. 563).

PETGES, Rapport sur les épidermomycoses (*Ier Congrès des derm. et syph. de langue française*, Paris, juin 1922. Masson, 1923).

PHALEN et NICHOLS, Blastomycosis of skin in Philippine Islands (*Philippine J. Sc.*, 1908, n° 3, p. 395).

PLAUT, *Archiv. f. Dermat. und Syph.*, 1921, Bd. 131, p. 378.

RAJKA, Soormykose der Haut (*Dermatol. Wochens.*, 1922, Bd. XXIV, n° 24, p. 561).

RASCH, Eczema margitanum Hebra and other mycoses ressembling eczema (*Acta dermat. ven.*, décembre 1922, t. CXI, p. 315).

SABOURAUD, La question des intertrigomycoses (à propos du rapport de M. Petges au Congrès récent des dermatologistes de langue française) (*Ann de dermat. et syph.*, 1923, n° 7, p. 425).

R. SABOURAUD, Ce que nous ont appris les intertrigos (*La Médecine*, novembre 1926, p. 103).

SCHAMBERG, Memorandum on cutaneous thrush (*Arch. pédiatrie*, 1915, t. XXXII, p. 617).

SHELMIRE, Thrush infections of the skin (*Arch. Dermatol. and Syph.* décembre 1925, vol. XII, n° 6, p. 789). (Travail fait dans le laboratoire de la clinique dermatologique du professeur Riehl, à Vienne.)

SICOLI (A.), Dysidroses vraies et pseudo-dysidroses (*Annales de dermat. et syph.*, 1924, n° 2, p. 69).

STAHELI, Drei Fälle von Hautentzündung verursacht durch Oïdien (Dermatitis pustulosa oïdiomycetica) (*Archiv. f. Dermat. u. Syph.*, 1921, t. CXXXIV, p. 407).

STICKEL, Zur Frage der Erosio interdigitalis blastomycetica (*Dermat. Wochens.*, 1921, t. LXXII, p. 257).

TANNER et FREUER, Culture studies on an infection of the skin by Endomyces albicans (*Arch. Dermat. and Syph.*, 1920, nº 1, p. 365).

TILLMANN, Bemerkung zur Arbeit Kumer (ch. paronychie) (*Mitt. a. d. Grenzgeb. d. Med. u. Chir.*, 1922, t. XXXIV, p. 596).

TOMMASOLI, *Monatschr. f. prakt. Dermat.*, 1889, nº 11, p. 19.

VOLKMANN, Ueber eine besondere Form der chronischen Paronychie (zu der Arbeit von Kumer) (*Mitt. a. d. Grenzgeb. d. Med. und Chir.*, 1921, t. XXXIII, p. 662).

WHITFIELD, Unusual case of trichophytie infection (*Lancet*, 1908, nº 11, p. 237 ; *Brit. Journ. Dermat.*, 1908, t. XX, p. 274).

ZAPPA, Ricerche sulla sistematica del *Saccharomyces albicans* in rapporto alla morfologia ed alle sue attivita biochimiche (*Pathologica*, 1923, nº 358, p. 601-604).

ZINGALE, Sulle epidermomicosi delle mani e dei piedi con speciale riferimento a due di esse descritte da Kaufmann-Wolf (*Giorn. ital. d. mal. ven.*, 1923, t. LXIV, p. 929).

THÉRAPEUTIQUE

R. SABOURAUD, La défense de la peau contre les microbes (*Ann. de dermat. et de syph.*, 1899, p. 729).

R. SABOURAUD, L'eau d'Alibour (*Arch. de méd. des enfants*, 1898, p. 33).

R. SABOURAUD, Le soufre dans la thérapeutique dermatologique externe (*Presse médicale*, 20 décembre 1922, nº 101).

R. SABOURAUD, A propos de l'eau d'Alibour et de sa formule (*Gazette médicale de Bretagne*, 1926, p. 675).

R. SABOURAUD, L'eau d'Alibour, agent d'antisepsie externe (*Entretiens dermatologiques*, Doin, 1913, p. 394).

R. SABOURAUD, Traitement de la furonculose blépharo-ciliaire par la pierre divine (*Entretiens dermatologiques*, Doin, 1913, p. 272).

R. SABOURAUD, L'alcool iodé au 1/100, Les teintures d'iode dermatologiques (*Entretiens dermatologiques*, Doin, 1913, p. 403).

R. SABOURAUD, A propos des emplois du baume du Commandeur en dermatologie (*Entretiens dermatologiques*, Doin, 1913, p. 408).

R. SABOURAUD, Les cautérisations aux deux crayons (de nitrate d'argent et de zinc métallique) dans le traitement des scrofulodermites fongueuses, végétantes ou ulcéreuses (*Entretiens dermatologiques*, Doin, 1913, p. 489).

TABLE DES MATIÈRES

DEUXIÈME PARTIE

Les streptococcies épidermiques.

Pages.

TROISIÈME PARTIE

Les coccides eczématiformes.

QUATRIÈME PARTIE

Thérapeutique.

Pages.

4443 27. — Corbeil. Imp. Crété. — 4-1928.

AVRIL 1928

MASSON ET Cie
ÉDITEURS — PARIS

Radiologie Clinique du Tube Digestif

publié sous la direction

de MM. PIERRE DUVAL, J.-CH. ROUX, H. BÉCLÈRE

I. — ESTOMAC ET DUODÉNUM

par Pierre DUVAL

Jean-Charles ROUX | *Henri BÉCLÈRE*

(1928). Un volume in-4° (25×32) de 240 pages contenant 400 radiographies et 432 schémas inédits, reliure toile, fers spéciaux. . . . . **250** fr.

Relié en deux volumes pour expédition à l'étranger **265** fr.

CE LIVRE est le premier du genre. A une exigence nouvelle de la pratique, il apporte un type nouveau de publication : c'est un *Traité clinique* de Radiographie.

— il groupe 400 radiographies inédites d'affections de l'estomac et du duodénum.

— il donne de chacune un double commentaire : des dessins schématiques explicatifs et une description *médicale* détaillée, — description contrôlée *dans chaque cas* par un résultat opératoire *réel* ou par un traitement médical suivi et prolongé.

— il classe enfin ces images selon un plan qui permet de situer chaque cas concret à sa place dans la Pathologie.

Cet exposé de clinique sémiologique a été présenté avec une richesse de développement inédite encore dans un livre de diagnostic radiologique.

DANS LA MÊME SÉRIE (*En préparation*).

TOME II. — ***Intestin, Foie et Pancréas***

par MM. J. GATELLIER, F. MOUTIER et P. PORCHER

Pr. D. — 404.

*

H. ROUVIÈRE

Professeur à la Faculté de Médecine de Paris.

Anatomie humaine
Descriptive et Topographique

Traité complet en deux volumes ne se vendant pas séparément et comprenant 1.668 pages, 988 figures en noir et en couleurs.

2e *Édition* (1927) *Prix des 2 volumes*	Brochés.	**250** fr.
	Cartonnés tête rouge . .	**300** fr.

*Un cartonnage spécial en 3 volumes, au prix de **330** francs, permet l'expédition dans les pays où les envois sont limités à 3 kilos.*

CETTE *Deuxième Édition* comporte un grand nombre de modifications destinées à améliorer les descriptions, à les compléter et à mettre cet ouvrage au courant des travaux les plus récents. L'auteur a ajouté à l'étude du système nerveux un nouveau et très court chapitre sur le système nerveux parasympathique.

Cet ouvrage diffère de tous les traités publiés jusqu'à ce jour, tant en France qu'à l'Étranger, parce qu'il réunit l'étude de l'Anatomie descriptive et celle de l'anatomie topographique.

A. GOSSET

Professeur de Clinique chirurgicale à la Faculté de Médecine de Paris.

Travaux de la Clinique chirurgicale et du centre anticancéreux de la Salpêtrière

PUBLIÉS EN COLLABORATION

Deuxième série (1927). Un vol. de 275 p. avec 134 fig. **65** fr.

Travaux de la Clinique chirurgicale de la Salpêtrière

Première série (1926). Un volume de 244 pages, avec 118 figures. . . . . **65** fr.

Atlas de Radiographie Osseuse

I. SQUELETTE NORMAL

PAR

G. HARET A. DARIAUX
Électro-radiologistes des Hôpitaux de Paris.

Jean QUÉNU
Professeur agrégé à la Faculté de Médecine, Chirurgien des Hôpitaux de Paris

avec la collaboration de H.-P. CHATELLIER
Oto-rhino-laryngologiste des Hôpitaux

(1927). Un vol. in-4° (25×32) de 132 p. avec 123 fig. et 123 schémas.
Relié fers spéciaux. . . . . 160 fr.

C'EST un atlas de radiographie osseuse, *normale*, réalisé en collaboration par un chirurgien et deux radiographes expérimentés : il est destiné à servir d'instrument de travail à tous ceux qui ont besoin d'interpréter une radiographie, depuis l'étudiant jusqu'au clinicien.

On y trouvera toutes les images utiles : toutes les parties du squelette ont été reproduites, de face, de profil, de 3/4 et sous les angles où l'on peut pratiquement examiner un organe.

Les 65 premières images concernent *l'adulte*, les 60 dernières concernent *l'enfant* pris depuis la période fœtale jusqu'à 16 ans.

En face de chaque document a été publié *un schéma établi sous une forme nouvelle*; ce schéma, en effet, a été dessiné sur une seconde radiographie identique à la première et reproduite à la même échelle. Les notations anatomiques ont été portées sur cette seconde image, de sorte que le lecteur embrasse d'un coup d'œil : la radiographie, le schéma analytique et son commentaire anatomique.

DANS LA MÊME SÉRIE (*En préparation*).

Atlas de Radiographie osseuse. — II. *Système osseux* **pathologique**. *Luxations, Fractures, Affections acquises, Malformations.*

P. LECÈNE
Professeur à la Faculté de Médecine
de Paris.

R. LERICHE
Professeur à la Faculté de Médecine
de Strasbourg.

Thérapeutique Chirurgicale

OUVRAGE COMPLET EN TROIS VOLUMES

TOME I. — ***Généralités. — Membres***, par R. LERICHE. 644 pages.

TOME II. — ***Tête, Bouche, Cou, Thorax, Glande mammaire***, par P. LECÈNE; ***Rachis, Bassin***, par R. LERICHE; ***Nez, Oreilles, Larynx***, par F. LEMAITRE. 508 pages.

TOME III. — ***Abdomen et Organes Génito-Urinaires***, par P. LECÈNE, 646 pages.

(1926). Prix de chaque volume. Broché. . . . . **62** fr.
Prix de chaque volume. Relié toile, fers spéciaux . . . **75** fr.

La conception de cet ouvrage est entièrement nouvelle.
Les auteurs supposent connues du lecteur les données essentielles de clinique et de pathologie chirurgicale, c'est-à-dire l'anatomie pathologique, la sémiologie et le diagnostic positif et différentiel des lésions.

La thérapeutique chirurgicale comprend trois parties essentielles : 1° Les indications du traitement chirurgical; 2° La réalisation de ces indications; 3° Les résultats que donne l'acte chirurgical exécuté.

Max EINHORN
Professeur de Médecine au Post-Graduate Medical School de New-York

Le Tube duodénal

ses applications au diagnostic et à la thérapeutique

OUVRAGE TRADUIT PAR LE Dr GUSTAVE MONOD

(1927). Un volume de 136 pages avec 126 figures et 29 planches en noir et une planche double en couleurs. . . . . . . **25** fr.

Pierre DELBET
Professeur de clinique chirurgicale à la Faculté de Médecine de Paris.

MENDARO
Assistant étranger à la clinique du professeur Delbet.

Les Cancers du sein

(1927). Un volume de 346 pages avec 238 figures et 4 planches hors texte en couleurs . . . . 50 fr.

ÉTUDE histologique générale. — Classification morphologique des tumeurs du sein. — Classification physiologique. — Pathogénie, Étiologie. — Symptomatologie. — Diagnostic. — Statistique générale. — Evolution des principales variétés des cancers. — Curage du creux susclaviculaire. — Opérabilité. — Opérations pour récidive. — Technique opératoire. — Thérapeutique non opératoire.

Jacques LEVEUF *Ch.* GIRODE
Chirurgiens des Hôpitaux.

Le Traitement des fractures du col du fémur

par la méthode du Professeur DELBET

(1927). Un volume de 148 pages avec 164 figures. . . . 30 fr.

S'IL avait paru jusqu'à présent des ouvrages très documentés en ce qui concerne l'anatomie et la pathologie des fractures du col, aucun ne donnait, avant ce livre, d'indications suffisantes permettant un jugement sur les résultats définitifs de cette méthode.

André LAMBLING
Ancien interne des Hôpitaux de Paris

Les Tumeurs villeuses du rectum

(1928). Un volume de 120 pages avec 14 figures. . . . 18 fr.

ÉTUDE histologique, clinique et thérapeutique de ces affections fréquentes et récemment encore peu connues. Travail basé sur de nombreuses observations personnelles.

F. LEJARS
Professeur de Clinique chirurgicale à la Faculté de Médecine de Paris.
Chirurgien de l'hôpital Saint-Antoine.
Membre de l'Académie de Médecine.

Exploration Clinique
et diagnostic chirurgical

DEUXIÈME ÉDITION ENTIÈREMENT REFONDUE

(1927). Un volume de 912 pages avec 1.054 photographies et dessins originaux, broché . . . . **100** fr.
Relié toile . . . . **120** fr.

Pour établir cliniquement un diagnostic, il faut deux opérations distinctes mais connexes; d'abord la *recherche des signes physiques*, l'exploration, opération sensorielle qui nécessite une technique réglée et un entraînement progressif, puis l'*interprétation rationnelle des signes recueillis*, opération intellectuelle qui suppose des connaissances étudiées en pathologie.

« Devant telle ou telle affection régionale, dit le Professeur Lejars dans sa préface, *à quoi penser? comment explorer?* Je répéterai maintes fois ces deux appels qui traduisent au mieux l'idée qui m'a conduit. » Il faut que le médecin — que tout médecin — sache regarder, palper, percuter, mobiliser, explorer, pour tout dire.

C'est cette technique, qui est *figurée et décrite* dans ce bel ouvrage : *figurée* par des photographies abondantes, inédites, *décrite* dans un style concis qu'ont su apprécier les médecins du monde entier pour lesquels « La Chirurgie d'urgence » du Professeur Lejars a toujours été le guide sûr et indispensable.

F. LEJARS

Traité de chirurgie d'urgence

8e Édition (1921). *2e tirage* (1925). 1.120 pages, 1.100 figures, 20 planches : broché. **140** fr. Relié toile, en 2 vol. **175** fr.

M. CHIRAY
Professeur agrégé à la Faculté de Médecine de Paris.
Médecin des Hôpitaux.

I. PAVEL
Assistant Universitaire à la Faculté de Médecine de Bucarest.

La Vésicule biliaire

Anatomie, Physiologie, Sémiologie, Pathologie Thérapeutique.

AVEC UN EXPOSÉ DE RADIOLOGIE VÉSICULAIRE

par A. LOMON, Électro-radiologiste des hôpitaux de Paris.

(1927). Un volume de 568 pages avec 158 figures et 4 planches en couleurs. . . . . 70 fr.

MONOGRAPHIE complète de la vésicule biliaire. Après un exposé d'anatomo-physiologie, on trouvera développés :
Les méthodes d'examen (Epreuves de l'excrétion vésiculaire provoquée, Radiologie de la vésicule). *Les syndromes vésiculaires. La pathologie vésiculaire.* Enfin *des considérations thérapeutiques tant médicales que chirurgicales.*

Le travail des auteurs ne s'est pas limité aux travaux principaux, on trouvera à leur place maints documents intéressants, maints faits cliniques qui n'avaient pas été groupés jusqu'à présent.

Félix RAMOND
Médecin de l'Hôpital Saint-Antoine.

Les Maladies de l'estomac et du duodénum

(1927). Un volume de 414 pages avec 17 figures . . . . 40 fr.

NOTIONS d'anatomie, d'histologie et de physiologie gastrique. — Étiologie générale des maladies de l'estomac. — Interrogatoire et examen du dyspeptique. — L'Examen radiologique et chimique, autres recherches pratiques de laboratoire. — Les Grands symptômes et les Grands syndromes gastriques. — Les Gastrites. — Les Ulcérations de l'Estomac, ulcérations aiguës, ulcère chronique. — Les duodénites et les périduodénites. — Les Tumeurs de l'Estomac. — L'Aérophagie et l'Aérogastrie ; hernie gastrique diaphragmatique. — Les Sténoses pyloriques et médio-gastriques, les dilatations de l'estomac, la ptose de l'estomac. — Les spasmes gastriques, l'atonie gastrique, l'incontinence pylorique. — Les dyspepsies secondaires et réflexes. — Les dyspepsies nerveuses. — Régimes et médications.

Gaston COTTE

Professeur agrégé à la Faculté de Médecine de Lyon.
Chirurgien des Hôpitaux.

Les Troubles Fonctionnels de l'Appareil génital de la femme

ÉTUDE PHYSIOLOGIQUE, CLINIQUE ET THÉRAPEUTIQUE

Un volume grand in-8 de 570 pages avec 117 figures. . **60 fr.**

L'AUTEUR dans une série de chapitres étudie la *menstruation et ses troubles :* insuffisances menstruelles et aménorrhée, hyperménorrhées, polyménorrhées et métrorragies, troubles du molimen cataménial et crise intermenstruelle ; *la copulation, le sens génital et leurs troubles :* dyspareunies, vaginisme, hyperexcitation génitale et frigidité : *la fécondation de l'ovule, la nidation de l'œuf* et la stérilité de la femme qui en est le corollaire. L'auteur étudie ensuite *les sécrétions de l'appareil génital et leurs troubles.*

A propos de la *circulation sanguine de l'appareil génital,* il décrit la congestion utéro-annexielle sous ses différents aspects. Après quelques rappels anatomiques sur *l'innervation de l'appareil génital,* il consacre de très bonnes pages à la dysménorrhée et aux autres syndromes sensitifs de la sphère génitale.

Dans un dernier chapitre enfin, réservé aux *insuffisances ovariennes et aux troubles consécutifs à la castration,* il montre ce qu'on est en droit d'attendre aujourd'hui d'une opothérapie bien comprise et des greffes chirurgicales.

H. VIGNE

Accoucheur des hôpitaux de Paris.

B. JEAN

Ancien interne de la Maison départementale de la Seine.

L'Année obstétricale

Travaux de 1925 et Questions obstétricales d'actualité

avec la collaboration de V. ROBIN
Professeur à l'École nationale vétérinaire d'Alfort.

(1927). Un volume de 248 pages. . . . . **40 fr.**

BIBLIOGRAPHIE systématique des travaux obstétricaux parus en 1925. C'est en quelque sorte un annuaire obstétrical.

G. MARION
Professeur agrégé à la Faculté de Médecine de Paris.
Chirurgien du Service Civiale (Hôpital Lariboisière).

Traité d'Urologie

2e Édition refondue (1928). Deux volumes formant ensemble 1.192 pages avec 482 figures et 31 planches hors texte en couleurs, relié toile, fers spéciaux. . . . . 200 fr.

C'est un exposé de tout ce qui touche à l'Urologie, présenté d'une façon essentiellement pratique.

Il comprend : 1° *Une description de l'anatomie* macroscopique et microscopique des organes urinaires.

2° Un chapitre sur les *diverses méthodes d'exploration*, y compris la technique des Examens de laboratoire chimiques et bactériologiques.

3° Une étude des grands symptômes urinaires et leur signification : ce chapitre de *sémiologie* générale, que l'auteur considère comme la base des maladies des voies urinaires, constitue avec le précédent un véritable Traité de diagnostic urologique.

4° *La pathologie* des affections de l'appareil urinaire tient naturellement la plus grande place avec pour chacune d'elles un exposé sur l'étiologie, l'anatomie pathologique, les symptômes, le diagnostic, le pronostic et le traitement.

5° La partie *thérapeutique* est exposée de la même manière éminemment pratique et répond à cette nécessité de tout ouvrage de spécialité d'être à la fois médico-chirurgical. On y trouvera un *formulaire urologique* avec renseignements précis sur les médications, les régimes et modèles d'ordonnance, formulaire qui sera très apprécié des praticiens.

6° Mais c'est surtout la *technique opératoire* urologique qui constitue la partie la plus originale et la plus personnelle de l'ouvrage.

L'auteur ne décrit qu'une seule technique pour chaque opération : celle que l'expérience lui a montré être la meilleure, celle dont le lecteur doit attendre des résultats satisfaisants.

Cette partie de technique est complétée par l'étude des *explorations instrumentales* (cystoscopie, cathétérisme urétéral, urétroscopie, étincelage).

Dr *Constantin V. ECONOMO*
Professeur de Psychiatrie et de Neurologie à l'Université de Vienne.

L'Architecture cellulaire normale de l'Écorce cérébrale

ÉDITION FRANÇAISE, par le Dr LUDO VAN BOGAERT
Agrégé à l'Université libre de Bruxelles.

(1928). Un volume grand in-8 de 184 pages avec 61 figures. **80** fr.

CET ouvrage d'une haute tenue scientifique est l'œuvre personnelle d'un des maîtres de la Neurologie contemporaine; il a pour but de fournir aux psychiatres, aux neurologues, aux chercheurs, aux étudiants, sous une forme aisément accessible, les notions indispensables à la connaissance de l'*architectonie cellulaire corticale*.

Dans cet ouvrage, le Professeur Economo détermine par une description de la structure générale, les caractères principaux des champs les plus importants de l'écorce cérébrale, en même temps qu'il indique leur fonction. Il apporte ainsi à l'anatomie macroscopique, un moyen nouveau pour la délimitation des lobes et des régions; il établit pour les lobes pariétal, occipital, temporal, et en partie pour le cerveau olfactif d'autres limites que celles jusqu'à présent admises.

Pierre MARIE

Travaux et Mémoires

TOME PREMIER

(1927). Un volume de 350 pages avec figures. . . . . . **30** fr.

TOME DEUXIÈME

(1928). Un vol. de 394 pages avec 48 figures et 2 planches. **30** fr.

LE nom du Professeur Pierre Marie est resté attaché aux grandes questions de Neurologie. Ses travaux épars dans les nombreux journaux, les revues et les recueils divers, ont été intégralement reproduits et groupés ici.

A. C. GUILLAUME

Vagotonies, Sympathicotonies Neurotonies

2e Édition (1927). Un volume de 562 pages. . . . . . 40 fr.

Étude *étiologique, clinique et thérapeutique* des états de déséquilibre du système nerveux de la vie organo-végétative. L'auteur expose tout d'abord sa classification des états de déséquilibre vago-sympathique, conforme aux états morbides rencontrés en clinique. Il consacre les chapitres suivants à la description clinique des syndromes de vagotonie, de sympathicotonie et de neurotonie, aux méthodes d'exploration de la vie organo-végétative, aux états morbides qui s'apparentent à la vagotonie, à la sympathicotonie et aux neurotonies. L'ouvrage se termine par une étude des causes provocatrices de ces états, leur diagnostic et leur traitement.

P. GILIS

Professeur d'Anatomie à la Faculté de Médecine de Montpellier.

Anatomie élémentaire des centres nerveux et du sympathique chez l'homme

(1927). Un vol. de 252 pages avec 35 dessins et 1 planche. 20 fr.

A.-C. GUILLAUME

Les Radiations lumineuses en physiologie et thérapeutique

DE L'INFRA-ROUGE A L'INFRA-VIOLET

(1927). Un volume de 516 pages avec 17 figures . . . 40 fr.

Ce qu'il importe de savoir pour le médecin c'est beaucoup plus le pourquoi des modes d'action des radiations, leurs effets physiologiques et pathologiques, que de connaître des règles d'applications et de dosage thérapeutique, puisqu'on n'est pas encore fixé sur la réelle valeur de l'activité de ces radiations.

Les radiations lumineuses ont-elles cette efficacité qu'on leur attribue? Quels peuvent être leurs inconvénients? C'est ce que dit l'auteur dans cet ouvrage.

E. GÉRAUDEL

Chef de laboratoire à la Faculté de Paris.

Le Mécanisme du cœur

et ses anomalies

ÉTUDES ANATOMIQUES
ET ÉLECTROCARDIOGRAPHIQUES

(1928). Un volume de 286 pages avec 200 figures. . . 55 fr.

L'AUTEUR détermine par l'étude des anomalies du mécanisme cardiaque, le fonctionnement normal du cœur.

La division générale de l'ouvrage est la suivante :

Exposé de l'électrocardiographie, principe et technique. Rappel des notions anatomiques indispensables à toute étude sur le mécanisme cardiaque; description de l'électrocardiogramme normal et de ses variétés.

L'auteur aborde alors les anomalies du mécanisme cardiaque. A chaque type, il joint l'explication classique, puis son explication personnelle.

R. LUTEMBACHER

HISTOPATHOLOGIE VIVANTE

Structure des muscles striés

Étude Cinématographique des contractions normales et atypiques des muscles et du myocarde.

(1928). Un volume de 156 pages avec 103 figures. . . 45 fr.

ÉTUDE nouvelle et très personnelle à l'aide de la microcinématographie des contractions des muscles du cœur. L'auteur montre que les fibres striées possèdent une structure différente de celle admise jusqu'à présent. — Comme matériel d'étude, il utilise des muscles vivants dont les contractions sont suivies sous le microscope à l'aide du cinématographe. — C'est un ouvrage documentaire très richement illustré, un chapitre d'histopathologie vivante permettant de suivre toutes les anomalies fonctionnelles des muscles du cœur.

L. PELLISSIER

Ancien Interne des hôpitaux de Paris.

L'Hypertension artérielle solitaire

(1927). Un volume de 272 pages. . . . . 30 fr.

Marcel LABBÉ
Professeur à la Faculté de Médecine de Paris.

Floride NEPVEUX
Chef de laboratoire à la Faculté de Médecine de Paris.

Acidose et Alcalose

PHYSIOLOGIE, PATHOLOGIE, THÉRAPEUTIQUE

(1928). Un volume de 304 pages. . . . . 30 fr.

DANS les organismes vivants, il existe un équilibre remarquable entre les acides et les bases. Le sang, les humeurs, et la plupart des cellules offrent une réaction légèrement alcaline. Le *p*H qui mesure cette réaction est d'une grande constance : ses variations autour du chiffre moyen sont, à l'état physiologique, de très petite amplitude.

L'acidose et l'alcalose sont provoquées par une modification du mécanisme régulateur qui maintient l'équilibre acidobasique.

Cet ouvrage est une étude complète des états d'acidose ou d'alcalose qui s'installent dans l'organisme au cours de différents états pathologiques.

Marcel LABBÉ
Professeur à la Faculté de Médecine de Paris.

P.-L. VIOLLE
Chef de Laboratoire à la Faculté de Médecine de Paris.

Métabolisme de l'eau

ŒDÈMES — DIURÈSE — THÉRAPEUTIQUES HYDRIQUES

(1927). Un volume de 256 pages. . . . . 28 fr.

I. L'eau dans l'organisme. — II. Les œdèmes. — III. Les éliminations aqueuses. Les facteurs rénaux et extra-rénaux de la diurèse. — IV. Les épreuves de polyurie provoquée et l'épreuve de la diurèse fractionnée. — V. Etude de l'élimination urinaire de l'eau dans un certain nombre de cas pathologiques. — VI. Influence des boissons sur le métabolisme. Les régimes de boissons. — VII. La diurèse hydrominérale. — VIII. La thérapeutique hydrique.

Léon BINET
Professeur agrégé de Physiologie à la Faculté de Médecine de Paris.

Questions physiologiques d'actualité

(1927). Un volume de 228 pages avec 55 figures. . . . . 18 fr.

L. HUGOUNENQ et G. FLORENCE

Professeur à la Faculté de Médecine de Lyon.

Professeur agrégé à la Faculté de Médecine de Lyon.

Principes de Pharmacodynamie

CONSTITUTIONS CHIMIQUES PROPRIÉTÉS PHYSIOLOGIQUES

(1928). Un volume de 392 pages. . . . . 40 fr.

Ce livre est conçu suivant un plan simple, est accessible à tous : chimistes, physiologistes, médecins, pharmaciens.

Nous ne possédions, jusqu'ici en France, aucun traité de pharmacodynamie. Le mot même de pharmacodynamie, s'il est bien connu de quelques hommes de laboratoire spécialisés, est à peine compris du grand public médical. Et pourtant, il est peu de sciences intéressant directement la thérapeutique qui présentent autant que celle-ci un intérêt théorique et pratique.

Ch. ACHARD

Professeur de Clinique médicale à la Faculté de Médecine de Paris.

Clinique médicale de l'Hôpital Beaujon

3e Série (1928). Un volume de 326 pages avec 34 fig. . 32 fr.

Les deux premières séries de ces cliniques ont rencontré un vif succès; la première a été rapidement épuisée. Cette nouvelle série est conçue dans le même esprit; ces cliniques sont basées à la fois sur l'examen du malade et sur l'utilisation de toutes les ressources du laboratoire afin d'établir le diagnostic; les sujets en sont variés, tous intéressants par quelque acquisition récente, par quelque épreuve biologique nouvelle, par quelques aperçus de pathologie générale ou par quelques progrès thérapeutiques.

A. BESREDKA

Professeur à l'Institut Pasteur.

Etudes sur l'immunité dans les maladies infectieuses

(1928). Un volume de 414 pages. . . . . 30 fr.

Ces quinze études, quoique indépendantes les unes des autres, n'en constituent pas moins un ensemble qui permet de se faire une idée des problèmes éventuels de l'Immunité.

A. CALMETTE
Sous-Directeur de l'Institut Pasteur.

L'Infection bacillaire et la Tuberculose
chez l'homme et chez les animaux

Processus d'infection et de défense. Étude biologique et expérimentale. - Vaccination préventive

avec la collaboration de A. BOQUET et L. NÈGRE
Chefs de laboratoire à l'Institut Pasteur de Paris.

3e Edition (1928). Un volume grand in-8 de 884 pages avec 30 figures et 34 planches hors texte dont 25 en couleurs. **125 fr.**

La première partie de l'ouvrage « *L'ultra-virus et le bacille tuberculeux. — Les processus d'infection bacillaire* » réunit ce qui a trait au bacille, à ses toxines, aux types anatomo-pathologiques de l'infection tuberculeuse, à ses localisations, à ses voies d'accès.

La deuxième partie « *Tuberculose expérimentale et infection tuberculeuse chez les animaux* », comprend l'étude des différents modes d'inoculation ou d'infection tuberculeuse, de la tuberculose des animaux, en particulier de la tuberculose bovine ; le rôle du lait et de la viande des bovidés tuberculeux dans la contamination.

Dans une troisième partie sont étudiés : « *Les processus de défense et le diagnostic de l'infection tuberculeuse* », ferments cellulaires, réactions humorales, examen des produits d'expectoration ou de sécrétion, réaction tuberculinique et anticorps, avec les meilleures techniques pour leur recherche et pour leur titrage précis.

La dernière partie du livre expose les idées de l'auteur sur l'immunité antituberculeuse, relate les résultats de ses enquêtes personnelles sur la distribution géographique de l'infection bacillaire à travers le monde, résume toutes les tentatives effectuées pour réaliser soit la sérothérapie, soit la vaccination et les résultats obtenus.

A. CALMETTE
Sous-Directeur de l'Institut Pasteur.

La Vaccination préventive
contre la Tuberculose par le B. C. G.

avec la collaboration de C. GUÉRIN, A. BOQUET, L. NÈGRE

(1927). Un volume de 250 pages . . . . **22 fr.**

Léon BERNARD
Professeur à la Faculté de Paris.
Membre de l'Académie de Médecine.
Conseiller technique sanitaire.

Robert DEBRÉ
Professeur agrégé à la Faculté de Paris
Membre du Conseil supérieur
d'Hygiène publique de France.

Cours d'Hygiène

PAR MM.

ARNAUD — LÉON BERNARD — BIRAUD — BRUMPT
CAMUS — COUVELAIRE — CRUVEILHIER — DARRÉ
ROBERT DEBRÉ — DIENERT — DIMITRI — DOPTER
DUJARDIN-BEAUMETZ — DUVOIR — FEINE — FROIS
GOUGEROT — GUILLON — JOYEUX — KOHN-ABREST
H. LABBÉ — LESNÉ — LORTAT-JACOB — MARTEL — NATTAN-
LARRIER — NICOLAS — OTT — POTTEVIN — J. RENAULT
RIEUX — ROLANTS — GUSTAVE ROUSSY — SABOURAUD
SACQUÉPÉE — TANON — HENRY THIERRY — TIFFENEAU
VALLÉE — VITRY

TOME I. — ***Épidémiologie et prophylaxie des maladies infectieuses. Épidémiologie générale. Épidémiologie et prophylaxie spéciales. Prophylaxie générale. Hygiène sociale. Protection maternelle. Hygiène professionnelle.*** — *1.248 pages.*

TOME II. — ***Hygiène publique, hygiène alimentaire, hygiène urbaine.*** — *800 pages.*

(1927). Les deux vol. ensemble 2.060 pages avec 214 fig. **160** fr.

CET important ouvrage contient la documentation la plus neuve et la plus complète qui soit actuellement sur toutes les questions d'hygiène.

Aux *médecins* il donne, non des conceptions périmées réduisant essentiellement l'hygiène à la technique et à la police sanitaire, mais les moyens destinés à combattre le mal et les mesures propres à l'éviter.

Aux *techniciens spécialistes* il apporte l'enseignement théorique nécessaire pour les formations que réclame l'hygiène publique, il est le guide indispensable au cours de leurs visites et de leurs stages.

D'une documentation précise, ce Cours d'Hygiène est l'ouvrage à consulter à chaque instant, qu'il s'agisse d'un arrêté à prendre, d'un rapport à rédiger, d'un avis à donner, d'une construction à faire, etc.

A.-B. MARFAN
Professeur à la Faculté de Médecine de Paris.
Médecin de l'hospice des Enfants-Assistés.

Clinique des maladies de la première enfance

2e Série (1928). 656 pages avec 50 figures. . . . . . . 60 fr.

CETTE deuxième série de cliniques complète un ensemble dans lequel le professeur Marfan expose les résultats de ses travaux et de son expérience sur l'hygiène et les maladies du premier âge.

Les deux premiers ouvrages de cette série, l'un et l'autre épuisés : *Traité de l'Allaitement et de l'Alimentation des enfants du premier âge (3e édition)* et *Les affections des voies digestives dans la première enfance*, ont été suivis d'une *Première série de Cliniques* consacrée aux affections de la bouche, des voies respiratoirés, à la tuberculose, aux affections du cœur.

Cette deuxième série renferme une étude de la *Syphilis congénitale* et des *Anémies du premier âge*, une *Description du rachitisme avec un exposé critique des travaux récents sur cette affection*, une *étude des maladies des os, de la peau et du système nerveux des enfants.*

Clinique des maladies de la première enfance

1re Série (1926). 608 pages. . . . . 58 fr.

V. HUTINEL
Professeur honoraire de Clinique médicale infantile.

Le Syndrome malin dans les maladies de l'enfance

(1927). Un volume de 308 pages. . . . . 32 fr.

CARACTÉRISTIQUES cliniques du syndrome malin. — Symptôme, complications, rôle de certaines lésions organiques. — Conséquence des manifestations malignes (équilibre des liquides dans les états adynamiques). Synthèse des observations cliniques, discussion des explications qui en ont été tentées. — Essais d'hygiène et de prophylaxie.

P. NOBÉCOURT
Professeur à la Faculté de Médecine de Paris.
Médecin de l'hôpital des Enfants Malades.

CLINIQUE MÉDICALE DES ENFANTS

LIVRES de *science médicale appliquée.* Le clinicien qu'est le professeur Nobécourt met en scène le malade, il révèle son histoire, l'observe, l'examine, l'analyse, expose les méthodes mises en œuvre pour porter un diagnostic, les difficultés, les hésitations, les traitements institués. Enfin, il tire du fait particulier les enseignements d'ordre général qu'il comporte.

Le médecin trouve dans ces livres simples et clairs des idées nettes et précises sur la plupart des cas graves qu'il rencontre.

I. — Affections de l'Appareil respiratoire

Épuisé.

II. — Affections de l'Appareil circulatoire

(1925). Un volume de 372 pages avec 122 figures. . . . 40 fr.

III. — Troubles de la nutrition et de la croissance

(1926). Un volume de 404 pages avec 104 figures. . . . 45 fr.

IV. — Affections de l'Appareil urinaire

(1927). Un volume de 350 pages avec 56 figures. . . . 40 fr.

Vient de paraître

V. — Affections du Système nerveux

(1928). Un volume de 374 pages avec 70 figures. . . . 45 fr.

J. DARIER

Médecin honoraire de l'hôpital St-Louis.

Précis de Dermatologie

4e Édition (1928.) Un volume de 1102 pages avec 120 figures.
Broché. . . . . . . **85 fr.**; Cartonné toile. . . . **100 fr.**

(Collection de Précis Médicaux)

Ce livre, basé sur une longue et patiente expérience personnelle, est à la fois un traité de dermatologie, œuvre d'un spécialiste expérimenté, et un traité didactique des maladies de la peau d'une remarquable précision, éclairé des lumières de la pathologie générale.

L'Étude morphologique de l'affection cutanée est la première étape du diagnostic; l'auteur prend comme point de départ la lésion élémentaire dont les différentes manifestations constituent l'éruption; si la dermatose ne se manifeste pas par une éruption, il caractérise l'état morbide, choisit un certain nombre de formes dermatologiques élémentaires et signale les lésions anatomiques qu'elles traduisent.

La deuxième partie du livre est consacrée à l'étude des maladies de la peau proprement dites, des entités morbides à étiologie définie, classées suivant la nature de leur cause, et dans chacun de ses chapitres le Dr Darier envisage le diagnostic et le traitement.

Un mémento thérapeutique comprenant des formules toutes expérimentées à l'hôpital ou en clientèle termine cet ouvrage.

Dr L. BROCQ

Cliniques Dermatologiques

2e Série (1927). Un volume de 600 pages. . . . . . . 70 fr.

Le Docteur Brocq avait déjà publié dans une première série de clinique ses principales leçons professées au lit du malade; il les complète par un second volume. Avec ce nouveau livre qui, sur 58 cliniques, en contient 37 non éditées jusqu'à ce jour, on aura une idée exacte des principaux travaux dermatologiques de l'auteur et de l'influence qu'ils ont pu exercer dans la spécialité.

Cliniques Dermatologiques

1re Série (1924). Un volume de 740 pages avec 54 figures **100 fr.**

F. TERRIEN
Professeur de Clinique ophtalmologique à la Faculté de Médecine de Paris.
Ophtalmologiste de l'Hôtel-Dieu.

Chirurgie de l'Œil et de ses annexes

3ᵉ Édition (1927). Un vol. de 646 pages, avec 565 fig. **100 fr.**

Après avoir rappelé les notions anatomiques avec les points de repère essentiels, et les précautions à prendre avant toute intervention, l'auteur décrit les opérations courantes.

L'étude des indications opératoires et celle des soins à donner à l'opéré ne sont pas négligées non plus que celle des complications pouvant survenir à la suite de l'intervention.

Ont été décrites en détail les opérations sur le globe oculaire, en particulier l'extraction de cataracte. Le lecteur trouvera exposées dans tous leurs détails les règles à suivre pour la situation de l'opérateur et de son aide, la tenue du couteau, la fixation de l'œil, la technique des incisions, les précautions à prendre.

F. TERRIEN

SÉMIOLOGIE OCULAIRE

Anatomie — Physiologie — Pathologie

I. — La Calotte cornéo-sclérale

(1923). 260 pages, 144 figures. . . . . 40 fr.

II. — Le Diaphragme irido-ciliaire

(1924). 240 pages, 126 figures. . . . . 40 fr.

III. — Le Cristallin

(1926). 240 pages, 158 figures. . . . . 40 fr.

Vient de paraître

IV. — Statique et dynamiques oculaires

(1928). 222 pages, 100 figures. . . . . 40 fr.

TRAITÉ DE PHYSIOLOGIE NORMALE ET PATHOLOGIQUE

OUVRAGE COMPLET EN 11 VOLUMES

Publié sous la direction de G.-H. ROGER

Professeur de Physiologie à la Faculté de Médecine de Paris.
Doyen de la Faculté.

Secrétaire Général: **Léon BINET**

Professeur agrégé de Physiologie à la Faculté de Médecine de Paris.

C'EST la première fois que, conçu sous une forme aussi large, paraît un *Traité de physiologie normale et pathologique.*

Ce nouveau *Traité de Physiologie* en onze volumes, publié sous la direction du professeur Roger, n'est ni un compendium de physiologie, où seraient accumulées toutes les données de la biologie, ni un simple résumé de physiologie appliquée. C'est une œuvre assez étendue pour que chacun des collaborateurs, choisis parmi les plus compétents, puisse y développer son effort personnel et par une critique raisonnée mettre au point une question donnée.

Seul, un traité comme celui-ci, largement conçu et largement réalisé, permet à la fois la documentation, la recherche, l'étude et une direction, pour l'application.

Vient de paraître

TOME III. ***Fonctions hépatiques et excrétion.*** — (1928). Un volume de 756 pages avec 81 figures, broché **70** fr. Relié **85** fr.

Physiologie du foie, par G.-H. ROGER. — Physiologie de la vésicule et des voies biliaires extra hépatiques, par M. CHIRAY et PAVEL. — Les foies des invertébrés, par L. CUÉNOT. — L'excrétion, par L. CUÉNOT.— Physiologie des reins, par F. RATHERY. — Excrétion de l'urine, par Ch. DUBOIS.

Vient de paraître

TOME IV. ***Les sécrétions internes.*** — (1928). Un volume de 586 pages avec 125 figures. Broché. . . . . **65 fr.**
Relié. . . . . **80 fr.**

Étude générale des sécrétions internes, par J.-E. Abelous. — Pancréas. Sécrétion interne, par E. Hédon et L. Hédon. — La rate, par J.-E. Abelous, R. Argaud, L.-C. Soula. — Le Thymus, par J. Parisot et G. Richard. — Glande pinéale, par M. Laignel-Lavastine. — Glande thyroïde, par MM. Garnier et R. Huguenin. — Les glandes parathyroïdes, par M. Garnier et R. A. Turpin. — Hypophyse et région infundibulo-tubérienne, par Gustave Roussy et J.-J. Gournay. — Les insuffisances surrénales, par A. Tournade.

Précédemment publié

TOME VII. ***Les Humeurs. Sang et Lymphe. Réactions d'immunité.*** — Un volume de 520 pages avec 58 fig. dans le texte, broché. . . . . **50 fr.**
Relié. . . . . **65 fr.**

Sang, propriétés générales et morphologie (J. Jolly). — Hémoglobine et ses dérivés (René Fabre). Les Albuminoïdes respiratoires chez les invertébrés (L. Cuénot). — Plaquettes sanguines (Ph. Pagniez). — La Moelle osseuse (G.-H. Roger). — Coagulation du sang (M. Doyon). — Hémorragies (Henri Delaunay). — La Transfusion du sang (P.-Emile Weil). — Le Système lacunaire (Ch. Achard). — La Lymphe (Léon Binet et Justin-Besançon). — Ganglion lymphatique (Schulmann). — Immunité, antigènes, anticorps (J. Bordet). — Théories de l'anaphylaxie (A. Besredka).

TOME XI et dernier. — ***Reproduction et Croissance.*** — Un vol. de 516 pages avec 93 fig. dans le texte, broché. . **50 fr.**
Relié fers spéciaux. . . . **65 fr.**

Genèse des produits sexuels et fécondation (Ch. Champy). — L'Appareil génital mâle (H. Busquet). — L'Appareil génital femelle (Henri Vignes). — Caractères sexuels secondaires (A. Pezard). — La Gestation, l'Embryon et le Fœtus, le Placenta (H. Vignes). — La Femme enceinte (H. Vignes et E. Bach). — Physiologie du nouveau-né et du nourrisson (Léon Binet). — La Sécrétion lactée (Ch. Porcher). Etude histologique de la croissance (Ch. Champy). — Etude physiologique de la croissance (E. Lesné et Léon Binet). — Hérédité (E. Rabaud). — Tératologie (E. Rabaud).

Sous presse et en préparation

TOME I. ***Physiologie générale.*** — (environ 500 pages).

TOME II. ***Digestion.***
(1928). Un volume avec figures. . . . . . . *Paraîtra en 1928.*

TOME V. ***Respiration.*** — (environ 450 pages).

TOME VI. ***Circulation.*** — (environ 500 pages).

TOME VIII. ***Physiologie musculaire. Chaleur animale.*** — (environ 650 pages) . . . . . . *Paraîtra en 1928.*

TOMES IX et X. — ***Physiologie nerveuse.*** — (environ 550 pages chacun).

NOUVEAU TRAITÉ DE MÉDECINE

PUBLIÉ SOUS LA DIRECTION DE MM. LES PROFESSEURS

G.-H. ROGER F. WIDAL P.-J. TEISSIER

Secrétaire de la Rédaction : Marcel GARNIER

22 FASCICULES grand in-8°, avec nombreuses figures dans le texte, en noir et en couleurs, et planches hors texte en couleurs, sous une élégante 1/2 reliure toile, dos plat.

CETTE encyclopédie est l'entreprise la plus considérable de l'édition médicale française depuis 1920.

L'ouvrage a rencontré dans le monde entier le succès le plus marqué et certains volumes en sont à leur troisième édition.

Cet accueil est dû à la judicieuse conception de l'œuvre scientifique et plus encore pratique, à la rigoureuse conscience et à la haute valeur des savants français et étrangers qui se sont groupés autour des directeurs et enfin à sa superbe présentation. Les volumes restant à paraître sont actuellement sous presse et l'ouvrage sera complet au début de 1928.

FASCICULE I. *Maladies infectieuses.* — *2e édition* (1925). 584 pages, 66 figures, 3 planches en couleurs. . . . . 60 fr.

Notions générales sur les infections. — Les Septicémies. Les Streptococcies. Érysipèle. — Pneumococcie et Pneumonie. — Staphylococcie. — Infections à Tétragènes. Infections à Cocco-bacille de Pfeiffer, à Diplobacille de Friedländer — Entérococcie. Psittacose. Infections à Proteus vulgaris. Infections putrides et gangreneuses. Méningococcie. Gonococcie.

FASCICULE II. *Maladies infectieuses* (*suite*). — *2e édition.* 912 pages, 98 figures, 10 planches en couleurs. . . . . 85 fr.

Scarlatine. — Quatrième maladie, Cinquième maladie. Rubéole, Rougeole, Variole, Varicelle. — Vaccine. — Le Zona, les Herpès et les Fièvres herpétiques. — Fièvre aphteuse. — Suette miliaire. — Charbon. — Typhus exanthématique. — Coqueluche. — Oreillons. Diphtérie. — Tétanos. — Rhumatisme articulaire aigu. — Dengue, Fièvre de pappataci.

FASCICULE III. *Maladies infectieuses* (*suite*). — *3e édition* (1927). 608 pages, 62 figures, 4 planches en couleurs. . 70 fr.

Fièvres typhoïde et paratyphoïdes. — La Dysenterie bacillaire. —

Colibacillose. — L'Amibiase. — Choléra.— Botulisme et Fièvre de Malte ou Mélitococcie. — La Fièvre des tranchées. — La Grippe. — La Peste. — La Fièvre jaune.

FASCICULE IV. *Maladies infectieuses et parasitaires.* — 2e édition (1925). 820 p., 134 fig. et 5 pl. en couleurs. **75 fr.**

Maladie de Heine-Médin. — Encéphalite léthargique. — La Rage. — La Tuberculose. — Septicémie tuberculeuse. — Les Pseudo-tuberculoses. — Morve. — Lèpre. — Verruga. — Actynomicose. Aspergillose. — Les Mycétomes. Les Oosporoses. Les Sporotrichoses. Les Blastomycoses. — Spirochétoses. — Syphilis ou Tréponémose.

FASCICULE V. *Tome I. Maladies infectieuses et parasitaires (fin).* — 2e édition (1924). 452 pages, 196 figures, 3 planches en couleurs. . . . . **55 fr.**

Chancre simple. Granulome des organes génitaux. — Chancre et bubon poradéniques. — Goundou, Pian. — Fièvres récurrentes. — Sodoku. — Le Paludisme, La Fièvre bilieuse hémoglobinurique. — Kala-Azar. Bouton d'Orient. — Trichinose. — Filariose, Strongylose. Distomatose, Coccydiose, Sarcosporidiose. — Echinococcose, Cysticercose. — Trypanosomoses humaines, Bilharzioses. — Erythème polymorphe et Érythème noueux.

Tome II. Le Cancer. — 2e édition (1927). Un volume avec figures et planches en couleurs. . . *Paraîtra en octobre 1928.*

FASCICULE VI. *Intoxications.* — 2e édition (1925). 520 pages, 27 figures, 4 planches en couleurs . . . . **65 fr.**

Les intoxications. — Saturnisme, Intoxications par le cuivre, le zinc, l'étain. — Phosphorisme. Arsenicisme. Hydrargyrisme, Intoxication par l'oxyde de carbone, le gaz d'éclairage, l'hydrogène sulfuré, le sulfure de carbone, les hydrocarbures. — Intoxication par l'acide picrique. — Intoxication par les gaz de guerre. — L'Alcoolisme. — Caféisme. — Théisme. — Intoxication par le kawa. — Intoxications par l'opium, l'éther, la cocaïne. — Tabagisme. — Intoxications diverses. — Intoxication d'origine alimentaire. — Intoxication par les champignons.

FASCICULE VII. *Avitaminoses. Maladies par agents physiques. Troubles de la nutrition.* — 2e édition (1924). 584 pages 36 figures . . . . **65 fr.**

Vitamines et Avitaminoses. — Scorbut. — Scorbut infantile. — La Pellagre. — Bériběri. — L'Intoxication par les venins et la sérothérapie antivenimeuse. — Troubles et maladies déterminés par l'Anaphylaxie. — Maladie Sérique. — Maladies par agents physiques. — Troubles et maladies de la nutrition.

FASCICULE VIII. *Affections des glandes endocrines. Troubles du développement.* — 2e édition (1925). 462 pages, 107 figures, 1 planche en couleurs . . . . **55 fr.**

Troubles du développement général. — Pathologie de l'hypophyse. — Acromégalie. — Pathologie de la glande pinéale. — Pathologie de la glande thyroïde. — Myxœdème. Goitre exophtalmique. — Pathologie des parathyroïdes. — Pathologie du thymus. — Pathologie des capsules surrénales. — Troubles des glandes génitales. — Syndromes pluriglandulaires.

FASCICULE IX. ***Affections du Sang et des Organes hématopoïétiques.*** — (1927). 1 volume de 802 pages avec 184 figures et 8 planches en couleurs . . . . **80 fr.**

Pathologie du globule rouge, Chloroanémies, Anémies graves, Polyglobulies. — Pathologie du globule blanc. Leucocytoses, Leucémies, Affections hémorragipares, Hémophilie. — Purpura. — Pathologie des organes hématopoïétiques. — Pathologie de la moelle osseuse, des ganglions. — Pathologie de la rate.

FASCICULE X. ***Pathologie de l'Appareil circulatoire.*** *En préparation.*

Pathologie du cœur. — Pathologie du système artériel. — Aortites anévrisme de l'aorte. — Pathologie du système veineux.

FASCICULE XI. ***Pathologie de l'appareil respiratoire.*** (Nez, Larynx, Trachée, Bronches, Poumons). — ***2e édition*** (1926). 658 pages, 90 figures, 5 planches . . . . **70 fr.**

Sémiologie de l'appareil respiratoire. — Pathologie du nez et du larynx. — Affections de la trachée et des bronches. — Asthme. — Bronchopneumonies. Pneumonoconioses. — Syphilis pulmonaire et autres affections du poumon. — Cancer pleuropulmonaire. — Kystes hydatiques du poumon.

FASCICULE XII. (1926). ***Pathologie de l'appareil respiratoire*** (*suite*). — ***2e édition.*** 596 pages, 56 figures, 10 pl. **70 fr.**

Tuberculose et pseudo-tuberculoses pulmonaires. — Pathologie de la Plèvre. — Pathologie du Médiastin et adénopathies trachéobronchiques.

FASCICULE XIII. ***Pathologie de l'Appareil digestif*** (Bouche, Pharynx, Œsophage, Estomac). — ***2e édition*** (1926). 858 pages, 138 figures, 4 planches en couleurs. . . . . **85 fr.**

Pathologie de la Bouche. — Pathologie du Pharynx. — Affections communes à la bouche et au pharynx. — Pathologie de l'Œsophage. — Pathologie de l'Estomac.

FASCICULE XIV. ***Pathologie de l'Appareil digestif*** (Intestin) — (1924). 580 pages, 168 figures, 7 planches en couleurs . . . . **65 fr.**

Pathologie de l'intestin. — Les Affections gastro-intestinales des Nourrissons. — Vers intestinaux. — Ankylostomiase. — Sémiologie des fèces. — Pathologie du rectum et du côlon terminal.

FASCICULE XV. ***Pathologie des glandes salivaires du pancréas et du péritoine.*** — ***2e édition*** (1926). 564 pages, 133 figures, 2 planches en couleurs . . . . **65 fr.**

Pathologie des glandes salivaires, — du Pancréas. — Affections, aiguës du Péritoine. — Affections chroniques du péritoine. — Kystes hydatiques du péritoine.

FASCICULE XVI. **Pathologie du Foie.** *Paraîtra en juin 1928.*

Affections du foie. — Abcès du foie. — Syphilis hépatique. — Kystes hydatiques du foie. — Ictères.

FASCICULE XVII. **Pathologie des Reins. *Affections des Reins. Hémoglobinimie.*** *Paraîtra en octobre 1928.*

FASCICULE XVIII. **Pathologie du système nerveux.** (*Sémiologie Générale*). — (1928). 812 pages, 256 figures en noir et couleurs, 2 planches en noir et couleurs . . . . **85 fr.**

Coma et apoplexie. — Céphalée. — Vertiges. — Troubles du sommeil; Troubles psychiques. — Aphasies. — Troubles de l'élocution. — Troubles de la Motilité. — Troubles de la Tonicité. — Troubles des réactions électriques. — Troubles de la réflectivité. — Troubles de la sensibilité. — Troubles sensoriels. — Liquide céphalo-rachidien.

FASCICULE XIX. **Pathologie du système nerveux (cerveau et cervelet).** — (1925). 1016 pages, 261 figures, 40 planches en noir et 6 planches en couleurs . . . . . . **105 fr.**

Syndrome pyramidal (Hémiplégie). — Hémianesthésie cérébrale. — Hémianopsie. — Épilepsie Jacksonienne. — Topographie cranio-encéphalitique, Syndromes corticaux. — Syndromes sous-corticaux. — Traumatismes du cerveau. — Infections. — Troubles circulatoires. — Tumeurs cérébrales. — Syphilis cérébrale. — Paralysie générale. — Encéphalopathies infantiles. — Pathologie du Cervelet. — Les Syndromes labyrinthiques.

FASCICULE XX. **Pathologie du système nerveux.** (Bulbe, nerfs craniens, méninges, moelle.). . *En préparation.*

Pathologie des tubercules quadrijumeaux, des pédoncules, de la protubérance, du bulbe. — Pathologie des nerfs craniens. — Pathologie des méninges. — Pathologie de la moelle.

FASCICULE XXI. **Pathologie du système nerveux** (Nerfs, sympathique, névroses.). — (1927). 900 pages, 415 figures, 1 planche double . . . . **85 fr.**

Névralgies, Syndromes radiculaires, Blessures des nerfs, Névrites, Poly-Névrites, Névrite interstitielle hypertrophique, Zona. — Les syndromes sympathiques. — Troubles vaso-moteurs. — Troubles trophiques. — Troubles viscéraux d'origine nerveuse. — Troubles thermiques d'origine nerveuse. — Migraine. — Névroses, Dyskinésies. — Maladies familiales du système nerveux.

FASCICULE XXII (et dernier). **Pathologie des Muscles, Os et Articulations.** — (1924). 560 pages, 209 figures, 2 planches en couleurs . . . . **65 fr.**

Affections des muscles. — Maladies des os. — Dystrophies osseuses. — Rachitisme. — Ostéomalacie. — Achondroplasie. — Pseudo-rhumatismes infectieux et toxiques. — Rhumatismes chroniques.

Précis de Technique Opératoire

PAR LES PROSECTEURS DE LA FACULTÉ DE MÉDECINE DE PARIS

Nouvelle série : 7 volumes avec de nombreuses figures.

CETTE collection est devenue, en France et dans tous les pays où elle a été traduite, un instrument classique de travail, et il n'y a guère d'étudiants ou de praticiens qui ne la possèdent.

Dans cette nouvelle série, les auteurs, s'adjoignant en la personne des jeunes prosecteurs leurs élèves et continuateurs, ont revu et au besoin récrit avec eux les différents volumes de la série. Des anciennes éditions n'ont été conservés que les chapitres de chirurgie restés classiques. Les techniques ont été remaniées et adaptées aux idées actuellement courantes. Les procédés anciens ont été supprimés et remplacés par les procédés modernes acceptés par la majorité des chirurgiens. De nouveaux chapitres ont été ajoutés.

L'illustration enfin a été presque entièrement refaite.

Appareil génital de la femme, par R. PROUST et le Dr CHARRIER. 6e *Édition* (1927). Broché. 18 fr. Cartonné. 25 fr.

Membre inférieur, par GEORGES LABEY et le Dr J. LEVEUF. 5e *Édition* (1923). Broché. . 18 fr. Cartonné. . . 25 fr.

Tête et cou, par CH. LENORMANT et P. BROCQ, 247 *figures*. 6e *Édition* (1923). Broché. . 18 fr. Cartonné. . . 25 fr.

Appareil urinaire et appareil génital de l'homme, par Pierre DUVAL et le Dr GATELLIER. 6e *Édition* (1923).
Broché. . 18 fr. Cartonné. . . 25 fr.

Pratique courante et Chirurgie d'urgence, par V. VEAU et le Dr D'ALLAINES. 7e *Éd.* (1924). Br.. 18 fr. Cart. 25 fr.

Thorax et membre supérieur, par A. SCHWARTZ et le Dr METIVET. 7e *Édition* (1925). Broché. 18 fr. Cart. 25 fr.

Abdomen, par M. GUIBÉ et J. QUÉNU. 6e *Édition* (1926).
Broché. . 22 fr. Cartonné. . . 30 fr.

COLLECTION DE PRÉCIS MÉDICAUX

Précis de
Pathologie Chirurgicale

BEGOUIN ET F. PAPIN — HENRI BOURGEOIS
PIERRE DUVAL ET J. GATELLIER
GOSSET ET D. PETIT-DUTAILLIS — JEANBRAU — LECÈNE
LENORMANT — PROUST ET R. SOUPAULT
TIXIER ET M. PATEL

CINQUIÈME ÉDITION, REVUE ET AUGMENTÉE

Paraîtra fin Avril 1928

L'ÉDITION qui parait aujourd'hui est plus qu'un tirage revisé, c'est un ouvrage entièrement refondu, et même, pour une part importante, un ouvrage *nouveau*.

Deux indications suffisent à montrer dans quel esprit a été conçue et réalisée cette refonte :

La première est l'étendue nouvelle du *Précis* qui est de plus de 5.000 pages contre 4.000 à l'édition précédente.

La seconde indication, c'est que tous les auteurs de la première heure ont travaillé, et travaillé de leur personne, à mettre sur pied cette cinquième édition; ils se sont, en outre, adjoint cinq collaborateurs nouveaux pris parmi ceux de leurs élèves que leurs travaux recommandaient à ce choix.

TOME I. — ***Pathologie Chirurgicale générale, Maladies générales des Tissus*** par P. LECÈNE, L. TIXIER, M. PATEL. — (1928). 962 pages, 360 figures.

TOME II. — ***Tête et rachis. Bassin***, par H. BOURGEOIS, CH. LENORMANT, R. PROUST et R. SOUPAULT. — (1928). 970 pages, 341 figures.

TOME III. — ***Cou, Thorax, Glandes mammaires*** par H. BOURGEOIS, P. LECÈNE, CH. LENORMANT. — 1928. 680 pages, 161 fig.

TOME IV. — ***Abdomen*** par A. GOSSET et D. PETIT-DUTAILLIS, PIERRE DUVAL, et J. GATELLIER. — (1928). 920 pages, 355 figures.

TOME V. — ***Appareil génital de l'homme. Pathologie urinaire. Gynécologie*** par E. JEANBRAU, P. BÉGOUIN et F. PAPIN (1928). 1044 pages, 302 figures.

TOME VI. — ***Fractures et Luxations. Affections acquises et congénitales des membres*** par E. JEANBRAU, L. TIXIER et M. PATEL; R. PROUST et R. SOUPAULT. — (1928). 1040 pages.

COLLECTION DE PRÉCIS MÉDICAUX

Précis de
Pathologie Médicale

PAR

F. BEZANÇON, MARCEL LABBÉ, LÉON BERNARD, J.-A. SICARD, A. CLERC, P.-ÉMILE WEIL, PHILIBERT, S.-I. DE JONG, A. SEZARY, CH. FOY, PASTEUR VALLERY-RADOT, G. VITRY, MARCEL BLOCH, J. PARAF et THIERS.

Ouvrage complet en 7 volumes.

TOME I. **Maladies infectieuses,** par FERNAND BEZANÇON et PHILIBERT. 540 pages, 75 figures : broché . . . . . . 35 fr.
Cartonné . . . . . 42 fr.

TOME II. **Maladies infectieuses** (2e Partie), par FERNAND BEZANÇON et PHILIBERT. — **Intoxications**, par LÉON BERNARD et JEAN PARAF. 646 pages, 91 figures : broché. . 35 fr.
Cartonné. 42 fr.

TOME III. *2e Édition.* **Maladies de l'appareil respiratoire,** par FERNAND BEZANÇON, et S.-I. DE JONG.
Paraîtra en 1928.

TOME IV. **Maladies du cœur et des vaisseaux,** par A. CLERC.
Paraîtra en 1928.

TOME V. (*2e Édition*). **Maladies du sang et des organes hématopoïétiques,** par P. ÉMILE WEILL et MARCEL BLOCH. **Maladies des reins,** par PASTEUR VALLERY-RADOT. 636 pages, 74 figures : broché. . . . . 35 fr.
Cartonné . . . . 42 fr.

TOME VI. *2e Édition.* **Maladies de l'appareil digestif et de la nutrition,** par MARCEL LABBÉ et G. VITRY. 830 pages, 403 figures : broché . . . . 40 fr.
Cartonné. . . . . 48 fr.

TOME VII. **Maladies du système nerveux,** par M. SICARD, CH. FOIX et THIERS. — **Glandes endocrines,** par A. SÉZARY.
En Préparation.

COLLECTION DE PRÉCIS MÉDICAUX

H. ROUVIÈRE

Précis d'Anatomie et Dissection

Tome I. — *4e Édition.* Tête, cou, membre supérieur (1925)

Tome II. — *4e Édition.* Thorax, abdomen, bassin, membre inférieur (1925).

Chaque volume : broché . . . . 32 fr.
Cartonné. . . . . 42 fr.

POIRIER — *BAUMGARTNER*

Précis de Dissection

4e Édition (1919). 360 pages, 241 figures :
Broché. . . . . 15 fr.
Cartonné. . . . . 22 fr.

Aug. BROCA

Précis de Médecine opératoire

2e Édition (1920). 296 pages, 510 figures : broché . . . 25 fr.
Cartonné . 32 fr.

G.-H. ROGER

Introduction à l'Étude de la médecine

8e Édition (1926). 812 pages : broché. . . . . 38 fr.
Cartonné. . . . . 45 fr.

G. WEISS

Précis de Physique biologique

5e Édition (1923). 576 pages, 584 figures : broché. . . 28 fr.
Cartonné. . 35 fr.

COLLECTION DE PRÉCIS MÉDICAUX

M. LAMBLING

Précis de Biochimie

3e Édition (1921). 2e tirage (1925) revu et corrigé par E. GLEY, professeur au Collège de France. 724 pages : broché. 38 fr.
Cartonné . . 46 fr.

A. RICHAUD

Précis de Thérapeutique et Pharmacologie

6e Édition (1924). 1042 pages, 14 figures : broché. . . 50 fr.
Cartonné. . 60 fr.

M. ARTHUS

Précis de Physiologie

7e Édition (1927). 1152 pages, 287 figures : broché . . 60 fr.
Cartonné. . 70 fr.

M. ARTHUS

Précis de Chimie physiologique

10e Édition (1924), 452 pages, 115 figures, 5 planches :
Broché. . . . . 35 fr.
Cartonné. . . . . 44 fr.

M. ARTHUS

Précis de Physiologie microbienne

(1921). 408 pages : broché. . . . . 25 fr.
Cartonné. . . . . 32 fr.

F. BEZANÇON

Précis de Microbiologie clinique

4e Édition . . . . *En préparation.*

COLLECTION DE PRÉCIS MÉDICAUX

M. LANGERON

Précis de Microscopie

4e Édition (1925). 1034 pages, 315 figures : broché . . **50 fr.**
Cartonné . **58 fr.**

Ch. JOYEUX

Précis de Médecine coloniale

(1927). 832 pages, 138 figures : broché. . . . . **55 fr.**
Cartonné. . . . . **65 fr.**

E. BRUMPT

Précis de Parasitologie

4e Édition (1927). 1452 pages, 795 fig., 5 pl. : broché. **90 fr.**
Cartonné. **100 fr.**

L. BARD

Précis d'Examen de laboratoire

4e Édition (1921). 830 pages, 162 figures : broché. . . **40 fr.**
Cartonné . . **48 fr.**

J. COURMONT Ch. LESIEUR A. ROCHAIX

Précis d'Hygiène

par Paul Courmont et A. Rochaix.

3e Édition (1925). 902 pages, 320 figures : broché. . . **50 fr.**
Cartonné. . **58 fr.**

COLLECTION DE PRÉCIS MÉDICAUX

J. DARIER

Précis de Dermatologie

4e Édition (1927). 1102 pages, 120 figures : broché. . 85 fr.
Cartonné. 100 fr.

A. LACASSAGNE *Étienne MARTIN*

Précis de Médecine Légale

3e Édition (1921). 752 pages, 115 figures : broché. . . 42 fr.
Cartonné. . 50 fr.

Ét. MARTIN

Précis de Déontologie et de Médecine professionnelle

2e Édition (1923). 344 pages : broché. . . . . 18 fr.
Cartonné. . . . . 24 fr.

L. OMBRÉDANNE

Précis clinique et Opératoire de Chirurgie infantile

2e Édition (1926). 1140 pages, 584 figures : broché. . 65 fr.
Cartonné. 75 fr.

P. NOBÉCOURT

Précis de Médecine des Enfants

5e Édition (1926). 1022 pages, 229 figures, broché. . . 58 fr.
Cartonné. . 70 fr.

V. MORAX

Précis d'Ophtalmologie

3e Édition (1921). 870 pages, 450 figures et 4 planches en coul.
Broché . . . . 52 fr.
Cartonné . . . . 60 fr.

COLLECTION DU MÉDECIN PRATICIEN

L'OBJET de cette collection : Dire au médecin traitant tout ce qu'il doit savoir d'une spécialité, lui indiquer les méthodes les meilleures de diagnostic et de traitement — les lui décrire avec des détails assez minutieux pour lui permettre de les appliquer sans mécompte et le conduire ainsi jusqu'au seuil qu'il ne peut dépasser par ses propres moyens ; — lui permettre d'autre part de guider le spécialiste dont il recherchera le concours et auquel il doit apporter un diagnostic précis ; lui apprendre enfin à utiliser pour le traitement les renseignements que la consultation, le laboratoire ou l'opération lui auront fournis.

G. LAURENS

Oto-Rhino-Laryngologie du médecin praticien

5e *Édition* (1926). 508 pages, 596 figures . . . . **40** fr.

Alb. TERSON

Ophtalmologie du médecin praticien

2e *Édition* (1920). 550 p., 356 fig., 1 planche en couleurs. **38** fr.

Pierre RÉAL

Stomatologie du médecin praticien

3e *Édition* (1926). 302 pages, 169 figures, 4 planches. . . **33** fr.

GUY-LAROCHE

Examens de Laboratoire du médecin praticien

2e *Édition* (1921). 412 pages, 117 figures, 1 planche en coul. **32** fr.

Gaston LYON

Consultations pour les Maladies des Voies Digestives

(1920). 360 pages. . . . . **20** fr.

COLLECTION DU MÉDECIN PRATICIEN

FLORAND et GIRAULT

Diagnostic et traitement des affections du tube digestif

(1922). 410 pages, 62 figures. . . . . 28 fr.

R. LEDOUX-LEBARD

La radiologie du médecin praticien

Radio-diagnostic des maladies de l'appareil digestif

(1926). 288 pages, 101 figures, 12 planches. . . . . 40 fr.

Nouveauté

Dr ÉTIENNE

Professeur agrégé à la Faculté de Médecine de Montpellier.

Traitement des Fractures par le praticien

(1927.) Un volume de 194 pages avec 145 figures . . . 16 fr.

Ce petit livre a été écrit pour le praticien, qui en présence d'une fracture, sans radiographie, sans appareil spécial, sans aide expérimenté, avec sa seule intelligence, son savoir et son habileté manuelle doit formuler et appliquer un traitement.

Paul SOLLIER Paul COURBON

Pratique sémiologique des Maladies mentales

Guide de l'Étudiant et du Praticien

(1924). 458 pages, 87 figures . . . . 30 fr.

COLLECTION
« MÉDECINE ET CHIRURGIE PRATIQUES »

DANS cette série de petits volumes sont publiées les monographies médicales qui — dans le domaine de la thérapeutique et de la clinique — naissent au jour le jour selon les besoins de l'actualité.

Elles complètent les grands traités et les manuels classiques qui répondent aux besoins généraux des médecins et des étudiants.

Ces ouvrages sont limités à un objet restreint, chacun d'eux est consacré à une question spéciale, ils paraissent assez facilement pour permettre de saisir au moment voulu tel problème précis soulevé par les progrès de la technique médicale.

J. FIOLLE
Professeur à l'École de Médecine de Marseille.

Le Curettage utérin
Indications, Technique, Résultats, Accidents

2e Édition (1924). 132 pages, 3 figures . . . . 12 fr.

P. MOURE
Chirurgien des Hôpitaux de Paris.

Chirurgie vasculaire conservatrice

(1923). 144 pages, 110 figures . . . . 12 fr.

J. A. SICARD
Médecin de l'Hôpital Necker.

L. GAUGIER
Licencié ès Sciences.

Traitement des varices par la méthode sclérosante

(1927). 102 pages, 8 planches hors texte. . . . . 12 fr.

Robert DUPONT
Ancien interne des Hôpitaux de Paris.
Ex-chef de clinique à la Faculté.

Roger LEROUX
Chef des travaux d'anatomie pathologique à la Faculté de Paris.

Jean DALSACE
Chef de Laboratoire à l'hôpital Saint-Antoine.

Technique des prélèvements et des biopsies dans la pratique clinique

(1926). 144 pages, 50 figures. . . . . 16 fr.

COLLECTION "MÉDECINE ET CHIRURGIE PRATIQUES"

Marcel LABBÉ
Professeur de Pathologie générale à la Faculté de Paris.

Le Traitement du Diabète

2e *Édition* (1926). 158 pages. . . . . 10 fr.

L. NÈGRE A. BOQUET
Chefs de laboratoire à l'Institut Pasteur.

Antigénothérapie de la Tuberculose par les extraits méthyliques de bacilles de Koch

(1927). 158 pages . . . . 16 fr.

Michel-Léon KINDBERG
Médecin des Hôpitaux de Paris.

La Collapsothérapie de la Tuberculose Pulmonaire

(1927). 160 pages, 12 figures. . . . . 15 fr.

P. GUIBAL (*de Béziers*)
Ex-interne des Hôpitaux de Paris.

Traitement chirurgical de la Dilatation Bronchique

(1924). 174 pages, 31 figures . . . . 12 fr.

CHIRAY *et* J. LEBON

Les Insuffisances Pancréatiques

(1926). 210 pages . . . . 20 fr.

Fidel FERNANDEZ-MARTINEZ

Traitement de l'Ulcus gastroduodénal

(1927). 138 pages. . . . . 12 fr.

Mise au point de la *question thérapeutique*, sans que soient négligées les considérations étiologiques et pathogéniques, bases du traitement. Etude complète de l'ulcère simple, de l'ulcère infecté et des complications les plus fréquentes.

COLLECTION
"MÉDECINE ET CHIRURGIE PRATIQUES"

LEROUX-ROBERT
Chef des Travaux de Physiothérapie oto-rhino-laryngée de l'Hôpital Saint-Louis.

La Hte Fréquence en O.-R.-Laryngologie

Diathermie, Haute tension, Effluvation,
Diathermo-Coagulation, Étincelage

2e *Édition* (1927). 216 pages, 113 figures. . . . . . . 26 fr.

André MOULONGUET
Oto-rhino laryngologiste des Hôpitaux de Paris.

Les Vertiges labyrinthiques

(1927). 166 pages, 17 figures. . . . . 18 fr.

C. PASCAL
Médecin en chef des asiles d'aliénés de la Seine.
J. DAVESNE

Traitement des maladies mentales par les chocs

(1926). 184 pages. 18 fr.

René CRUCHET A. RAGOT J. CAUSSIMON

La Transfusion du sang de l'animal à l'homme

(1927). 106 pages, 13 figures. . . . . 12 fr.

Exposé des recherches effectuées par les auteurs en vue de généraliser la transfusion de l'animal à l'homme. Historique. Procédés. Conditions de succès.

LORTAT JACOB
Médecin de l'Hôpital Saint-Louis.
POUMEAU-DELILLE
Interne des Hôpitaux de Paris.

La Syphilis médullaire

(1928). 152 pages . . . . 14 fr.

Acquisitions récentes touchant la symptomatologie, les formes cliniques, le diagnostic clinique et de laboratoire de la syphilis médullaire. Bases d'une thérapeutique rationnelle.

A. MARTINET

Diagnostic clinique

Examens et Symptômes

avec la collaboration des Docteurs :
DESFOSSES, G. LAURENS, Léon MEUNIER,
LUTIER, SAINT-CÈNE, TERSON

5e Édition. 1042 pages, 892 figures : broché. . . . . . 95 fr.
Relié toile. . . . 110 fr.

Thérapeutique clinique

avec la collaboration des Docteurs :
DESFOSSES, G. LAURENS, Léon MEUNIER, LOMON,
LUTIER, MARTINGAY, MOUGEOT, POIX,
SAINT-CÈNE, SÉGARD et TERSON

3e Édition (1926). 1510 pages, 351 figures : broché. . 130 fr.
Relié toile en 1 volume. . . . . 150 fr.
Relié toile en 2 volumes. . . . . 165 fr.

Henri HARTMANN

Diagnostic des principaux cancers

Avec la collaboration de : MM. BENSAUDE, BÉRARD, CHEVASSU,
DARIER, FORGUE, LEGUEU, LEMAITRE, MICHON, MORAX
NOVÉ-JOSSERAND, OKINCZYC, RIST, ROUSSY, SÉBILEAU.

(1927). Un volume de 64 pages avec 8 figures. . . . . 10 fr.

Maurice RENAUD
Médecin des Hôpitaux de Paris.

Les Cancers et leurs complications

ÉTUDE CLINIQUE DE LEUR ÉVOLUTION

(1927). Un volume de 324 pages avec 27 figures. . . . 30 fr.

Gaston LYON
Ancien Chef de Clinique médicale à la Faculté de Médecine de Paris.

Traité élémentaire de Clinique thérapeutique

11e *Édition* (1925). 1408 pages : broché. . . . . . . 90 fr.
Relié toile . . . . . 110 fr.

Précis de Clinique sémiologique

Diagnostics. — Pronostics et Traitements

(1925). 734 pages : broché . . 32 fr. Cartonné. . . 40 fr.

G. LYON
Ancien Chef de Clinique à la Faculté de Médecine.

P. LOISEAU
Ancien préparateur à l'École supérieure de Pharmacie.

Formulaire thérapeutique

avec la collaboration de MM. L. DELHERM, et P. E. LÉVY

14e *Édition* (1927). Un volume petit in-8° de 956 pages tiré sur véritable papier indien, dans un format de poche. 50 fr.

Antonin CLERC
Professeur agrégé à la Faculté de Médecine.
Médecin de l'Hôpital Lariboisière.

Les Arythmies en clinique

(1925). 404 pages, 205 figures . . . . 42 fr.

P. *Émile* WEIL *et* *Paul* ISCH-WALL
Médecin de l'Hôpital Tenon. Ancien interne des Hôpitaux de Paris.

La Transfusion du sang

Étude Biologique et Clinique

(1925). 248 pages, 18 figures. . . . . 25 fr.

Ch. ACHARD
Professeur à la Faculté de Médecine de Paris.

Troubles des échanges nutritifs

PHYSIOLOGIE — PATHOLOGIE — THÉRAPEUTIQUE

(1926). Deux volumes, ensemble 1220 pages, 167 figures. **140 fr.**

M. LANGERON
Chef de laboratoire à la Faculté de Médecine de Paris.

M. RONDEAU DU NOYER
Préparateur à la Faculté de Médecine de Paris.

Coprologie microscopique

(1926). 126 pages, 129 figures . . . . **16 fr.**

A. CALMETTE
Sous-directeur de l'Institut Pasteur.

L. NÈGRE   A. BOQUET
Chefs de laboratoire de l'Institut Pasteur.

Manuel technique de Microbiologie et sérologie

2e Édition (1926). 640 pages, 27 figures, 3 planches en couleurs, broché. . . . . **42 fr.** Relié toile. . . . **48 fr.**

F. d'HÉRELLE
Directeur du Service bactériologique.
Conseil international, sanitaire, maritime et quarantenaire d'Égypte.

Le Bactériophage et son comportement

2e Édition (1926) *entièrement refondue*. 552 pages, 23 fig. **60 fr**

C. LEVADITI
de l'Institut Pasteur.

L'Herpès et le Zona

Ectodermoses neurotropes

ÉTUDE ÉTIOLOGIQUE ET PATHOGÉNIQUE

(1926). Un volume de 388 pages avec 87 figures. . . **42 fr**

H. GRENET
Médecin
de l'Hôpital Bretonneau.

R. LEVENT
Ancien Interne
des Hôpitaux de Paris.

L. PELLISSIER
Interne des Hôpitaux
de Paris.

Les Syphilis viscérales tardives

(1927). Un volume de 378 pages. . . . . **32 fr.**

Paul RAVAUT
Médecin de l'Hôpital Saint-Louis.

Syphilis — Paludisme Amibiase

NOTES DE THÉRAPEUTIQUE PRATIQUE

3e Édition (1927). Un volume de 284 pages. . . . . . . **22 fr.**

A. SÉZARY
Médecin de l'Hôpital Broca.
Chef de laboratoire à la Faculté de Médecine de Paris.

La Syphilis nerveuse

Étiologie-Pathogénie-Prophylaxie-Traitement

ÉTUDES CLINIQUES ET BIOLOGIQUES

(1926). Un volume de 208 p. avec 2 planches hors texte. **26 fr**

Georges GUILLAIN
Professeur à la Faculté de Médecine de Paris.

Ivan BERTRAND
Chef du laboratoire à la Faculté de Médecine de Paris.

Anatomie topographique du système nerveux central

(1926). Un volume grand in-8 de 322 pages avec 60 planches originales. Broché. . . . . 80 fr.
Relié toile. . . . . 95 fr.

CH. FOIX
Professeur agrégé à la Faculté de Médecine de Paris.

J. NICOLESCO
Assistant d'Histologie à la Faculté de Médecine de Bucarest.

ANATOMIE CÉRÉBRALE

Les Noyaux gris centraux et la région mésencéphalo-sous-optique

suivie d'un appendice sur l'Anatomie pathologique de la maladie de Parkinson.

(1926). 582 pages, 336 fig., 4 planches en coul., broché. 135 fr.
Relié toile. 165 fr.

J. DEJERINE
Professeur à la Faculté de Médecine de Paris.

Sémiologie des affections du système nerveux

(1926). 2e tirage conforme à l'édition de 1914. Un volume de 1220 pages, avec 564 figures en noir et en couleurs et 3 planches hors texte, relié toile. . . . . 190 fr.

P. DELMAS-MARSALET
Interne des Hôpitaux de Bordeaux.

Les Réflexes de posture élémentaires

Étude Physio-Clinique

(1927). Un vol. de 176 pages avec 111 tracés originaux. 16 fr.

Jules COMBY
Médecin de l'hôpital des Enfants-Malades.

Deux cent soixante Consultations médicales pour les Maladies des Enfants

8e Édition (1925). 520 pages. . . . . 20 fr.

A.-B. MARFAN

Les vomissements périodiques avec acétonémie

2e Édition (1926). 88 pages. . . . . 9 fr.

E. TERRIEN
Ancien chef de clinique infantile de la Faculté.

Précis d'alimentation des nourrissons

5e Édition (1926). 322 pages. . . . . 25 fr.

Précis d'alimentation des jeunes enfants du sevrage à dix ans

5e Édition (1926). 452 pages . . . . 28 fr.

V. WALLICH
Professeur agrégé à la Faculté de Médecine de Paris.

Ed. LÉVY-SOLAL
Professeur agrégé à la Faculté de Médecine de Paris.

Éléments d'Obstétrique

5e Édition (1926). 710 pages, 179 figures. . . . . . . 40 fr.

(Comité National de défense contre la tuberculose)

L'Armement antituberculeux

Introduction de MM. Léon BERNARD et G. POIX

2e *Édition* (1926). 328 pages. . . . . **32** fr.

Robert DEBRÉ — *Pierre JOANNON*

La Rougeole

ÉPIDÉMIOLOGIE, IMMUNOLOGIE, PROPHYLAXIE

(1926). Un volume de 288 pages avec 30 figures. . . . **35** fr.

J. RENNES

La question du lait

ÉTUDE MÉDICALE, BIOLOGIQUE ET SOCIALE

1927). Un volume de 222 pages. . . . . 18 fr.

P. RUDAUX et *Ch. MONTET*

Accoucheur des Hôpitaux. Professeur en chef de la Maternité. — Ancien interne des Hôpitaux. Assistant de Puériculture à la Maternité

Guide Pratique de la mère

Les deux premières années de l'Enfant.
Notions élémentaires de puériculture.

(1926). 174 pages, 40 figures. . . . . **12** fr. **50**

Henri LECLERC

Précis de Phytothérapie

Essai de Thérapeutique par les plantes françaises

2e *Édition* (1927). 328 pages. . . . . **20** fr.

DUVERGER
Professeur à la Faculté de Médecine de Strasbourg.

VELTER
Professeur agrégé à la Faculté de Paris
Ophtalmologiste des Hôpitaux.

Thérapeutique Chirurgicale Ophtalmologique

(1926). Un volume de 464 pages avec 47 figures et 40 planches hors texte en noir et en couleurs, broché. . . . . . **130** fr.
Relié toile . . . . **145** fr.

Dr POULARD
Médecin des Hôpitaux de Paris.

Traité d'Ophtalmologie

(1923). 2 volumes, ensemble 1458 pages, 710 fig. et 3 planches hors texte en couleurs. Reliés toile. . . . . **150** fr.

H. VILLARD
Professeur agrégé d'Ophtalmologie à la Faculté de Médecine de Montpellier.

Manuel élémentaire d'Ophtalmologie

(1926). 434 pages, 177 figures. . . . . **35** fr.

Professeur **E. GALLEMAERTS**

Examen microscopique des affections de la Cornée au moyen de la lampe à fente

(1926). 124 pages, 13 figures, 22 planches hors texte. **125** fr.

Georges **LAURENS**

Chirurgie de l'oreille, du nez, du pharynx et du larynx

2e *Édition* (1924). 1048 pages, 783 figures, relié toile. **150** fr.

André LÉRI
Professeur agrégé à la Faculté de Médecine de Paris.

Études sur les affections des os et des articulations

(1926). 460 pages, 128 figures. . . . . 58 fr.

Albert MOUCHET
Chirurgien des Hôpitaux de Paris.

Louis TAVERNIER
Professeur agrégé à la Faculté de Médecine de Lyon. Chirurgien des Hôpitaux.

Pathologie des ménisques du genou

(1927). 100 pages, 25 figures. . . . . 18 fr.

R. LERICHE
Professeur de Clinique chirurgicale à la Faculté de Strasbourg.

POLICARD
Professeur d'histologie à la Faculté de Lyon.

Les Problèmes de la Physiologie normale et pathologique de l'os

(1926). 230 pages, 31 figures. . . . . 35 fr.

Th. TUFFIER

P DESFOSSES

Petite chirurgie pratique

7e *Édition* (1926). 744 pages, 477 figures. . . . . . . 54 fr.

R. BENSAUDE
Médecin de l'Hôpital Saint-Antoine.

TRAITÉ D'ENDOSCOPIE RECTO-COLIQUE

Rectoscopie — Sigmoïdoscopie

2e Édition (1926). 180 p., 115 fig., 90 fig. en noir et en coul. **125** fr.

H. BLANC *M. NÉGRO*
du service Civiale (Hôpital Lariboisière).

La Cystographie

Étude radiologique de la vessie normale et pathologique.
(1926). 192 pages, 108 figures . . . . **48** fr.

WELLS P. EAGLETON

Thrombo-phlébite infectieuse du sinus caverneux

(1926). 160 pages, 16 figures. . . . . **35** fr.

Henri HARTMANN
Professeur de Clinique médicale,
Chirurgien de l'Hôtel-Dieu.

Chirurgie de l'estomac

Avec la collaboration de NICOLAE BARBILIAN — R. BENSAUDE — CHABRUT-ASTAIX — A. METZGER — de POLIAKOFF — ROBERT TARJAN.

1re Partie (1926). 336 pages, 115 figures (*Travaux de Chirurgie, 6e Série*) . . . . **52** fr.

Iser SOLOMON
Radiologiste à l'Hôpital Saint-Antoine.

Précis de Radiothérapie profonde

(1926). Un volume de 512 pages avec 174 figures. . . . . **75** fr.

Toute commande de livres doit être accompagnée de son montant augmenté de 10 °/o pour la France et de 15 °/o pour l'Étranger, pour frais de port et d'emballage.

95 646. — Imprimerie LAHURE, 9, rue de Fleurus, Paris. — 4-1928

www.ingramcontent.com/pod-product-compliance
Ingram Content Group UK Ltd.
Pitfield, Milton Keynes, MK11 3LW, UK
UKHW020101200726
13856UKWH00002B/321